内分泌代谢功能试验与临床

主 编 刘 铭 郑方遒

U0340645

天津出版传媒集团

天津科技翻译出版有限公司

图书在版编目(CIP)数据

内分泌代谢功能试验与临床／刘铭，郑方遒主编
. — 天津：天津科技翻译出版有限公司，2024.4
ISBN 978 - 7 - 5433 - 4415 - 0

Ⅰ.①内…　Ⅱ.①刘…　②郑…　Ⅲ.①内分泌病 - 诊
疗②代谢病 - 诊疗　Ⅳ.①R58

中国国家版本馆 CIP 数据核字(2024)第 001252 号

内分泌代谢功能试验与临床

NEIFENMI DAIXIE GONGNENG SHIYAN YU LINCHUANG

出　　　版：天津科技翻译出版有限公司
出 版 人：刘子媛
地　　　址：天津市南开区白堤路 244 号
邮政编码：300192
电　　　话：022 - 87894896
传　　　真：022 - 87893237
网　　　址：www.tsttpc.com
印　　　刷：天津新华印务有限公司
发　　　行：全国新华书店
版本记录：787mm×1092mm　16 开本　15.5 印张　268 千字
　　　　　2024 年 4 月第 1 版　2024 年 4 月第 1 次印刷
定　　　价：78.00 元

编者名单

主　编　刘　铭　郑方道

副主编　何　庆　崔景秋　袁梦华　李凤翱

编　者　戴晨琳　贾红蔚　王坤玲　王保平　郭伟红

前　言

随着经济发展和社会进步,内分泌代谢疾病患病率逐年升高,尤其是内分泌相关疑难重症和罕见病给内分泌临床诊治工作带来新的挑战,同时内分泌代谢疾病早期和亚临床状态也被人们逐渐认识。

内分泌功能试验对于明确内分泌腺体或组织的功能状态至关重要,是诊断内分泌代谢疾病的重要依据和首要步骤。自 20 世纪 50 年代,美国学者建立灵敏的放射免疫测定方法后,通过测定体液激素水平可以定量地确定内分泌腺体相关功能状态。尽管如此,仅依赖基础体液激素水平测定进行评估和诊断疾病存在着局限性。这是由于下丘脑-垂体中枢与靶腺具有正负反馈调节机制,较轻度或早期的内分泌功能障碍经代偿调节后,其基础激素水平仍可处于正常范围,容易造成漏判或误判。一些激素分泌具有昼夜节律性,如肾上腺皮质激素;一些激素呈脉冲式分泌,如促性腺激素释放激素和生长激素等。这些激素的单次测定无法反映真实的腺体功能。另外,在有些内分泌功能减退性疾病激素替代治疗期间,患者血中激素基础值水平并不反映患者对激素的需要程度,如垂体肾上腺皮质功能减退患者服用糖皮质激素期间的血皮质醇水平不代表患者替代是否充足。在这些情况下,单凭测定血激素水平不能区分正常与异常的内分泌功能。因此,进行内分泌动态功能试验势在必行。功能试验不仅可以明确患者的内分泌功能障碍,而且能够明显提高对于早期轻度内分泌功能异常的临床识别能力。

近年来随着技术进步和新的激素测定方法的应用,以及人们对于神经内分泌肿瘤中激素受体表达的认识,内分泌代谢功能试验也在不断更新,在疾病诊治中发挥着越来越大的作用。但临床应用缺乏较为统一的标准,也没有系统性的总结和介绍,以致于内分泌科医师在临床工作中需要耗费精力去查找试验方法。同一种疾病的功能试验方法各专著又有不尽相同的描述,因此,迫切需要对内分泌代谢功能试验进行较为规范的总结和整理。

鉴于此,我们整理归纳了当前内分泌代谢疾病常用的功能试验,统一试验名称,解析试验原理,详述操作方法,阐明试验意义和价值,构建内分泌代谢功能试验诊断体系和理论,以便更好地为临床所用,指导临床诊断,做到有章可循,并进一步推动内分泌代谢功能试验诊断技术的进步。

本书是一部内容丰富的、系统性的内分泌功能试验临床应用专著。以往同类书多从医学检验学的角度来阐述内分泌疾病检验诊断与临床,侧重于技术层面。本书侧重于临床,从内分泌激素的基础理论和研究进展出发,覆盖检验方法的临床应用和技术更新,将各种内分泌疾病的功能试验诊断及临床应用系统化、条理化,希望给广大临床内分泌科医师、相关科室临床医师、医学生、实验技术人员及研究人员带来应用便利。

因时间仓促,编者水平有限,书中如有不当之处,敬请同道批评指正。

刘铭　郑方道
2024 年 2 月于天津

目　录

第 1 篇

下丘脑－垂体后叶功能试验

第1章　激素测定

第一节　抗利尿激素测定

一、概述

抗利尿激素（ADH）又称血管升压素（AVP），是由下丘脑的视上核和室旁核的神经细胞分泌的环状多肽，经下丘脑－垂体束到达神经垂体后释放出来。文献中常称 ADH 为八肽，但其实际由 9 个氨基酸组成，这是因为其中 2 个半胱氨酸残基（第一和第六氨基酸残基）被视为 1 个脱氨酸。其主要作用是提高远曲小管和集合管对水的通透性，促进水的吸收，是尿液浓缩和稀释的关键性调节激素。此外，该激素还能增强内髓部集合管对尿素的通透性。

ADH 不足及肾脏对 ADH 不敏感（或称抵抗）是引起尿崩症最常见的原因，两者引起的尿崩症分别被称为中枢性尿崩症和肾性尿崩症。妊娠可以使 ADH 分解增加，由此引起的尿崩症称为妊娠期尿崩症。中枢性、肾性和妊娠期尿崩症尿液浓缩机制的异常均源自 ADH 系统功能障碍，但具体病变环节又各不相同；另一方面，血浆 ADH 水平受渗透压和压力感受器的影响。因此，血浆 ADH 水平的测定对于尿崩症的诊断和鉴别诊断具有重要意义。

二、测定方法

嘱患者在试验前适当饮水，使尿量 <4L/24h，2～4 周后进行禁水试验。空腹采静脉血 2mL（依地酸二钠抗凝，抑肽酶 20μL），用放射免疫法测定血浆 ADH 水平。

三、正常参考值

正常人血浆 ADH 浓度为 2.5～8.0ng/L（1～5mU/L）。血浆 ADH 浓度具有昼夜节律变化特点，深夜及清晨最高，午后最低。

四、注意事项

正常人血浆 ADH 水平较低，尿崩症（尤其是中枢性尿崩症）患者血浆 ADH 水平更低，因此，对测定药盒的敏感性要求很高。一般敏感性为 2ng/L 的药盒测定结果才较为可靠。

第二节　水通道蛋白测定

一、概述

水通道蛋白（AQP）是水分子通过生物膜脂质双分子层的一种膜蛋白。在人类肾脏中，已经发现了 9 种 AQP，包括 AQP1~8 和 AQP11。AQP 在肾小管和集合管中存在差异表达，在体内水稳态和尿液浓度的调节中起着独特和关键的作用。AQP 几乎分布于所有活体器官组织中，对维持机体水液平衡和内环境稳定具有重要作用。AQP2 是生理条件下肾脏最主要的受抗利尿激素调控的水通道蛋白，分布于肾脏中的初始集合管、皮质集合管、外髓质集合管和内髓质集合管的顶部细胞膜，是维持体内水平衡调节的必需物质。由于 AQP2 可从细胞膜脱落至尿液中，因此，检测尿液中 AQP2 含量的变化，对于评估肾脏功能及机体水液平衡调节状态具有重要的临床实用价值。

二、测定方法

现有的检测 AQP 的常规方法包括二喹啉甲酸测定法（BCA）和酶联免疫吸附测定法（ELISA）2 种。尽管 BCA 法已被广泛用于蛋白浓度测定，但此方法测定的是溶液总蛋白含量，而非对 AQP 的特异性检测，容易受到溶液中其他成分的干扰，且还有显色慢、容易受还原剂和高浓度的 EDTA 影响等缺点。ELISA 试剂盒检测数量大（一般为 96 孔板），价格稍高，较适用于大规模、多批次的检测活动，在一定程度上限制了 ELISA 在基层工作中的应用；此外，环境对 ELISA 的影响也较大。当环境温度过低或者过高时，抗体抗原反应将会减弱或者加快，使得最终结果不准确，难以形成标准曲线图。

第三节　和肽素测定

一、概述

和肽素（Copeptin）是与 AVP 同源的多肽类物质，两者与神经垂体转运蛋白 Ⅱ 衍生自同一个前体——精氨酸加压素原。当出现血液渗透压升高或低血容量时，Copeptin 与 AVP 同时释放，等量反映 AVP 浓度。

二、测定方法

AVP 在室温甚至 −20℃ 条件下仍然性质不稳定，检测复杂程度较高，全自动化程度低,血液样本量大(1~4mL),检测时间长(72h)。这些不足使得 AVP 仅有很少的测定方法是可靠的,因此,很难在临床广泛应用。Copeptin 更适于临床检测:①Copeptin 与 AVP 有良好的相关性,两者1:1释放入血;②Copeptin 比 AVP 分子量大,可以用 ELISA 法快速检测;③Copeptin在体内没有酶切位点,存留时间长,不易降解;④Copeptin 不像 AVP 附着于血小板,不受血浆中其他物质影响,测量偏差小;⑤Copeptin 在体外也能稳定保存,4℃时可以保存 2 周以上。Copeptin 可以被多种商业化设备检测,单次检测仅需要 50μL 血清,且不需要预分析程序,0.5~2.5h 即可出诊断结果。样本量低、全自动化程度高、检测时间短、商业化程度高等优点使得 Copeptin 测定在临床广泛应用成为可能。

Copeptin 还可作为一些急性重症的非特异性指标,例如,急性心肌梗死、肺炎、缺血性脑卒中。也有一些研究显示 Copeptin 与生理学应激有相关性。基于这些研究的信息,在测定 Copeptin 前避免情绪和生理学刺激是很重要的。

三、正常参考值

基于 2 项健康人群的生理学研究,Copeptin 正常血清浓度范围是 1~13.8pmol/L,男性中位数略高于女性。这种性别差异的机制尚不清楚,但仅存在于基线水平,渗透压刺激后,Copeptin 浓度没有性别差异。进一步研究显示,Copeptin 没有生理节律性的改变,不会随着年龄变化。

第2章　功能试验

第一节　禁水试验

一、概述

正常人通过尿液的浓缩、稀释以及饮水行为维持血浆渗透压的稳定。在禁水试验中禁水一定时间后,体内水分减少,血浆渗透压升高,循环血容量减少,两者均刺激 AVP 大量分泌,促进远端肾小管对水的重吸收,因而尿量减少,尿液浓缩,尿比重及渗透压升高,而血浆渗透压变化不大。尿崩症患者因 AVP 储备缺乏(完全或部分)或肾脏敏感性不足,远曲小管和集合管对水的通透性降低,水重吸收减少,即使在强烈的渗透性刺激下尿量仍无明显减少,仍排出大量低渗尿,尿比重和渗透压无明显升高。严重者发生血液浓缩、体重下降,并可出现脱水现象。禁水试验有助于尿崩症的诊断和鉴别诊断。

二、试验方法

1.试验前患者应处于临床稳定、血容量和血压正常状态。禁水时间为 6~16h。对于中等程度多尿患者,禁水时间可以从前一天睡前开始。对于重度多尿患者(6~10L/24h),禁水时间应从早晨 6 时开始。禁水试验应在医生严密观察下进行。

2.禁水前测定体重、血压、血浆渗透压、尿渗透压和尿比重。试验开始后应严密监视,每 2h 排尿重测上述指标(血浆渗透压除外)。

3.当连续 2 次测尿量和尿比重变化不大或尿液渗透压变化 <30mOsm/(kg·H$_2$O)时,机体进入"平台期"。内源性 AVP 分泌已达最大值,此时可以检测血浆渗透压,结束禁水试验或继续行加压素试验。

4.有条件者可于试验前、试验后采血测血浆 AVP 水平。

三、正常参考值

正常人禁水后尿量明显减少(≤0.5mL/min),尿比重增加(≥1.020),尿渗透压升高,可以为血浆渗透压的 2~4 倍,常 >750mOsm/(kg·H$_2$O),而体重、血压、脉率及血浆渗透压变化不大。

四、注意事项

1.试验过程中如果患者尿量较多、体重下降3%~5% 或者血压下降、烦躁不安加剧,应随时终止试验。

2. 如果尿渗透压与尿比重结果不吻合,应以尿渗透压为准。尿液中不同分子量的溶质(如葡萄糖、蛋白质、尿素、无机离子)对尿比重和尿渗透压的影响不同。大分子量溶质可以显著增加尿比重,但对尿渗透压影响甚微。此外,尿比重的测定结果受温度、器皿等的影响较大,其可靠性较尿渗透压低。

3. 当怀疑患者有肾上腺皮质功能减退、糖尿病未得到控制、高钙血症、低钾血症、肾功能异常、发热等情况时,不宜做此试验。

4. 当血浆渗透压 $<295\text{mOsm}/(\text{kg} \cdot \text{H}_2\text{O})$,而血清 Na^+ 浓度 $>143\text{mmol/L}$ 时,不需做此试验;当血浆渗透压 $>295\text{mOsm}/(\text{kg} \cdot \text{H}_2\text{O})$、血清 Na^+ 浓度 $>143\text{mmol/L}$,而尿渗透压仍 $<300\text{mOsm}/(\text{kg} \cdot \text{H}_2\text{O})$ 时,可排除精神性多饮。

五、临床评估

(一)中枢性尿崩症

完全性中枢性尿崩症患者因缺乏 AVP,所以禁水后尿液仍不能充分浓缩,尿量无明显减少,尿渗透压 $<300\text{mOsm}/(\text{kg} \cdot \text{H}_2\text{O})$ 且小于血浆渗透压,尿比重常 <1.010。部分性中枢性尿崩症患者机体内仍有一定的 AVP 储备,禁水后血浆 AVP 水平轻度升高,出现尿量减少,尿渗透压和尿比重升高(尿渗透压可超过血浆渗透压),但因 AVP 储备有限,一段时间后尿量不再减少,尿渗透压

和尿比重也不再上升,呈现平台现象。一般在禁水时,尿比重峰值不超过1.020(约为1.015),尿渗透压可大于血浆渗透压,但常 $<750\text{mOsm}/(\text{kg} \cdot \text{H}_2\text{O})$[多为 $400 \sim 500\text{mOsm}/(\text{kg} \cdot \text{H}_2\text{O})$]。有些部分性中枢性尿崩症患者如果禁水时间过长,尿比重和尿渗透压再度下降,这是因为长时间的禁水使 AVP 耗竭,部分性中枢性尿崩症变为完全性中枢性尿崩症。

(二)肾性尿崩症

完全性肾性尿崩症患者因对 AVP 显著抵抗,故禁水后尿液仍不能充分浓缩,持续排出大量低渗尿,尿量无明显减少,尿比重不增加,<1.010,尿渗透压仍较低且小于血浆渗透压。部分性肾性尿崩症患者对 AVP 仍有一定的敏感性,禁水后随着 AVP 水平升高,尿量有所减少,尿比重上升但不超过 1.020,尿渗透压亦升高,可超过血浆渗透压,但一般 $<750\text{mOsm}/(\text{kg} \cdot \text{H}_2\text{O})$[多为 $400 \sim 500\text{mOsm}/(\text{kg} \cdot \text{H}_2\text{O})$]。

(三)精神性多饮

精神性多饮患者对禁水的反应接近正常人,禁水后尿量明显减少($\leqslant 0.5\text{mL/min}$),尿比重增加($\geqslant 1.020$),尿渗透压升高[常 $>750\text{mOsm}/(\text{kg} \cdot \text{H}_2\text{O})$],而体重、血压、脉率及血浆渗透压变化不大。

(四)其他

此方法简易、便捷,被广泛应用,但当患者存在未控制的糖尿病、低钾血症、高钙血症、肾小管酸中毒或肾功能不全时,试验

结果不可靠,同时测定血清 Na^+ 浓度和血浆渗透压有助于减少误差。当患者本身存在高钠血症时,禁水试验的结果受到高血钠对 AVP 释放的刺激作用的影响,此时血浆 AVP 水平的测定和加压素试验更为可靠。此外,部分性中枢性尿崩症和精神性多饮患者由于长期多饮、多尿,肾髓质因洗脱引起渗透梯度降低,肾脏对 AVP 的感受性下降,故不容易与肾性尿崩症相鉴别。此时在做禁水试验的同时,应做血浆 AVP 测定、血浆渗透压测定、尿渗透压测定,有助于鉴别。

第二节　禁水加压素试验

一、概述

血浆渗透压的维持需要机体有正常的 AVP 储备,肾脏对 AVP 的反应正常以及下丘脑渴感中枢正常。正常人禁水后血浆渗透压逐渐上升,循环血量减少,刺激神经垂体分泌 AVP,补充外源性垂体后叶素后尿量减少、尿渗透压上升。由于尿崩症患者机体 AVP 储备缺乏(完全或部分)或肾脏敏感性不足,对于禁水及外源性 AVP 的反应性均有所不同,因此,禁水加压素试验成为尿崩症最常用的诊断性试验。

二、试验方法

1. 试验前患者应处于临床稳定、血容量和血压正常状态。禁水时间为 6~16h。对于中等程度多尿患者,禁水时间可以从前一天睡前开始。对于重度多尿患者(6~10L/24h),禁水时间应从早晨6点时开始。试验应在医生严密观察下进行。

2. 禁水前测定体重、血压、血浆渗透压、尿渗透压和尿比重。试验开始后严密观察,每2h 排尿重测上述指标(血浆渗透压除外)。

3. 当连续2次测尿量和尿比重变化不大或尿液渗透压变化 $<30mOsm/(kg \cdot H_2O)$ 时,机体进入“平台期”,内源性 AVP 分泌已达最大值,此时可检测血浆渗透压,皮下注射水剂加压素 5U,2h 后留尿,重测上述指标(含血浆渗透压)。如患者可耐受,1h 后复查上述指标,否则可终止此试验。

4. 有条件者可于禁水前、禁水后采血测血浆 AVP 水平。

三、正常参考值

正常人禁水后尿量明显减少($\leqslant 0.5mL/min$),尿比重增加($\geqslant 1.020$),尿渗透压升高,常 $>750mOsm/(kg \cdot H_2O)$,而体重、血压、脉率及血浆渗透压变化不大。通常不需做加压素试验,如注射垂体后叶素,尿比重和尿渗透压一般不升高或仅轻微升高(尿渗透压升高不超过5%)。

四、注意事项

1. 禁水过程中如果患者尿量较多，容易出现脱水，因此，当出现体重下降3%～5%或者血压下降、烦躁不安加剧，应随时终止试验。

2. 如果尿渗透压与尿比重结果不吻合，应以尿渗透压为准。

3. 对精神性多饮患者进行禁水加压素试验时，患者可能做不到完全禁水，可能会在注射加压素后发生水中毒。

4. 加压素有升高血压、诱发心绞痛、腹痛、子宫收缩等不良反应，在试验过程中应加以注意。

5. 如怀疑患者有肾上腺皮质功能减退、糖尿病未得到控制、高血钙、低血钾、肾功能异常、发热等情况，不宜做此试验。

五、临床评估

（一）中枢性尿崩症

完全性中枢性尿崩症患者因缺乏AVP，禁水后尿液仍不能充分浓缩，尿量无明显减少，尿渗透压 $< 300mOsm/(kg \cdot H_2O)$ 且小于血浆渗透压，尿比重常 < 1.010。注射垂体后叶素后，尿量明显减少，尿渗透压明显上升（至少50%）。部分性中枢性尿崩症患者机体内仍有一定的AVP储备，禁水后血浆AVP水平轻度升高，出现尿量减少，尿比重升高（约为1.015），尿渗透压亦升高，可大于血浆渗透压，但常 $<$

$750mOsm/(kg \cdot H_2O)$。注射垂体后叶素后，尿量明显减少，尿比重进一步升高，尿渗透压也有所上升，但一般 $< 50\%$。

（二）肾性尿崩症

完全性肾性尿崩症患者因对AVP显著抵抗，禁水后尿液仍不能充分浓缩，持续排出大量低渗尿，尿量无明显减少，尿比重不增加，< 1.010，尿渗透压仍较低，小于血浆渗透压。注射垂体后叶素后，尿量无明显减少，尿比重和尿渗透压亦无明显升高，部分性肾性尿崩症患者对AVP仍有一定的敏感性，禁水后随着AVP水平的升高，尿量有所减少，尿比重上升，但不超过1.020，尿渗透压亦升高，可超过血浆渗透压，但一般 $< 750mOsm/(kg \cdot H_2O)$〔多为 $400 \sim 500mOsm/(kg \cdot H_2O)$〕。注射垂体后叶素后，尿量、尿比重和尿渗透压亦无明显变化，仅少数患者尿比重和尿渗透压可轻微升高。

（三）精神性多饮

该病患者禁水后反应与正常人相似，尿量明显减少，尿比重和尿渗透压明显升高，尿渗透压可达 $450 \sim 900mOsm/(kg \cdot H_2O)$，注射垂体后叶素后尿渗透压升高幅度 $< 9\%$。

（四）其他

本试验将禁水试验与加压素试验联合进行，动态观察机体对禁水及外源性AVP的反应性，为尿崩症的诊断和鉴别诊断提供有力依据，且方法简便、可靠，是临床上低渗性多尿最常用的诊断性试验。另有临床研究者以口服去氨加压素代替加压素注射，认为禁水 – 口服去氨加压素试验简化了中枢性尿崩症的诊断过程。去氨加压素与注射垂体后叶素相比较，诊断更为准确可靠，而且去氨加压素储存使用方便，并能减轻患者在试验中所需承受的痛苦。但病程久、症状重的精神性多饮患者对禁水的反应及久病的中枢性尿崩症患者对 AVP 的反应均有所降低，可能会影响试验结果

的评定。这是因为机体对禁水加压素试验的反应除了与 AVP 的储备及肾脏对 AVP 的敏感性有关外，还与肾脏最大尿浓缩能力密切相关。后者由内髓间质的高渗状态决定，并受很多因素的影响。此外，当患者存在未控制的糖尿病、低钾血症、高钙血症、肾小管酸中毒或肾功能不全等情况时，禁水加压素试验结果不可靠，同时测定血清 Na^+ 浓度和血浆渗透压有助于减少误差。

第三节　高渗盐水试验

一、概述

高渗盐水试验即通过静脉滴注高渗盐水，使血浆渗透压升高，刺激垂体后叶分泌 AVP，使尿量减少。中枢性尿崩症患者对高渗盐水没有反应，仍排出大量低渗尿，注射 AVP 后尿量减少，尿比重和尿渗透压升高。肾性尿崩症患者对两者均无反应，持续排出大量低渗尿。

二、试验方法

1. 试验前停用一切影响 AVP 的药物，嘱患者适量饮水，勿饮咖啡、茶、酒，戒烟。试验前一天晚上 12 时开始禁水。

2. 试验日清晨 1h 内饮水 20mL/kg，饮后 30min 排空膀胱，此后每 15min 留尿一次，计算尿量，如超过 5mL/min，可继续试

验，否则不必继续试验。

3. 静脉滴注 2.5% 氯化钠溶液，按 0.25mL/（kg·min）的速度输入，共持续 45min。滴注开始后，每 15min 留尿一次，共 3 次。

4. 若尿量不减，则用垂体后叶素 0.1U/kg 静脉滴注，继续观察尿量、尿比重与尿渗透压。

5. 分别于试验开始时和高渗盐水滴注结束后检测尿渗透压、血浆渗透压。计算自由水清除率也有助于诊断，公式如下： $CH_2O = V(1 - UOsm/POsm)$。其中，CH_2O 为自由水清除率，V 为每小时尿量（mL），UOsm 为尿渗透压，POsm 为血浆渗透压。

三、正常参考值

正常人在静脉滴注高渗盐水后血浆渗

透压升高，AVP 分泌增多，肾脏对游离水的重吸收增加，尿量减少，尿比重增加，尿渗透压升高，且因为水利尿作用而使 CH_2O 由正转负。

四、注意事项

1. 试验中受试者短期内注入大量高渗盐水，可使血浆渗透压急剧上升，血容量骤然增加，从而诱发心力衰竭。对高血压、心力衰竭患者禁做此试验，无高血压、心力衰竭者亦应密切观察。

2. 高渗盐水的输注可诱发急性高钠血症，细胞外液渗透压骤增，而脑细胞内渗透压不能立即升高，从而引起脑细胞萎缩，产生严重后果，应加以注意。

五、临床评估

1. 中枢性尿崩症患者不能正常分泌 AVP，只有在补充抗利尿激素（静脉滴注垂体后叶素 0.1U/kg）后才有类似反应。肾性尿崩症患者始终都不能产生类似反应。精神性多饮患者则在静脉滴注高渗盐水后尿量减少，尿比重增加，可资鉴别。

2. 该试验中静脉滴注高渗盐水可能引发严重后果，危险性高，因此，在临床上已较少应用。此外，高渗盐水可增加血容量、颅内压及心脏负荷，可拮抗渗透压升高所引起的 AVP 释放作用，同时，其利尿作用以及试验前过分水化也影响试验结果。

第3章　功能试验与疾病诊断

第一节　尿崩症

一、概念及分型

尿崩症是以多尿、烦渴、多饮与低比重尿和低渗尿为特征的一组综合征,由 AVP 缺乏(中枢性尿崩症)、肾脏对 AVP 不敏感(肾性尿崩症)、肾小管重吸收水的功能障碍所致。尿崩症分为完全性中枢性尿崩症、部分性中枢性尿崩症、完全性肾性尿崩症、部分性肾性尿崩症。

二、临床表现及诊断

临床上诊断尿崩症依据多尿、多饮等临床表现,血浆 AVP、血电解质等生化指标,垂体 MRI,以及禁水试验和加压素试验等功能试验,详见表 1-1。

三、鉴别诊断

(一)原发性多饮

原发性多饮即由于精神因素引起烦渴、多饮,因而导致多尿和低比重尿,同时 AVP 分泌受抑制,血浆渗透压、血清 Na^+ 水平降低,与尿崩症极相似,临床上需注意鉴别。该类患者每日尿量波动较大,夜间尿量较白天少,24h 尿量可达 10L 以上。在禁水试验中,患者血浆 AVP 明显升高,尿渗透压 $> 750 mOsm/(kg \cdot H_2O)$,尿比重可 > 1.020,尿量明显减少。在加压素试验中,患者尿渗透压升高不超过 9%,尿比重不再升高,尿量不再减少。并且与尿崩症患者相比,高渗盐水试验结果显示血浆 AVP、尿量、尿渗透压和尿比重的反应正常,尿 AQP2 蛋白排量基础状态下正常,对禁水和 AVP 的反应正常。

(二)妊娠性尿崩症

由胎盘产生的 N-末端氨基肽酶可使 AVP 降解加速,导致 AVP 缺乏,一般症状在妊娠期出现,常于分娩后数周缓解。

(三)其他

糖尿病患者可有多饮、烦渴、多尿等症状,检测血糖及尿糖可鉴别。慢性肾脏疾病(如肾小管疾病等)可影响肾浓缩功能而引起多尿、烦渴等症状,但有相应原发疾病的临床特征,且多尿的程度也较轻。

四、治疗

(一)激素替代治疗

1. 去氨加压素(1-脱氨-8-右旋精氨酸加压素,DDAVP)为人工合成的加压素类似物。其抗利尿作用强,而无加压作用,不

表 1-1 尿崩症的临床表现及诊断

分型	临床表现	基础状态下血浆 AVP	垂体 MRI	禁水试验	加压素试验	高渗盐水试验	尿 AQP2 蛋白排量
完全性中枢性尿崩症	起病较急，一般起病日期明确，有多尿、烦渴、多饮，24h 尿量可多达 4～10L，症状无明显昼夜变化，累及中枢神经系统时，可有原发病的症状和体征	血浆 AVP 极低，甚至检测不出	T1 加权像上神经垂体高信号消失，垂体柄增粗	尿渗透压小于血浆渗透压，尿比重 <1.010，尿量不减少，血浆 AVP 无变化或轻度升高	尿渗透压增加 50% 以上，可达 750mOsm/(kg·H$_2$O)，尿比重可 >1.020，尿量明显减少	血浆 AVP 不升高，尿量不减少，尿比重和尿渗透压不升高	基础状态下显著降低，禁水后升高不明显，注射 AVP 后显著升高
部分性中枢性尿崩症	症状较轻，除多饮、烦渴多尿外，24h 尿量达 2.5～5L，症状有轻度昼夜变化，累及中枢神经系统时，可有原发病的症状和体征	血浆 AVP 降低	T1 加权像上神经垂体高信号消失，垂体柄增粗	尿渗透压可超过血浆渗透压，但 <750mOsm/(kg·H$_2$O)，尿比重升高，但 <1.020，尿量减少，血浆 AVP 轻度升高	尿渗透压升高超过 50%，可达 750mOsm/(kg·H$_2$O)，尿比重可 >1.020，尿量减少	血浆 AVP 可升高，尿量减少，尿比重和尿渗透压升高，但反应低于正常人	基础状态下降低，对禁水及 AVP 的反应降低
完全性肾性尿崩症	起病缓慢，症状严重，24h 尿量超过 5L，症状无昼夜变化，可有原发性肾病的表现	血浆 AVP 明显升高	一般正常	尿渗透压低于血浆渗透压，尿比重 <1.010，尿量不减少，血浆 AVP 明显升高	尿渗透压和尿比重几乎不变化	血浆 AVP 升高，尿量不减少，尿比重和尿渗透压不升高	降低，对禁水及 AVP 反应降低
部分性肾性尿崩症	起病较慢，症状较轻，24h 尿量约 3L，症状有轻度昼夜变化，可有原发性肾病的表现	血浆 AVP 升高	一般正常	尿渗透压高于血浆渗透压，但 <750mOsm/(kg·H$_2$O)，尿比重升高，但 <1.020，尿量轻度减少，血浆 AVP 升高	尿渗透压和尿比重轻度升高，尿量一般无明显变化	血浆 AVP 升高，尿量减少，尿比重和尿渗透压升高，但低于正常人	降低，对禁水及 AVP 反应降低

良反应少,为目前治疗中枢性尿崩症的首选药物。DDAVP 包括口服醋酸去氨加压素片剂、鼻腔喷雾吸入剂、肌内注射剂,使用时注意严防水中毒发生。对妊娠性尿崩症可以采用 DDAVP,因其不易被 AVP 酶破坏。

2. 鞣酸加压素注射液 60U/mL,首次 0.1 ~ 0.2mL 肌内注射,然后观察逐日尿量,以了解药物起效程度及作用持续时间,从而调整剂量及间隔时间。

3. 垂体后叶素水剂的作用仅维持 3 ~ 6h,每日需多次注射,长期应用不便。其主要用于脑损伤或手术时出现的尿崩症。

(二)其他抗利尿药物

1. 氯磺丙脲刺激 AVP 释放并增强 AVP 对肾小管的作用,可用于肾性尿崩症。

服药后可使尿量减少,尿渗透压升高。该药可引起严重低血糖,也可引起水中毒,应加以注意。

2. 氢氯噻嗪的作用机制可能是由于尿中 Na^+ 排出增加,体内 Na^+ 不足,肾近曲小管重吸收增加,到达远曲小管的原尿减少,因而尿量减少,对肾性尿崩症也有效。

(三)病因治疗和其他治疗

对于习惯性多饮,经逐步主动限水,1 ~ 4 个月内可恢复。也应对中枢性尿崩症的病因给予相应治疗,例如,鞍区生殖细胞瘤、组织细胞增生等病变,鞍区外照射放射治疗有非常显著的病变缓解效果。虽然放疗和手术治疗不能治疗尿崩症症状,但可延长患者生命,临床治愈鞍区肿瘤。

第二节　抗利尿激素不适当分泌综合征

一、概念

抗利尿激素不适当分泌综合征(SIADH)是由 AVP 过量分泌导致体内水分潴留、稀释性低钠血症、尿钠与尿渗透压升高的综合征。SIADH 起病隐匿,多继发于恶性肿瘤、呼吸系统疾病、中枢神经系统损伤、手术、炎症、药物不良反应等。

二、临床表现及诊断

患者的临床表现主要是低钠血症相关症状,并因低钠血症出现的速度和低血钠的严重程度而异。轻者可仅有全身倦怠无力、

食欲低下;当血清 Na^+ 浓度 < 115mmol/L 时,因脑细胞水肿可出现肌肉痉挛、嗜睡等水中毒症状。

AVP 的测定在 SIADH 诊断中有一定意义,但由于受测定技术和方法限制,临床尚未广泛应用,亦缺乏有力的鉴别价值。Copeptin 的检测将为 SIADH 的诊断提供有力证据支持。

目前 SIADH 的诊断标准:①血浆有效渗透压 < 275mOsm/(kg·H_2O);②尿渗透压 > 100mOsm/(kg·H_2O);③尿钠 > 30mmol/L;④血容量正常;⑤排除甲状腺功能减退或继发性肾上腺功能不全。

三、鉴别诊断

SIADH 主要与引起稀释性低钠血症的其他疾病相鉴别。

(一)噻嗪类利尿药引起的低钠血症

噻嗪类利尿药抑制远曲小管的电解质转运,对尿的稀释功能有明显影响,尤其在老年人、女性、低体重和长期使用损伤肾功能药物的人群中,容易引起噻嗪类相关性低钠血症。通常在服药 2 周后发生正常容量性低钠血症,停用噻嗪类利尿剂后,血清 Na^+ 浓度改善。如果血清尿酸、肌酐和尿素氮正常或降低,与 SIADH 极为相似,应注意鉴别。

(二)慢性心力衰竭、肝硬化腹水、肾病综合征

患者多有明显水肿、腹水、尿钠降低,此时水潴留 > 钠潴留,出现稀释性低钠血症,呈钠正平衡,血浆肾素活性和醛固酮升高。腹水的 Na^+ 浓度与血浆相近,故大量抽取腹水,特别是反复多次抽取腹水可致低钠血症。大面积烧伤使血浆外渗致失钠失水,但缺钠比缺水更明显,易于鉴别。

(三)原发性甲状腺功能减退

由于 AVP 释放过多或肾脏不能排出稀释尿而引起低钠血症。患者有甲状腺功能减退的临床表现,如畏寒、食欲缺乏、便秘、心率慢等。血甲状腺激素水平降低,促甲状腺激素(TSH)水平升高。

(四)慢性肾上腺皮质功能减退症

患者有疲乏、食欲缺乏、恶心、免疫力低下、性功能减退等。实验室检查可见血皮质醇水平降低,ACTH 水平升高(Addison 病)。

四、治疗

(一)病因治疗

积极治疗引起 SIADH 的原发病,去除诱因。

(二)限制水摄入 + 袢利尿剂

1. 限制每日摄入水量,控制在 800 ~ 1000mL/d。袢利尿剂可抑制肾小管袢升支对 Na^+ 的重吸收,阻碍肾髓质高渗状态的形成,进而阻止肾小管内水的重吸收,起到抑制抗利尿激素并促进排水的作用。

2. AVP 受体拮抗剂:托伐普坦是选择性 V2 受体拮抗剂,为口服制剂,可明显改善SIADH患者的症状和低钠血症,目前已被美国食品药品监督管理局(FDA)批准用于治疗等容量性和高容量性低钠血症。

(何庆 郭伟红)

参考文献

1. 史轶蘩. 协和内分泌和代谢学. 北京:科学出版社,1999:807 - 817.
2. 赵文娟,杨乃龙. 内分泌和代谢病功能检查. 北京:人民卫生出版社,2013:103 - 114.
3. 葛均波,徐永健,王辰. 内科学. 第 9 版. 北京:人民卫生出版社,2018:673 - 675.
4. Su W, Cao R, Zhang XY, et al. Aquaporins in the kidney: physiology and pathophysiology. Am J Physiol Renal Physiol,2020,318:F193 - F203.
5. Cuesta M, Garrahy A, Thompson CJ. SIAD: practical recommendations for diagnosis and management. J Endocrinol Invest, 2016,39(9):991 - 1001.

第 2 篇

下丘脑－垂体生长激素功能试验

第4章 激素及相关指标测定

第一节 血清生长激素测定

一、血清生长激素的分泌与调控

（一）血清生长激素的来源与结构

血清生长激素（GH）属蛋白质激素，在腺垂体合成。1944 年 Li 及 Evans 首次分离出了牛垂体 GH——主要结构是含有191 个氨基酸和 2 个硫化物键的蛋白质，并最终实现了人 GH 的化学合成。其后发现 GH 在灵长类动物中具有物种特异性。人 GH 三维结构包括 4 个 α - 螺旋、非螺旋链、2 个二硫键桥和 1 个疏水核。人 GH 基因位于 17 号染色体长臂。GH 分泌后，迅速与血液循环中的生长激素结合蛋白（GHBP）结合。血液循环中存在一系列GH 形式，包括几个单体及这些单体的同质或异质聚合物片段，以及与 GHBP 形成的复合物。血液循环中的 GH 也不是固定分子形式的混合物，由于与 GHBP 的结合和分离、不同的清除动力学和碎片生成，其成分随着时间的推移而发生动态变化。GH 的血浆半衰期为 10 ~ 20min。

人类高亲和力 GHBP 为 61kDa 的糖蛋白，由肝脏生成。在血浆中，高亲和力 GH-BP 与 1 个 GH 分子结合形成 80 ~ 85kDa 的复合物。成人高亲和力 GHBP 的平均血浆浓度约为 1mmol/L，较为稳定，几乎没有日间变化。高亲和力 GHBP 在结构和功能上与 GH 受体有关，其代表 GH 受体胞外结构域的可溶性形式。另外，还存在低亲和力GHBP。

以下为血液循环中 GH 的存在形式：

1. 22kD 单体为其主要形式，由 191个氨基酸残基组成，是单一肽链的球形蛋白，占血液循环中 GH 的 43%。其质量为22.1kDa，等电点为 5.1。其包含 4 个半胱氨酸，形成 2 个二硫键（Cys35 - Cys165 和Cys182 - Cys189）。整体结构高度保守。

2. 20kD 单体是 GH 的第二种单体形式，由 176 个氨基酸残基组成，是单一肽链，占血液循环中 GH 的 8%，其质量为20.3kDa，等电点为 5.5。

3. 脱氨的酸性 GH 单体分子，占 5%。

4. 2 ~ 5 个同种或异种 GH 单体分子的聚合体，占 44%。GH 单体从肾小球滤过，在近端肾小管降解。

（二）生长激素的分泌调控

GH 的分泌由复杂的神经内分泌系统

控制,主要受下丘脑激素调控。下丘脑分泌的生长激素释放激素(GHRH)刺激 GH 分泌,下丘脑生长抑素(SS)抑制其分泌。这 2 种肽类激素从下丘脑通过血管门脉系统输送至垂体前叶。GHRH 和 SS 以波动的方式分泌,其中一个的峰值通常是另一个的波谷。GH 在下丘脑激素影响下呈脉冲分泌。影响 GH 分泌的神经活动集中在下丘脑弓状核和脑室周围核。合成 GHRH 的细胞体主要位于下丘脑的弓状核,合成 SS 的细胞体主要位于下丘脑的脑室周围核。这 2 种类型的细胞都将轴突投射到下丘脑－垂体正中隆起,在此处,这些促激素或抑制激素被分泌到下丘脑－垂体门脉系统,输送至垂体前叶 GH 分泌细胞。这 2 种下丘脑神经激素受到多种神经递质的调节,包括去甲肾上腺素能、胆碱能及其他下丘脑神经肽,最终调节代谢、内分泌、神经和免疫系统。

　　参与调控 GH 分泌的神经递质主要通过位于弓状核和脑室周围核的神经递质受体发挥作用。GH 抑制或兴奋的动态试验就是通过影响这些神经递质实现对于 GH 分泌的调控,主要包括 α_2 -肾上腺素能神经递质和胆碱能神经递质。α_2 -肾上腺素能神经递质系统通过其弓状核 α_2 -肾上腺素受体调节 GHRH 分泌。大鼠试验发现抑制或耗竭儿茶酚胺导致 GHRH 脉冲几乎完全被抑制,可乐定(α_2 -肾上腺素能受体激动剂)则恢复 GHRH 脉冲。α_1 -肾上腺

素受体存在于脑室周围核,可增加生长抑素细胞体活性,对 GH 分泌产生抑制作用。药理研究发现,肾上腺素能 β_1 受体也抑制 GH 分泌,可能是通过调节生长抑素能神经元,肾上腺素能 β_2 受体可能具有相反的作用。多巴胺能通路似乎也参与下丘脑对于 GH 的调节,但作用位点不清,多巴胺激动剂可以提高人体 GH 水平(但多巴胺也可以抑制肢端肥大症患者的 GH 水平,可能与控制系统的改变有关)。胆碱能毒蕈碱受体参与激活 GH 释放的过程,可能是通过抑制下丘脑 SS 的释放实现。还有其他神经递质在不确定的位置也有作用,包括促甲状腺激素释放激素(TRH)、血清素、胰高血糖素、甘丙肽、前列腺素等。其他促 GH 释放的因素包括压力、锻炼、营养不良、蛋白质消耗、雌激素;抑制 GH 释放的因素包括肥胖、糖皮质激素、游离脂肪酸水平升高和甲羟孕酮,这些调控 GH 分泌因素的作用途径尚未完全清楚。近年研究发现,促 GH 释放的另一种刺激因素是胃源性生长素,即胃促生长素,其为一种肽,主要由胃分泌,与 GHRH 协同刺激 GH 分泌,可能有助于禁食状态下 GH 的分泌。另外,GH 的下游激素胰岛素样生长因子 1(IGF－1)反馈抑制 GH 分泌。由此可见,GH 分泌调控系统非常复杂。

二、生长激素受体

　　GH 受体是糖蛋白, 分子量约为

130kD,属于细胞因子受体超家族,1987年被克隆出来。对 GH 与其受体细胞外结构域复合体的 2.8Å(1Å = 10⁻¹⁰m)晶体结构探查表明,复合体由 1 个生长激素分子和 2 个受体分子组成。GH 受体广泛分布于全身各脏器组织,如肝脏、脂肪、软骨、小肠、心脏、肾、肺、胰、脑、骨骼肌、黄体、睾丸、胸腺、淋巴细胞、巨噬细胞、成纤维细胞等组织和细胞都有 GH 受体存在。受体数目受 GH 调节,GH 缺乏时受体数目减少,长期给予 GH 治疗则受体数目增多。调节 GH 受体的因素还有胰岛素、甲状腺激素、性腺激素等,这些激素调节 GH 受体的表达和功能。胰岛素会刺激 GH 受体的表达,但高浓度胰岛素会减少 GH 受体的表面易位,从而调节受体的表面可用性。甲状腺激素刺激 GH 受体的表达和功能。雌激素抑制 GH 受体的信号传递。饥饿与营养不良诱导 GH 抵抗,可能与 GH 受体降调节或缺失有关。

GH 与 GH 受体结合诱导 GH 受体构象变化,激活 JAK 激酶 2(JAK2)这一经典生长激素受体信号激酶,磷酸化的 JAK2 启动多种信号级联,如 GH 受体信号的主要效应器 JAK2 – STAT、PI3K、AKT 和 MAPK 通路。

三、生长激素的生理作用

GH 调节体细胞生长、物质代谢和机体

组成。GH 经其受体介导,通过直接激活酪氨酸激酶,或间接诱导肝脏产生 IGF – 1,发挥其多效性作用。

(一)代谢调节

代谢调节包括合成代谢作用以及对胰岛素的拮抗作用。促进氨基酸合成肌肉蛋白质。拮抗胰岛素的作用降低脂肪细胞对葡萄糖的摄取,增加肝脏葡萄糖的产生。诱导脂肪分解,使内脏脂肪减少,释放游离脂肪酸,胆固醇和载脂蛋白 B 水平降低,高密度脂蛋白水平升高。诱导成骨细胞分化、增殖和骨形成,抑制破骨细胞的活化。刺激细胞外基质合成,胶原合成增加。

(二)促生长

GH 的主要作用是促进纵向生长。软骨细胞增殖和儿童线性生长需要 GH 和 IGF – 1。GH 直接刺激骨骺生长板的前软骨细胞或生发层细胞分化成软骨细胞,使这些细胞的 IGF – 1 基因表达,并对 IGF – 1 产生反应,通过 IGF – 1 促进长骨生长,骨骺关闭后,维持细胞和组织的生长。

四、血清生长激素测定

血清 GH 放射免疫法测定正常值为 0 ~ 5ng/mL,GH 呈脉冲分泌,单次 GH 测定对 GH 缺乏症或肢端肥大症的诊断价值有限。

第二节　胰岛素样生长因子1测定

一、胰岛素样生长因子1的分泌与调控

（一）胰岛素样生长因子1的来源与结构

IGF-1 含 70 种氨基酸，质量约为 7.5kDa，是具有内分泌、旁分泌和自分泌作用的多肽激素，在结构上与胰岛素原相似（图 2-1）。IGF-1 主要由肝脏产生，75%的循环 IGF-1 来源于肝脏，并被运输到其他组织，另外的 25% 来自脂肪和肌肉。其他组织（包括骨骼肌和大脑）也产生 IGF-1，并在局部发挥旁分泌作用。

血浆中约有 1% 的 IGF-1 以自由形式循环，而其余的则与特定的结合蛋白结合，延长了肽的半衰期。已有 6 种组织特异性胰岛素样生长因子结合蛋白（IGFBP）得到鉴定，并构成了一个复杂的 IGF-1 运输和调控系统。IGF-1 与 IGFBP-3 和酸不稳定亚基伴

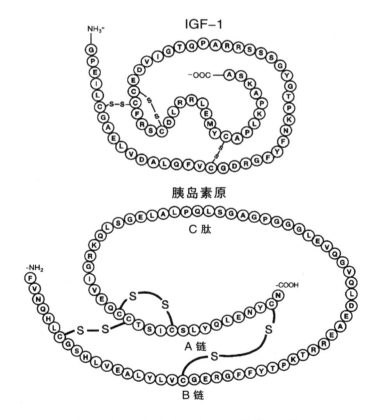

图 2-1　IGF-1 在结构上与胰岛素原相似。

侣组成复合体形式在血液中循环,协调 IGF - 1 的释放来调节其对目标组织发挥作用。

(二)胰岛素样生长因子 1 的分泌调控

IGF - 1 在 GH 的调控下产生,这一现象最早由 Salmon 和 Daughaday 在 1957 年发现。然后发现 IGF - 2(67 个氨基酸)具有类似的促生长活性,但其表达不受 GH 控制。GH 调控骨骼生长既有直接作用,也有部分是由 IGF - 1 介导的。IGF - 1 的产生依赖于 GH 的充足分泌。在 GH 的控制下,通过信号传导及转录激活器 STAT5b 的作用产生 IGF - 1。除 GH 外,IGF - 1 的产生也非常依赖营养。

二、胰岛素样生长因子 1 受体

游离的 IGF - 1 与 IGF - 1 受体结合, IGF - 1 受体是在几乎所有哺乳动物组织和细胞中存在的基因产物。IGF - 1 受体在结构上与胰岛素受体相似,由 2 个形成 IGF - 1 结合位点的细胞外 α 亚基和 2 个包含酪氨酸激酶和信号转导域的跨膜 β 亚基组成。与 IGF - 1 的结合启动了 IGF - 1 受体的自磷酸化,以及其他含酪氨酸肽的磷酸化,包括胰岛素受体底物 - 1(IRS - 1)。在 IRS - 1 磷酸化后,IGF - 1 信号级联激活了 2 个独立的通路:PI3K 和 ras/MAPK 通路。

三、胰岛素样生长因子 1 的生理作用

GH 对儿童和青春期生长发育的促进作用部分通过 IGF - 1 介导,IGF - 1 不仅以内分泌的方式促进纵向生长,而且在体内大多数细胞中还以旁分泌和自分泌的方式促进细胞增殖和蛋白质合成。IGF - 1 在大脑神经元和胶质细胞中表达,促进神经元增殖,防止细胞凋亡,参与突触发生和生长。IGF - 1 能够通过血 - 脑屏障,血液循环中的 IGF - 1 在大脑中也具有内分泌作用,血液循环中的 IGF - 1 的负反馈作用抑制了垂体前叶 GH 的分泌。IGF - 1的另一个作用是促进胰岛的增殖和生存。由此可见,IGF - 1 具有多种旁分泌和内分泌作用,包括促进生长、胰岛素受体的降糖作用和垂体水平的负反馈抑制 GH 分泌。

四、胰岛素样生长因子 1 测定方法

肝脏对 GH 的反应产生 IGF - 1,通过长环反馈,刺激 SS 释放,并抑制 GH 和 GHRH 的释放。血 IGF - 1 较少波动,无须反复取样测试。

作为 GH 的刺激产物,IGF - 1 可反映 GH 状态。空腹 IGF - 1 反映前 24h GH 分泌情况,GH 缺乏者 IGF - 1 明显降低。某些生理和病理状态都会显著影响 IGF - 1、基础 GH 和糖负荷后谷值 GH 水平(表 2 - 1)。正常人血清 IGF - 1 水平与年龄、性别、妊娠、昼夜变化有关。

表 2-1 生理和病理状态对血清 IGF-1、基础 GH 和糖负荷后谷值 GH 的影响

生理和病理状态	IGF-1	基础 GH	谷值 GH
青春期	高	高	高
妊娠	高*	高	高
糖尿病	低/正常	高	高
肾衰竭	低/正常	高	高
肝病	低/正常	高	高
营养不良/厌食症	低/正常	高	高
口服雌激素	低/正常	高	高
急性疾病	低/正常	高	高
重度肥胖	低		

* 在已知肢端肥大症的妊娠女性中,IGF-1 水平可能在妊娠期间自发恢复正常。

第三节 胰岛素样生长因子结合蛋白测定

一、胰岛素样生长因子结合蛋白的来源与结构

人类有多种胰岛素样生长因子结合蛋白(IGFBP),IGFBP-1 和 IGFBP-3 基因位于第 7 号染色体上,IGFBP-2 和 IGFBP-5 基因位于第 2 号染色体上,IGFBP-4 基因位于第 17 号染色体上,IGFBP-6 基因位于第 12 号染色体上。血液循环中 IGFBP 主要来自肝脏的合成。IGF-1 分泌后,立即与高亲和力 IGFBP 结合,形成 30~40kDa 的二元复合物。未结合的 IGF-1 被迅速清除,半衰期约为 10min。IGF-1 与 IGFBP 结合,其半衰期延长到 30~90min。IGFBP-3 和 IGFBP-5、IGF 与糖蛋白酸不稳定亚基(ALS)三者结合,形成约 150kDa 的三元复合物。这种三元复合物体积大,无法通过毛细血管屏障,因此在循环中积累,将 IGF 的半衰期延长至 12~20h。在人体内,血液循环中 IGF 的总浓度约为 100nmol/L,其中 80%~90% 存在于与 IGFBP-3 结合的三元复合物中。IGF-1、IGFBP-3、ALS 均在肝脏产生,但调控机制不同。IGF-1 和 ALS 由肝细胞产生,其表达受 GH 调控。IGFBP-3 由 Kupffer 细胞产生。三元复合物和 IGFBP-3 循环水平与 GH 状态相关,因此,IGF 循环池是依赖 GH 的。IGFBP 与 IGF 的亲和力高于 IGF-1 受体与 IGF 的亲和力。

二、胰岛素样生长因子结合蛋白的生理作用

IGFBP 具有多种生理功能。IGFBP 结

合 IGF - 1 和 IGF - 2 并调节其作用。IG-FBP 不仅延长了循环中 IGF - 1 的半衰期,而且调节了 IGF - 1 在各种组织中发挥生物作用的有效性。

三、胰岛素样生长因子结合蛋白 3 测定

IGFBP - 3 与血 GH 水平呈正相关,正常人血 IGFBP - 3 的浓度为 2 ~ 4mg/L,肢端肥大症患者血 IGFBP - 3 的浓度升高,治疗后随 GH 水平降低而下降。GH 被葡萄糖抑制且 IGF - 1 升高不明显的肢端肥大症患者 IGFBP - 3 水平可明显升高,因此,对可疑肢端肥大症患者测定 IGFBP - 3 有诊断意义。GH 缺乏症患者的血 IGFBP - 3 浓度明显降低。

第四节　血清生长激素释放激素测定

一、生长激素释放激素的来源与结构

生长激素释放激素(GHRH)于 1982 年被发现,是由 40 ~ 44 个氨基酸残基组成的肽。GHRH 是分泌素 - 胰高血糖素肽家族的一员,与血管活性肠肽(VIP)、胰高血糖素样肽等结构同源,在相同的受体上交叉反应。合成 GHRH 的细胞体主要位于弓状核内。

二、生长激素释放激素测定

GHRH 测定用于鉴别异位 GHRH 综合征导致的肢端肥大症。如果 GH 过多是由中枢神经系统外产生的异位 GHRH 导致,血 GHRH 浓度可升高 3 ~ 10ng/mL,而其他类型肢端肥大症患者外周血 GHRH 浓度 <30pg/mL。

第五节　血清生长激素结合蛋白测定

肝脏中 GH 受体的胞外域脱落后进入血液循环是血液中血清生长激素结合蛋白(GHBP)的主要来源。血液 GHBP 测定用于鉴定由 GH 受体缺陷导致的身材矮小。Laron 综合征是一种生长严重迟缓的罕见病,其中一型患者是由 GH 受体基因缺陷或突变引起 GH 受体异常,从而导致 GH 无法通过受体发挥促生长作用,此型患者血液中 GHBP 水平显著降低。

第六节　尿生长激素和尿胰岛素样生长因子 1 测定

单体 GH 易于在肾小球过滤。GH 在近端小管中被广泛分解,在终尿液中出现的量极少。尽管如此,作为评估 24h GH 分泌的简单方法,尿液 GH 测定是可行的。GH 在终尿液中非常稳定,尿液 GH 排泄量约相当于垂体 GH 分泌量的 1%,浓度较低,需用高敏感方法测定,一般采用免疫放射分析法或化学发光法。部分肢端肥大症患者尿液 GH 排泄增加,少数正常。GH 缺乏症患者 24h 尿液 GH 总量降低。尿液 GH 测定结果受肾功能影响。

IGF-1 主要以单体形式进入尿中,肢端肥大症患者尿液 IGF-1 升高。

第5章 功能试验

第一节 抑制试验

一、葡萄糖抑制生长激素试验

葡萄糖抑制 GH 试验是诊断肢端肥大症的金标准。患者口服 75g 葡萄糖，升高的血糖抑制垂体 GH 分泌。

(一)试验目的

评估体内 GH 水平，判断 GH 是否过度分泌，用于肢端肥大症和巨人症的诊断。也用于肢端肥大症术后疗效监测和评估。

(二)试验原理

目前，葡萄糖调节 GH 释放的确切分子机制尚不明确。GH 是蛋白质激素，其生理性分泌具有脉冲式分泌和昼夜节律的特点，受运动和应激的影响，其分泌可被营养物质改变。给予葡萄糖使血糖升高，可降低血中 GH 水平，抑制 GH 对应激、左旋多巴等刺激的反应。另外，葡萄糖对 GH 的抑制作用可被乙酰胆碱酯酶抑制剂溴吡斯的明逆转，而溴吡斯的明可抑制下丘脑的 SS 释放。这些发现支持口服葡萄糖负荷可能造成了 SS 释放到垂体门静脉血液中抑制 GH 释放的假设。GHRH 神经元中直接葡萄糖感应对 GH 调节的作用尚存疑。也不能排除葡萄糖对垂体的直接作用。

尽管本试验被认为是诊断肢端肥大症的金标准，但在某些情况下，本试验尚有缺陷，在分析试验结果时应慎重解读。葡萄糖生长激素抑制失败可见于营养不良、肝衰竭、慢性肾病和糖尿病，但在这些情况下，IGF-1 水平应降低或正常，因此，应结合使用 IGF-1 筛查分析抑制试验。

(三)试验方法

方法1：患者清晨安静休息，空腹采取静脉血，然后立即在 5min 内喝下葡萄糖水（将 75g 葡萄糖粉溶于 250～300mL 温开水），分别在服用后 30min、60min、120min、180min 采血，测定血糖和 GH 水平。升高的血糖抑制垂体 GH 分泌。

方法2：受试者夜间禁食，进行标准的 2h 75g 口服葡萄糖耐量试验（OGTT）。在摄入葡萄糖后即刻、30min、60min、90min、120min 时采血，检测血糖和 GH 水平。中华医学会内分泌学分会《肢端肥大症诊治中国专家共识（2020 版）》推荐此方法，并建议选用灵敏度 ≤0.05μg/L 的 GH 检测方法。

(四)判读及临床意义

1. 正常：服葡萄糖 60min，GH 谷值下降，<1μg/L。

2.肢端肥大症或巨人症患者：GH为自主分泌，不完全受升高的血糖抑制。其中1/3患者的GH分泌被部分抑制，GH值抑制>50%，但仍>1μg/L；约半数患者GH分泌在基值的50%以内波动，不受抑制；约1/5患者的GH值反常升高，超过基础值的50%。

3.儿童可能因服葡萄糖后出现反应性低血糖，导致GH升高。

4.库欣综合征、神经性厌食、甲状腺功能亢进、糖尿病、营养不良和少数青春期儿童也会出现GH不受抑制。

5.急性疾病、肝衰竭、慢性肾衰竭等患者，GH可反常性升高。

（五）注意事项

受试者在试验期间应禁食，避免剧烈活动。儿童服葡萄糖量为1.75g/kg，葡萄糖粉最多不超过75g。糖耐量受损或2型糖尿病患者可进行试验。在未控制的糖尿病患者中，应谨慎解释试验结果。在试验前4周停止口服雌激素，避免其对GH的影响。

（六）进展

由于胰岛素和GH/IGF-1调节之间的复杂相互作用，糖尿病或葡萄糖不耐症患者肢端肥大症的诊断较为困难。关于2型糖尿病或胰岛素抵抗者GH水平的数据有限。与肢端肥大症患者相比，对于糖尿病或糖耐量受损（IGT）患者的GH抑制程度知之甚少。

对于糖代谢异常和糖尿病疑似肢端肥大症的患者，葡萄糖抑制GH试验可能不是可靠的诊断工具，因为口服葡萄糖后，这些患者的GH也可能不被抑制，导致结果特异性降低和假阳性结果增加。

目前认为，用高灵敏度的GH测定法（自动双位点免疫酶法测定血清GH），葡萄糖抑制GH试验的GH谷值≥0.4μg/L，可用于诊断空腹血糖受损患者、糖耐量受损患者和糖化血红蛋白<8%相对控制较好糖尿病患者的肢端肥大症。在血糖控制不良的糖尿病患者中，还需要更多的研究来确定葡萄糖负荷后GH谷值切点，因此，对于控制不良的糖尿病患者口服葡萄糖后GH谷值在肢端肥大症诊断中的作用还没有达成共识。在这一点上，专家们认可在血糖控制改善后重复试验。

二、阿托品抑制生长激素试验

（一）试验目的

评估体内GH水平，判断GH是否过度分泌，用于肢端肥大症和巨人症的诊断。

（二）试验原理

胆碱能阻断药阿托品抑制弓状核内乙酰胆碱作用，并抑制GHRH释放，从而使垂体分泌GH减少。

（三）试验方法

晚20点后禁食，卧床休息，次日早晨7~8时开始试验，建立静脉通道，放置肝素抗凝的静脉导管。空腹口服阿托品 0.6mg。在服药前 15min、服药时及服药后 30min、60min、90min 采血测 GH。

(四)判读及临床意义

服药后 GH 被抑制到 1μg/L 以下为正常。服药后 GH 水平下降小于基础值的 50%，为不受抑制，考虑 GH 垂体瘤。方法简便，适用于高血糖患者。

(五)注意事项

试验期间应禁食，不做剧烈活动，心脏病患者慎行此试验。

三、奥曲肽抑制试验

(一)试验目的

预测活动性肢端肥大症患者对长效生长抑素类似物治疗的反应。

(二)试验原理

奥曲肽是 SS 的八肽类似物，通过与 SS 受体亚型 2 和亚型 5 的高亲和力结合，抑制 GH 的释放，其抑制强度比天然激素大 45 倍，SS 受体亚型 2 和亚型 5 在 GH 腺瘤中大量表达。单次皮下注射奥曲肽后，SS 八肽的血浆半衰期为 113min。对肢端肥大症患者皮下注射奥曲肽 50μg，血清 GH 水平低于基础浓度可持续 9h。

(三)试验方法

奥曲肽抑制试验(OST)在经过一夜禁食后进行。基线 GH 血液采样后，给予奥曲肽 100μg 皮下注射，每小时进行血 GH 采样，持续 6h。从注射奥曲肽后获得的 GH 值评估最低谷值，直到试验结束。

(四)判读及临床意义

注射奥曲肽后 GH 谷值较基线值降低 >50%(有人认为严格标准为 75%)，提示对长效生长抑素类似物治疗敏感。也有学者认为，对于注射奥曲肽后 GH 水平下降幅度 <75%，或未将 GH 抑制到 1.1 水平以下的部分患者，使用长效奥曲肽仍可得到长期控制。

(五)注意事项

部分患者注射奥曲肽后有腹痛、腹泻等胃肠道不适症状。

第二节　　生长激素激发试验与兴奋试验

该试验用于诊断 GH 缺乏症。GH 缺乏症的诊断依赖于实验室检查，需要通过多种功能试验联合检查以确立诊断。由于 GH 分泌呈脉冲式，单次血 GH 检查对于判断 GH 分泌状态价值受限，必须行 GH 激发与兴奋试验评价垂体 GH 储备功能。GH 激发与兴奋试验包括 GHRH 兴奋 GH 试验、胰岛素低血糖试验、精氨酸试验、胰高血糖素试验、左旋多巴试验、可乐定试验、溴吡斯的明试验等，由于各试验阳性率不高,需联合其中 2 项或 2 项以上试验以明确 GH 缺乏诊断,其中胰岛素低血糖试验诊断价值较大。有研究认为对于 IGF－1 值低于正常的 GH 缺乏患者,单次 GH 激发试验应足以确认 GH 缺乏的存在。

一、生长激素释放激素兴奋生长激素试验

(一)试验目的

确定 GH 缺乏症病变部位在下丘脑还是垂体;评估手术或放疗后垂体 GH 储备功能。

(二)试验原理

垂体 GH 细胞正常,下丘脑 GHRH 分泌不足者对外源 GHRH 具有正常反应;病变在垂体,GH 细胞受损者对外源 GHRH 反应不良。

(三)试验方法

GHRH 静脉注射,$1 \sim 2 \mu g/kg$ 体重,注射前及注射后 15min、30min、45min、60min、90min、120min 采血测 GH。

(四)判读及临床意义

如血液中 GH > 5ng/mL,则对 GHRH 有反应。

(五)注意事项及试验前准备

GHRH 刺激垂体产生 GH 的能力依赖于垂体 GH 细胞数目及 GH 细胞内 GH 含量。长期 GHRH 缺乏会造成垂体 GH 细胞萎缩,故需要连续多日注射 GHRH,垂体方可恢复对 GHRH 的反应。

二、胰岛素低血糖试验(或胰岛素耐量试验)

(一)试验目的

评估垂体 GH 储备功能。

(二)试验原理

低血糖刺激大脑葡萄糖受体,激活单胺类神经元通过 α_2 受体促进 GHRH 分泌,抑制 SS 分泌,从而促进 GH 释放。

(三)试验方法

静脉注射胰岛素,$0.05 \sim 0.1U/kg$ 体重,加入 2mL 生理盐水,使患者血糖降低至2.78mmol/L(50mg/mL)或注射前血糖的一半以下为有效刺激,分别于注射时及注射后 15min、30min、45min、60min、90min 采血,测血糖、GH 及皮质醇,GH 峰值约出现于胰岛素注射后 1h。

(四)判读及临床意义

GH 峰值 > 10ng/mL 为正常。GH 峰值 <1ng/mL 为 GH 完全缺乏;GH 峰值是 $1 \sim 5ng/mL$ 为 GH 部分缺乏;峰值是 $5 \sim 10ng/mL$ 为正常与 GH 缺乏分界线。

(五)注意事项及试验前准备

本试验有一定危险性,需密切观察,以防严重低血糖发生。必要时立即终止试验,静脉注射葡萄糖。本试验被广泛认为是评估成人下丘脑－垂体疾病 GH 分泌能力的首选方法。然而,该试验不适用于老年人或患有心血管疾病或癫痫的

患者。

三、精氨酸试验

（一）试验目的

评估垂体 GH 储备功能。

（二）试验原理

垂体 GH 的分泌受下丘脑神经激素 GHRH 和 SS 整合调控。神经网络特别是去甲肾上腺素能和胆碱能系统调节 GHRH 和 SS 的波动性分泌。精氨酸可能通过胆碱途径抑制下丘脑分泌 SS，从而刺激 GH 的分泌，确切机制尚未完全明确。

（三）试验方法

静脉滴注精氨酸 0.5g/kg（精氨酸最大剂量 30g），滴注时间约 30min，分别于滴注前 30min、滴注时及滴注后 30min、60min、90min、120min 采血测 GH，正常人 GH 高峰在 60～90min 出现。有学者提出精氨酸和 GHRH 静脉注射联合试验，即精氨酸静脉滴注结束后，进行静脉注射 GHRH 1μg/kg，可提高试验的有效性。

（四）判读及临床意义

GH 峰值 >10ng/mL 为正常；GH 峰值 <5ng/mL（也有人将此峰值定义为 7ng/mL）为GH 完全缺乏；GH 峰值是 5～10ng/mL 为部分 GH 缺乏。

（五）注意事项

严重肝肾疾病患者慎用精氨酸。精氨酸副作用为恶心、血压升高和酸中毒。

四、胰高血糖素试验

（一）试验目的

评估垂体 GH 储备功能。胰高血糖素试验（GST）在刺激 GH 分泌方面比精氨酸或可乐定试验更有效，并已在老年受试者中进行了评估。

（二）试验原理

胰高血糖素刺激 GH 分泌的机制不清，可能是通过激活中枢去甲肾上腺素能通路，触发 GH 的分泌。

（三）试验方法

受试者禁食 8h，取平卧位，建立静脉采血通路。肌内注射 30μg/kg 胰高血糖素（最大剂量 1mg），于注射时及注射后30min、60min、90min、120min、150min、180min 采血，测定各时间点的 GH 和血糖。试验操作在夜间禁食后的次日早晨 8:00～8:30 进行。

（四）判读及临床意义

标准体重的个体，GH 的峰值达 2.5ng/mL（2.5μg/L）以上为正常，于 120～180min 达峰；血糖在 90min 达到峰值，之后逐渐下降。成人 GH 缺乏患者，GH 峰值 <3μg/L。但由于 GH 分泌峰值随着 BMI 的增加而减少，超重或肥胖患者（BMI >25kg/m²）的 GH 峰值切点为 1ng/mL。使用 GST 测试，需基于年龄、性别和 BMI 的规范性数据进行评估，注意使用不同的 GH 峰值切点。

（五）注意事项及试验前准备

GST 的优点是其可重复性和安全性。GST 的主要缺点是持续时间长，需要多次采血，胰高血糖素需要肌内注射，常引起短暂的恶心，有时引起呕吐、消化不良、头痛等。此外，试验过程中可能发生低血糖，通常轻微，偶有严重。GST 的副作用在有潜在心血管和神经系统并发症的老年受试者中更为明显，这些患者的症状性低血压、低血糖和癫痫发作可能会加剧。本试验对葡萄糖耐受不良患者 GH 缺乏的诊断准确性尚不清楚。营养不良或 48h 未进食者禁做此试验。

五、左旋多巴试验

（一）试验目的

评估垂体 GH 储备功能。

（二）试验原理

左旋多巴通过刺激 GHRH 促进 GH 分泌。

（三）试验方法

患者餐后（或空腹）口服左旋多巴 500mg（10mg/kg 体重），分别于服药前及服药后 30min、60min、90min、120min 采血测 GH。GH 峰值出现于 60～120min。口服左旋多巴前 20min 内上下楼梯 20 次左右可提高试验的反应性（运动 - 左旋多巴试验）。

（四）判读及临床意义

GH 峰值 ≥7ng/mL 为正常，垂体 GH 缺乏者无反应。

（五）注意事项及试验前准备

冠状动脉硬化者慎用左旋多巴，试验时嘱患者静卧，以减轻反应。

六、可乐定试验

（一）试验目的

评估垂体 GH 储备功能。

（二）试验原理

可乐定是 α_2 - 肾上腺素能受体激动剂，下丘脑 α_2 - 肾上腺素受体激活，可能通过刺激 GHRH，诱导 GH 的释放。

（三）试验方法

空腹口服可乐定 0.004mg/kg 体重，分别于服药时及服药后 60min、90min、120min 采血测 GH，GH 峰值约出现于 60min。

（四）判读及临床意义

GH 峰值 >10ng/mL 为正常。GH 峰值 <5ng/mL（也有人将此峰值定义为 7ng/mL）为 GH 完全缺乏；GH 峰值是 5～10ng/mL 为部分 GH 缺乏。

（五）注意事项

注意恶心、呕吐、嗜睡、血压下降等不良反应。

七、溴吡斯的明试验

目前，对 GH 缺乏的诊断是基于血浆 GH 水平在 2 种刺激下没有增加到 7μg/L 或 10μg/L 的切点值。然而，这些测试的假阴性反应经常发生,从而降低了诊断的可靠性。联合使用溴吡斯的明(PD)和GH-RH(口服 PD 后 60min,给予 $1\mu g/kg$ 体重 GHRH 静脉注射)可作为可靠的检测垂体促生长激素分泌功能的试验。

(一)试验目的

评估垂体 GH 储备功能。

(二)试验原理

溴吡斯的明是乙酰胆碱酯酶抑制剂,可提高中枢神经乙酰胆碱水平,可引起 GH 释放,并增强 GH 对 GHRH 的反应。其可能作用机制是抑制下丘脑 SS。对于生长缓慢的儿童,PD 联合 GHRH 试验是诊断原发性垂体 GH 缺乏最可靠的激发试验,能够区分正常和受损的促生长功能。

(三)试验方法

方法 1:禁食过夜,卧床休息。建立静脉采血通道。口服溴吡斯的明 60mg,与水同服。分别于服药时及服药后 15min、30min、45min、60min 采血测定 GH。然后给予 GHRH(1-29)-NH2 或 GHRH(1-44)静脉注射,$1\mu g/kg$ 体重,于注射后 15min、30min、45min、60min、75min、90min 采血测定 GH。

方法 2:禁食过夜,卧床休息。建立静脉采血通道。口服 PD,2mg/kg 体重。分别于服药前 15min、服药时及服药后 60min、90min、120min 采血测定 GH。

(四)判读及临床意义

7ng/mL 为正常 GH 最低峰值,>7ng/mL 为正常。

(五)注意事项

总的来说,所有受试者对 PD + GHRH 试验的耐受性良好。少数受试者报告有轻微的胃肠道不适。个别有肠痉挛、腹痛、心动过缓报告。

第6章 功能试验与疾病诊断

下丘脑垂体 GH 轴相关疾病大致分为 GH 分泌过多症和 GH 分泌缺乏症。GH 分泌过多症发生于骨骺闭合前，为巨人症；发生于骨骺闭合后，为肢端肥大症。GH 缺乏症多见于儿童、青少年，影响身高和发育，近年来成人 GH 缺乏症受到较多关注。由于 GH 的分泌呈脉冲释放，加之疾病早期症状不典型，下丘脑垂体 GH 功能测定和动态试验对于正确的诊断和鉴别诊断尤其重要。

第一节 血胰岛素样生长因子 1 为肢端肥大症早期筛查指标

血 IGF-1 是肢端肥大症和巨人症诊断、了解疾病活动度及进行疗效观察的重要指标，也用于肢端肥大症早期筛查。IGF-1 正常化是肢端肥大症治疗的关键目标，是疾病控制的最好预测因子。

《美国内分泌学会临床实践指南》（2014 年）诊断推荐：对具有典型临床表现的肢端肥大症患者，尤其是有肢端和面部特征的患者，检测 IGF-1 水平；没有典型肢端肥大表现，但有以下几种相关病症的患者检测 IGF-1，包括睡眠呼吸暂停综合征、2 型糖尿病、退行性关节炎、腕管综合征、多汗症和高血压。有垂体肿块的患者检测血清 IGF-1 以排除肢端肥大症。

值得注意的是，青春期后，IGF-1 水平随年龄的增长而下降。因此，所有 IGF-1 水平的评估必须参照相应年龄正常值。其次，还需要考虑性别对 IGF-1 水平的影响，参照不同性别的正常值进行分析。IGF-1 的测定存在显著的检测间变异性，也要加以考虑。

中华医学会内分泌学分会《肢端肥大症诊治中国专家共识（2020 版）》建议对于至少有 2 个或 2 个以上下述疾病或临床症状的患者进行肢端肥大症的筛查：新发糖尿病，多发关节疼痛，新发或难以控制的高血压，心室肥大或收缩、舒张功能障碍等心脏疾病，乏力，头痛，腕管综合征，睡眠呼吸暂停综合征，多汗，视力下降，结肠息肉和进展性下颌突出（表 2-2）。筛查指标为血 IGF-1。当患者有肝肾衰竭、甲状腺功能减退、营养不良、严重感染和糖尿病控制不良时,血 IGF - 1 可能会有假性升高、正常或降低。口服雌激素时肝脏对 GH 反应减弱,IGF - 1 水平降低。因此,要结合患者实际情况进行 IGF - 1 的分析。另外,对于垂体占位病变的患者需要检测血 IGF - 1。

表 2 - 2　相关指南、共识推荐筛查肢端肥大症的疾病或病症

疾病或病症	《美国内分泌学会临床实践指南》(2014 年)诊断推荐	中华医学会内分泌学分会《肢端肥大症诊治中国专家共识(2020 版)》(≥2 个疾病或病症)
典型临床表现的肢端肥大症患者	√	
睡眠呼吸暂停综合征	√	√
2 型糖尿病	√	√
退行性关节炎	√	√
腕管综合征	√	√
多汗症	√	√
高血压		√
垂体肿块	√	√
多发关节疼痛		√
心室肥大或收缩、舒张功能障碍		√
乏力		√
头痛		√
视力下降		√
结肠息肉		√
进展性下颌突出		√

第二节　肢端肥大症诊断

肢端肥大症诊断的重要方面是进行功能评估,即判断患者是否存在 GH 的过度分泌,由于 GH 的脉冲式分泌,因此,单次 GH 的测定不作为判断依据,国内外临床指南均推荐以口服葡萄糖负荷后的 GH 谷值作为生化诊断依据。即以 GH 的口服葡萄糖抑制试验为评价依据。

《美国内分泌学会(肢端肥大症诊断)临床实践指南》(2014 年)推荐:对血清 IGF - 1 水平升高或不明确的患者,在口服

葡萄糖负荷期间有高血糖记录,GH 不能抑制到 1μg/L 以下时可明确诊断。而口服葡萄糖负荷后 2h 内 GH 谷值 <1μg/L 时,通常排除肢端肥大症诊断。

由中国垂体腺瘤协作组牵头编写的《中国肢端肥大症诊治共识(2021 版)》延续 2013 版指南的诊断标准,推荐采用口服葡萄糖生长激素抑制试验中 GH 谷值明确肢端肥大症诊断,推荐诊断标准为 GH 谷值 ≥1.0μg/L。相较于 2013 版指南,2021 版共识进一步强调,IGF－1 水平的判断需要参考同年龄同性别的正常范围,如 GH 谷值 <1.0μg/L,但 IGF－1 水平升高,建议进一步评估肢端肥大症诊断的可能性,必要时需密切随诊。中华医学会内分泌学分会《肢端肥大症诊治中国专家共识(2020 版)》推荐:对 IGF－1 水平升高或不明确的患者,令其口服 75g 葡萄糖进行 2h OGTT,GH 谷值 >1μg/L 用于诊断肢端肥大症。

在口服葡萄糖负荷前后测量血糖水平以验证是否达到高血糖是很重要的。有学者认为负荷后血糖达基础值 2 倍即可。另外,血 GH 的测定也充满了挑战,包括缺乏统一的测定标准,不同实验室之间和不同批次的测定之间可重复性差等不确定因素。

异位肢端肥大症是一种罕见病,由神经内分泌肿瘤分泌 GHRH 导致肢端肥大症,占所有肢端肥大症病例的不到 1%。异位 GHRH 最常见的来源是肺或胰腺的功能性神经内分泌肿瘤(NET),并导致垂体增生和 GH 分泌过量,也见于颅内神经节细胞瘤。对于肢端肥大症患者,如垂体 MRI 检查未发现异常或经垂体手术后症状未改善,应排除异位肢端肥大症的诊断。功能诊断方面,GHRH 血浆测定 >250ng/L 作为异位肢端肥大症高特异性指标,而垂体源的肢端肥大症患者 GHRH 通常测不出。市面上最流行的 GHRH 检测方法是酶联免疫吸附试验(ELISA)。另一种敏感但不太商业化的 GHRH 定量方法是放射免疫分析法,这是基于放射性标记抗体(^{125}I)的方法。

第三节　儿童和青少年生长激素缺乏

儿童和青少年生长激素缺乏(GHD)的诊断和治疗一直是备受争议的话题。GH 研究学会共识认为,儿童和青少年 GHD 的诊断需要综合临床和发育学评估,结合 GH－IGF 轴的生化检测和影像学评估。存在以下病史和体格检查异常的儿童和青少年提示 GHD,包括:①新生儿低血糖、长时间黄疸、小阴茎或外伤性分娩;

②颅照射;③头部外伤或中枢神经系统感染;④有血缘关系和(或)受累家庭成员;⑤颅面中线异常。

GHD 可单独出现或合并多发性垂体激素缺乏症(MPHD)。美国儿科内分泌学会药物与治疗学委员会及伦理委员会建议,儿童和青少年 GHD 诊断在如下情况下,不需要行激发试验即可确定诊断:对于低血糖新生儿血清 GH 浓度未达到 5μg/L以上,且至少缺乏 1 种其他垂体激素和(或)经典影像学三联征(异位垂体后叶及垂体发育不全伴柄部异常)时,无须 GH 激发试验即可诊断为先天性垂体功能低下所致的 GHD。

值得注意的是,GH 激发试验在 GHD 诊断中的价值要仔细甄别。由于区分正常个体和部分 GHD 患者的阈值尚未很好地建立,这些 GH 测试的参考数据有限。正常儿童和 GHD 患儿 GH的峰值浓度存在重叠。超重或肥胖个体对激发试验的 GH 反应减弱,峰值随BMI 的增加而降低。因此,建议不要将GH 激发试验结果作为 GHD 的唯一诊断标准。

若需要进行功能试验检查,应满足以下具体要求:GH 激发试验在一夜禁食后进行,可使用的激发剂包括精氨酸、可乐定、胰高血糖素、胰岛素和左旋多巴,一般选用 2 种激发剂进行 GH 激发试验即可。

配备有经验的团队仔细监测。对患儿使用胰岛素或胰高血糖素进行激发试验时应非常小心。GHRH 和精氨酸结合的激发试验对 GHD 的诊断特异性高,价值较大。

对于 IGF-1 和 IGFBP-3 测定,需根据不同年龄和性别的参考范围分析。IGF-1 和(或)IGFBP-3 的临界值 <2 倍标准差,如果排除其他导致 IGF 降低的原因,则强烈提示 GH 轴异常。另外,即使IGF-1 和 IGFBP-3 在正常范围,也会有GHD 的可能。在没有金标准的情况下,临床医生在做出诊断时,整合所有可用的数据(临床、营养、放射和生化)是很重要的。

由于围青春期性类固醇激素分泌启动,在激发试验中经常出现 GH 水平低的情况,因此,公认围青春期 GHD 诊断比较困难。尿 GH、IGFBP-2、酸不稳定亚基水平本身不能确立诊断,但可以与其他检测结合使用。

当 GH 和 IGF 数据发生冲突时(如正常 GH 和低 IGF-1),可以考虑评估 GH 随时间(12h 或 24h)的分泌情况变化。还需要进行 GH 不敏感(抗性)的排除,以及一种极其罕见的 GH 生物活性丧失病症的排除。营养状况、伴随药物(如糖皮质激素、精神药物等)和社会心理条件等因素对生长和 GH-IGF 轴有非常重要的影响,临床医生应警惕此类情况的干扰,避免做出不当判断。

GH-IGF 轴功能评价应按照步骤进行。首先,对于生长缓慢的儿童,采集其病史和生长发育史,如果提示 GHD 的可能,应检测 GH、IGF-1、IGFBP-3 水平,排除甲状腺功能减退后进行 GH 激发试验。其次,综合考量患者病史、垂体激素缺乏种类、血 IGF-1 水平,采用 1 种或 2 种 GH 激发试验。对于疑似孤立性 GH 缺乏,需要进行 2 种 GH 激发试验(连续或隔天)。对于中枢神经系统病变、放疗史、MPHD 或基因缺陷的患者,采用 1 种 GH 激发试验即可。一些提示 GHD 发育不良患者的 IGF-1 和(或)IGFBP-3 水平低于正常范围,但在激发试验中 GH 反应高于临界值,这些患儿不是典型的生长激素缺乏,但可能有 GH-IGF 轴异常,应排除影响 IGF-1 合成或作用的全身疾病。严重 GHD 的诊断因为有明确的临床症状、生长发育特点、生化指标和放射学异常,通常可直接确定。中度 GHD 的 IGF 轴也可能处于正常水平,应注意鉴别诊断,以免漏诊。

第四节　成人生长激素缺乏

成人生长激素缺乏(AGHD)指成人垂体前叶 GH 合成与分泌功能障碍,GH 完全或部分缺乏,并导致代谢紊乱。AGHD 的患病人群多为儿童期起病的 GHD 患者进入成年期,以及患有下丘脑/垂体疾病、下丘脑/垂体疾病手术或照射、头部外伤、蛛网膜下隙出血或其他垂体激素缺乏的成年患者。AGHD 与内脏脂肪增加、体重减少、骨密度和运动能力下降、血脂异常、胰岛素抵抗、心脏代谢和骨折风险增加以及生活质量受损相关,这些临床表现常见,但无特异性。因此,对于 AGHD 的诊断显得非常重要,正确识别 AGHD 患者,将使其从 GH 激素替代治疗中获益。另一方面,避免将 GH 充足的个体错误地归类为 GH 缺乏,因为 GH 的替代可能致不良反应,而且费用昂贵。

GH 呈脉冲式分泌,随机测量血清 GH 水平无助于确立 GH 缺乏的诊断。血清 IGF-1 水平在 AGHD 诊断中缺乏足够的敏感性和特异性,一般作为辅助诊断指标。有 3~4 种垂体轴缺陷(甲状腺、肾上腺、性腺和血管升压素)的患者几乎都有 GH 缺陷。对于全垂体功能低下,有鞍区肿块或手术放疗史的患者,低 IGF-1 水平(IGF-1 < 2 倍标准差)95% 可能是 AGHD,无须行 GH 激发试验。需要强调的是,孤立的 IGF-1 检测诊断价值有限,

因为 AGHD 患者 IGF - 1 水平可能仍在正常范围内,孤立的低 IGF - 1 水平更常见的原因是衰老或代谢性疾病,而不是 AGHD。

成人几乎不会发生孤立的 GHD,所以仅需要对高风险人群进行 AGHD 的诊断,高风险因素包括鞍区肿块、垂体手术或放射治疗、创伤性脑损伤、蛛网膜下隙出血和儿童起病 GHD。除儿童起病 GHD、孤立 GHD、特发性 GHD、遗传缺陷导致的 GHD 患者之外,其他 AGHD 高风险人群都存在多种垂体激素的缺乏。因此,如果没有垂体或鞍旁肿块病变的证据或下丘脑 - 垂体损伤史(手术、放疗、头部创伤、脑肿瘤或脑卒中),则不能进行 AGHD 评估。在判断 AGHD 之前,应纠正患者其他垂体激素的异常,这是由于 GH 的分泌受糖皮质激素、甲状腺激素和性激素的影响,糖皮质激素抑制 GH 分泌,甲状腺激素和性激素促进 GH 分泌。中华医学会内分泌学分会《成人生长激素缺乏症诊治专家共识(2020 版)》推荐对患有器质性下丘脑 - 垂体疾病、曾接受下丘脑 - 垂体部位手术或放射性治疗、颅脑外伤、有证据显示其他垂体激素缺乏的患者进行 AGHD 筛查。不单独使用随机 GH 或 IGF - 1 来确诊 AGHD,仅用于筛查可疑 AGHD 患者。

AGHD 患者并不具有矮小的表现,需要准确的生化检测进行 AGHD 诊断,大多数需要依靠 GH 的激发试验来明确。颅脑损伤和蛛网膜下隙出血会导致 GH 暂时缺乏,中华医学会内分泌学分会《成人生长激素缺乏症诊治专家共识(2020 版)》建议应在至少 12 个月后进行 GH 激发试验。

用于 AGHD 诊断的 GH 激发试验如下:

1. ITT

本试验是 AGHD 的标准诊断试验:患者禁食 8h,准备静脉通路,静脉注射胰岛素 0.1 ~ 0.15U/kg 体重(剂量大于儿童和青少年),使患者血糖降低至 2.2mmol/L(40mg/mL)为有效刺激。分别于注射时及注射后 15min、30min、45min、60min、90min、120min 采血测血糖和 GH。如果 GH 峰值水平 < 5 μg/L,则诊断为 AGHD。试验时进行床旁血糖监测并准备葡萄糖备用。患者出现低血糖症状后应立即根据需要给予口服葡萄糖或静脉注射葡萄糖,同时继续采集血清标本。65 岁及以上、有心血管疾病或癫痫发作的患者禁行本试验。

2. GHRH - 精氨酸激发试验

作为 ITT 的替代试验,其诊断性能与 ITT 相当。GHRH 和精氨酸激发试验的结合对 GH 的分泌具有双重刺激作用,GHRH 直接刺激 GH 细胞,精氨酸抑制下丘脑 SS

的分泌,增强 GHRH 诱导的 GH 分泌。试验步骤如下:患者必须禁食 8h,建立静脉注射通路,并在 30min 内静脉输入精氨酸(0.5g/kg,最多 30g),然后给予 GHRH(1μg/kg,用时 2min 以上,最大剂量100μg)。每 30min 取血清标本进行 GH 测定,持续 2~3h。一些患者在给药后可能出现短暂的潮红,但该试验总体耐受良好。GH 对于 GHRH-精氨酸激发试验的反应与内脏脂肪成反比,研究显示腰围每增加1cm,GHRH-精氨酸激发试验所诱导的GH 峰值降低 1μg/L。因此,结果分析要结合 BMI 划分不同切点进行,以免误诊为AGHD。本试验对于近 5 年有鞍区放疗史的患者缺乏敏感性。GHRH 目前在一些欧洲国家可以获得。

3.胰高血糖素试验

见本篇第 5 章第二节。

4.马西莫瑞林刺激试验

马西莫瑞林是促生长激素释放激素受体激动剂,2017 年通过 FDA 批准用于AGHD 诊断,口服马西莫瑞林刺激试验方便有效。其原理是内源性胃饥饿素,又称胃促生长素通过垂体和下丘脑中特定的胃促生长素受体有效地刺激垂体 GH 的释放,胃促生长素受体的合成激动剂也具备这种效应,醋酸马西莫瑞林就是一种促生长激素受体激动剂,有效促进内源性GH 分泌。试验步骤如下:患者必须禁食

8h,建立静脉通路以采血样,然后以0.5mg/kg 的剂量口服马西莫瑞林,持续30s。分别在服药时及服药后 30min、45min、60min、90min 采血测 GH。若 GH切点为 2.8μg/L,本试验敏感性为 87%,特异性为 96%。当 GH 切点为 5.1μg/L时,敏感性提高,特异性达 96%。马西莫瑞林较昂贵,但本制剂可口服,简化了临床应用,医务人员的劳动强度减少,不需密切监测,试验可重复性好,安全性高,患者耐受性好,无严重不良反应。有些患者有一过性味觉障碍。对于鞍区放疗史患者本试验缺乏敏感性。其他诱导 CYP3A4肝同工酶的药物,包括卡马西平、苯妥英、利福平、依非韦伦、莫达非尼等,可减少马西莫瑞林在体内的暴露,导致假阳性,在进行本试验前应停用。进行马西莫瑞林刺激试验时,避免使用延长 QT 间期的药物。

5.其他

几种胃饥饿素模拟药,如生长激素释放肽 2(GHRP-2)在日本用于 AGHD 诊断。其他刺激 GH 分泌的药物包括精氨酸、可乐定和左旋多巴,这些药物都无法引起成年患者足够强大的 GH 分泌反应,不推荐作为 AGHD 诊断药物。

对于儿童起病的 GHD 进入成年,无论是由遗传原因导致的垂体功能减退或生长激素缺乏的患者,还是有器质性垂

体病变、垂体手术或放射治疗史和多种
垂体激素缺乏的患者,在成年期很可能
有持续性 GH 缺乏。对于这些患者,低
水平血清 IGF－1 足以确认 AGHD 诊断
以重新启动 GH 替代。另一方面,特发
性儿童期 GHD 的患者更有可能在成年
期恢复正常的 GH 分泌,在此类患者中,
血清 IGF－1 水平在正常范围的上半部
分(IGF－1 SDS＞0),提示其出现 AGHD
的可能性很小。

　　总之,尽管 AGHD 的诊断流程取得
进展,AGHD 的诊断仍是复杂的,需要结
合患者病史和多种激素测定,还需依据不
同年龄、血糖、BMI、垂体损伤病因进行综
合判断。GH 和 IGF－1 的测定也需要标
准化。目前,没有证据表明质谱法测定
IGF－1 优于免疫分析法。

（郑方道）

参考文献

1. Ranke MB,Wit JM. Growth hormone-past,present and future. Nat Rev Endocrinol, 2018, 14(5): 285－300. doi: 10. 1038/nrendo. 2018. 22. Epub 2018 Mar 16. PMID: 29546874.

2. Melmed S. Pathogenesis and Diagnosis of Growth Hormone Deficiency in Adults. N Engl J Med, 2019,380(26):2551－2562. doi: 10. 1056/NEJMra1817346. PMID: 31242363.

3. de Vos AM, Ultsch M, Kossiakoff AA. Human growth hormone and extracellular domain of its receptor: crystal structure of the complex. Science, 1992,255(5042):306－312. doi: 10. 1126/science. 1549776. PMID: 1549776.

4. Birzniece V,Sata A,Ho KK. Growth hormone receptor modulators. Rev Endocr Metab Disord, 2009,10(2):145－156. doi: 10. 1007/s11154－008－9089－x. PMID: 18622706.

5. 史轶蘩. 协和内分泌和代谢学. 北京:科学出版社,1999.

6. 刘新民. 实用内分泌学. 第 3 版. 北京:人民军医出版社,2004.

7. 母义明,陆菊明,潘长玉. 解放军总医院临床内分泌代谢病学. 北京:人民军医出版社,2014.

8. Casanueva FF. Physiology of growth hormone secretion and action. Endocrinol Metab Clin North Am, 1992,21(3):483－517. PMID: 1521508.

9. Baumann G. Growth hormone heterogeneity: genes, isohormones,variants,and binding proteins. Endocr Rev, 1991,12(4):424－449. doi: 10. 1210/edrv－12－4－424. PMID:1760996.

10. Brooks AJ, Waters MJ. The growth hormone receptor: mechanism of activation and clinical implications. Nat Rev Endocrinol, 2010,6(9): 515－525. doi: 10. 1038/nrendo. 2010. 123. Epub 2010 Jul 27. PMID: 20664532.

11. Skare SS, Dysken MW, Billington CJ. A review of GHRH stimulation test in psychiatry. Biol Psychiatry, 1994,36(4):249－265. doi: 10. 1016/0006－3223(94)90607－6. PMID: 7986890.

12. Sonntag WE,Ramsey M,Carter CS. Growth hormone and insulin-like growth factor－1(IGF－1) and their influence on cognitive aging. Ageing Res Rev, 2005,4(2):195－212. doi: 10. 1016/j. arr. 2005. 02. 001. PMID: 16024298.

13. LeRoith D, Holly JMP, Forbes BE. Insulin-like growth factors: Ligands,binding proteins, and re-

ceptors. Mol Metab, 2021,52:101245. doi:10. 1016/j. molmet. 2021. 101245. Epub 2021 May 4. PMID:33962049; PMCID:PMC8513159.

14. Pellecchia MT,Longo K,Manfredi M,et al. The arginine growth hormone stimulation test in bradykinetic-rigid parkinsonisms. Mov Disord, 2008,23(2):190 - 194. doi:10. 1002/mds. 21700. PMID:18044703.

15. Wehrenberg WB, Wiviott SD, Voltz DM, et al. Pyridostigmine-mediated growth hormone release:evidence for somatostatin involvement. Endocrinology, 1992, 130(3):1445 - 1450. doi: 10. 1210/endo. 130. 3. 1347008. PMID:1347008.

16. Mackin RB. Proinsulin:recent observations and controversies. Cell Mol Life Sci, 1998,54(7): 696 - 702. doi: 10. 1007/s000180050196. PMID:9711235.

17. Doga M,Bonadonna S,Burattin A,et al. Ectopic secretion of growth hormone-releasing hormone (GHRH) in neuroendocrine tumors:relevant clinical aspects. Ann Oncol, 2001,12 Suppl 2: S89 - 94. doi: 10. 1093/annonc/12. suppl_2. s89. PMID:11762359.

18. Katznelson L,Laws ER Jr,Melmed S,et al. Acromegaly:an endocrine society clinical practice guideline. J Clin Endocrinol Metab, 2014, 99 (11):3933 - 3951. doi:10. 1210/jc. 2014 - 2700. Epub 2014 Oct 30. PMID:25356808.

19. Yuen KCJ,Biller BMK,Radovick S,et al. American Association of Clinical Endocrinologists and American College of Endocrinology Guidelines for Management of Growth Hormone Deficiency in Adults and Patients Transitioning from Pediatric to Adult Care. Endocr Pract, 2019,25(11): 1191 - 1232. doi:10. 4158/GL - 2019 - 0405. PMID:31760824.

20. Growth Hormone Research Society. Consensus guidelines for the diagnosis and treatment of growth hormone(GH) deficiency in childhood and adolescence:summary statement of the GH Research Society. J Clin Endocrinol Metab, 2000,85(11):3990 - 3993. doi:10. 1210/ jcem. 85. 11. 6984. PMID:11095419.

21 Zendran I,Gut G,Katużny M,et al. Acromegaly Caused by Ectopic Growth Hormone Releasing Hormone Secretion:A Review. Front Endocrinol (Lausanne), 2022,13:867965. doi:10. 3389/ fendo. 2022. 867965. PMID:35757397; PMCID:PMC9218487.

22. Tritos NA,Biller BMK. Current concepts of the diagnosis of adult growth hormone deficiency. Rev Endocr Metab Disord, 2021,22(1):109 - 116. doi:10. 1007/s11154 - 020 - 09594 - 1. Epub 2020 Sep 22. PMID:32959175.

23. Garcia JM,Biller BMK,Korbonits M,et al. Macimorelin as a Diagnostic Test for Adult GH Deficiency. J Clin Endocrinol Metab, 2018, 103 (8):3083 - 3093. doi:10. 1210/jc. 2018 - 00665. PMID:29860473.

24. 中国垂体腺瘤协作组. 中国肢端肥大症诊治共识(2021 版). 中华医学杂志, 2021, 101 (27):2115 - 2126. doi:10. 3760/cma. j. cn112137 - 20210106 - 00022.

25. 中华医学会内分泌学分会. 肢端肥大症诊治中国专家共识(2020 版). 中华内分泌代谢杂志,2020,36(9):751 - 760.

26. Karavitaki N, Botusan I, Radian S, et al. The value of an acute octreotide suppression test in predicting long-term responses to depot somatostatin analogues in patients with active acromegaly. Clin Endocrinol(Oxf), 2005,62(3): 282 - 288. doi:10. 1111/j. 1365 - 2265. 2004. 02191. x. PMID:15730408.

27. de Herder WW, Taal HR, Uitterlinden P, et al. Limited predictive value of an acute test with subcutaneous octreotide for long-term IGF-I normalization with Sandostatin LAR in acromegaly. Eur J Endocrinol, 2005, 153(1):67 – 71. doi: 10.1530/eje.1.01935. PMID: 15994747.

28. 中华医学会内分泌学分会. 成人生长激素缺乏症诊治专家共识(2020 版). 中华内分泌代谢杂志, 2020, 36(12):995 – 1002. doi: 10.3760/cma.j.cn311282 – 20201130 – 00798.

第 3 篇

下丘脑 – 垂体催乳素功能试验

第7章 激素测定

第一节 催乳素测定

一、催乳素的分泌与调控

(一)催乳素的来源与结构

血清催乳素(PRL)主要由垂体前叶PRL分泌细胞合成及分泌。PRL基因位于第6号染色体,PRL由198个氨基酸组成,相对分子质量为23 000,氨基酸序列中16%与GH一致。正常生理情况下,PRL细胞占腺垂体细胞总数的15%~25%,妊娠期PRL细胞增多(占70%),使垂体体积增大近1倍。1971年,Friesen成功分离并纯化了人PRL,建立了人血清PRL浓度测定方法,应用于基础和临床研究。

在人体血清中存在3种形式的PRL,有生物和免疫活性的单体PRL(23kD)占比60%~90%;缺乏生物活性的大催乳素(50~60kD)的糖基化PRL二聚体占比15%~30%;在体内无或不发挥任何生物活性的150kD的巨催乳素(MP)占比0~10%。

(二)催乳素分泌调控

PRL是垂体PRL细胞分泌的多肽类激素,其分泌受下丘脑PRL释放因子和PRL抑制因子双重调节。正常情况下,下丘脑对PRL主要起抑制作用,下丘脑弓状核结节漏斗多巴胺系统合成分泌多巴胺,经轴突达正中隆起,由垂体门脉系统输送至垂体前叶PRL细胞,结合D2受体,是最主要的PRL抑制因子。此外γ氨基丁酸、SS、雄激素、甲状腺激素和糖皮质激素等也能发挥抑制作用。PRL释放因子如TRH、促性腺激素释放激素(GnRH)、血清素、血管活性肠肽、血管升压素、内源性阿片、甘丙肽、雌激素等促进PRL分泌。任何破坏上述平衡的因素都会引起血清PRL的变化。

正常血清PRL水平随睡眠、进餐、月经、妊娠、哺乳、性别、年龄、局部刺激和应激而变化。垂体PRL分泌有脉冲波动,频率约90min 1次。入睡后60~90min血清PRL水平开始上升,早晨醒前达峰值,醒后1h内迅速下降,上午9~11时进入低谷。进食高蛋白、高脂肪食物30min内PRL可分泌增加50%~100%。月经周期中期血清PRL水平可有高峰,黄体期保持较高水平。妊娠后PRL开始升高,妊娠早期约为非妊娠期的4倍,妊娠中期可升高12倍,妊娠晚期最高升高20倍,可超过200ng/mL,

但最高不超过 400ng/mL。自然临产时血清 PRL 水平下降,于分娩前 2h 左右达谷值,产后 2h 内又升至峰值。不哺乳者,血清 PRL 水平在产后 3~4 周恢复正常;哺乳者,因乳头受吸吮刺激促使 PRL 分泌,血清 PRL 水平在产后 6~12 个月恢复正常。成年女性的 PRL 水平高于同龄男性。老年男性与年轻人相比,血清 PRL 平均水平约下降 50%。乳房及胸壁刺激通过神经反射可使 PRL 分泌增加。应激状态,如情绪紧张、寒冷、麻醉、手术、低血糖、性生活、运动时,PRL 分泌有短暂性升高。应激性高催乳素血症患者的 PRL 水平一般轻度升高,通常不超过 60ng/mL。

二、催乳素受体

PRL 受体分布广泛,可见于乳腺、子宫、卵巢、肾上腺、睾丸、附睾、精囊、红细胞、淋巴细胞、中性粒细胞等。PRL 受体属于单次跨膜的单链蛋白,受体本身无酪氨酸激酶活性。疏水跨膜段将分子分为细胞外区和细胞内区 2 部分。

三、催乳素的生理作用

PRL 对人体内分泌系统发挥着重要作用。PRL 在雌激素、孕激素、GH、皮质醇、胎盘催乳素等激素的协同作用下促进乳腺腺泡小叶生长发育、乳汁生成及产后乳汁分泌。正常水平的 PRL 对女性雌激素的合成起促进作用,同时对维持黄体功能也

是必需的;高水平的 PRL 会对卵泡的正常发育造成干扰,导致黄体功能出现异常,使患者的排卵出现障碍。对男性而言,正常水平的 PRL 能促进前列腺及精囊的生长,还可增强促黄体素对间质细胞的作用,使睾酮合成增加。PRL 还作用于肾上腺皮质,使血脱氢表雄酮(DHEA)及其硫酸盐水平升高,可引起体毛过长、痤疮。PRL 也和自身免疫相关。B 淋巴细胞、T 淋巴细胞、脾细胞和自然杀伤细胞都有 PRL 受体,PRL 与受体结合可以调节免疫功能。PRL 在渗透压调节上也发挥作用。

四、催乳素的测定

(一)催乳素的测定要求

正常进食早餐(种类为碳水化合物,避免脂肪类和蛋白质食物摄入),采血前休息 0.5h,于上午 10:30~11:00 静脉穿刺采血。力求"一针见血",尽量减少应激。规范化地采血和稳定准确的实验室测定对判断高催乳素血症至关重要。

(二)催乳素的测定方法

大多数临床实验室采用放射免疫或免疫发光技术测定血清 PRL 水平,具有快速、准确、特异等优点。正常育龄期女性血清 PRL 水平一般不超过 25ng/mL,男性一般不超过 20ng/mL。各实验室应根据本实验室的数据界定血清 PRL 水平的正常范围。实际工作中,只要 PRL 水平超过本单位参考值上限即可定义为高催乳素血症。

催乳素水平大于正常上限值的 3 倍,1 次检查即可确定,小于正常上限值的 3 倍时,至少检测 2 次。

临床工作中需要注意高剂量钩状效应影响 PRL 检测结果假阴性的可能。抗原抗体反应的强度受抗原抗体的比例影响,任何一方相对过量会导致免疫复合物的形成减少,以致抗原的检出水平低,这就是高剂量钩状效应。固相抗体(抗 PRL 单克隆抗体)结合到含 PRL 的血清,然后加上靶向 PRL 分子的不同抗原决定簇的标记二抗。PRL 分子起到桥梁作用,与 2 种抗体形成抗体-抗原-抗体复合物。洗涤未结合的信号抗体后,最终检测的放射性强度或光量度与待测标本中的 PRL 浓度呈正相关。若 PRL 浓度过高,2 种抗体的结合能力饱和后形成的夹心复合物较少,检测出的 PRL 低值不能反映出真实的 PRL 浓度,即发生高剂量钩状效应。临床上可行的方法是血清倍比稀释(1∶100,1∶200 或更高稀释浓度)后采用免疫法测定 PRL,或者在结合一抗和第二步时充分洗涤以便除去多余未结合的 PRL,以精准评估血清 PRL。建议对 PRL 轻度或者中度升高的新诊断的垂体大腺瘤(≥3cm)患者,应稀释血清标本重复测定来排除钩状效应。这有助于鉴别 PRL 瘤和无功能垂体瘤,从而避免不必要的手术或者垂体照射治疗。

第二节　巨催乳素测定

一、巨催乳素的来源与结构

MP 通常由催乳素单体与免疫球蛋白 IgG 形成,也可与 IgA、IgM 等物质结合。因此,血清 PRL 水平与临床表现可能不一致。不同存在形式的 PRL 分子生物活性和免疫原性也不相同。在体内单体 PRL 分子具有免疫活性和生物活性,而 MP 分子有免疫活性,生物活性很低,可能与其不能穿过血管壁到达特定组织发挥作用或与 PRL 受体结合位点受阻有关。

由于目前实验室检测仍无单纯针对单体 PRL 的抗原表位的抗体,测定出的 PRL 并不准确,血清中可能存在高分子量的 MP,可使血清 PRL 假性升高。因 MP 是高分子复合物,且其有很长的半衰期,易于在血循环中累积,造成 PRL 增多的假象,故仅凭临床特征无法将两者相互区别。

二、巨催乳素的测定方法

(一)凝胶过滤色谱法

凝胶过滤色谱法(GFC)是通过不同大小的分子进入过滤柱后,因不同的阻滞作用造成洗脱出时间不同,从而达到分离的作用。GFC 是检测 MP 公认的金标准,通过计算洗脱曲线下的曲线面积得到不同

PRL 分子占比,从而能够区分不同形式的 PRL 分子。但因检测技术较复杂,检测时间长且费用昂贵而限制了其在临床的应用。

(二)聚乙二醇沉淀法

聚乙二醇沉淀法是目前应用最广泛的检测方法,通过 25% 聚乙二醇(PEG)与血清共沉淀来筛查 MP。PEG 聚合物是一种惰性分子,可以发挥分子海绵的作用。其可以吸收结合水,降低蛋白质的溶解度,使免疫球蛋白和其复合物沉淀。该方法简便、廉价,但影响因素较多。大约 20% 的 PRL 单体可能会与 IgG 共沉淀,推荐应用聚乙二醇沉淀法测定特异性的参考范围。高 γ 球蛋白血症可能会造成巨催乳素血症聚乙二醇沉淀法的假阳性。聚乙二醇沉淀法与 GFC 2 种方法检查高催乳素血症患者血清单体 PRL 回收率的相关性良好,且大部分实验室以单体 PRL 回收率 < 40%(即单体催乳素/催乳素 < 40%)作为判断 MP 的标准。

(三)免疫沉淀法

利用琼脂糖蛋白 A 或抗人 - IgG - 琼脂糖免疫吸附结合并分离 MP 后,测定上清液中 PRL 单体浓度的方法。此方法的缺点是孵育时间较长且稀释倍数较高,可能使结果产生误差。

(四)超滤法

根据目标分子的大小,选择特定孔径的滤过膜,通过加样和离心截留或超滤目标分子从而达到分离的目的。超滤法能通过物理方法达到良好分离的目的,影响因素较少,所需的设备简单,操作简易且成本相对较低,具有临床推广的前景。

第8章 功能试验

第一节 激发试验

一、促甲状腺激素释放激素试验

促甲状腺激素释放激素(TRH)不仅可以刺激垂体促甲状腺激素(TSH)的分泌,也是PRL分泌的兴奋剂之一,正常情况下经静脉给予TRH 200μg,可使PRL上升,约30min后达到峰值。基础状态下静脉注射TRH 200～400μg(用2mL生理盐水稀释),于注射前30min、注射时及注射后15min、30min、60min、120min、180min分别采血测PRL。正常人及非PRL瘤高PRL血症患者峰值多出现在注射后30min,峰值/基础值>3。PRL瘤患者峰值后移,峰值/基础值<1.5。

二、甲氧氯普胺试验

甲氧氯普胺为多巴胺受体拮抗剂,在垂体水平阻断多巴胺受体,使垂体PRL细胞分泌PRL。基础状态下肌内注射或口服甲氧氯普胺10mg,于给药前30min、给药时及给药后60min、90min、120min、180min分别采血测PRL。正常人及非PRL瘤高PRL血症患者峰值多出现在给药后1～2h,峰值/基础值>3。PRL瘤患者峰值后移或无明显峰值,峰值/基础值<1.5。

三、氯丙嗪兴奋试验

氯丙嗪可抑制去甲肾上腺素吸收和转换多巴胺功能,促进PRL分泌。基础状态下肌内注射或口服氯丙嗪30mg,于给药前30min、给药时及给药后60min、90min、120min、180min分别采血测PRL。正常人及非PRL瘤高PRL血症患者峰值多出现在给药后1～2h,峰值/基础值>3。PRL瘤患者峰值后移或无明显峰值,峰值/基础值<1.5。

第二节 抑制试验

一、溴隐亭抑制试验

溴隐亭为麦角碱诱导受体,为多巴胺受体激动剂,强力抑制PRL合成和释放。服药当天早8时(空腹)采血测PRL,夜间10～11时口服溴隐亭2.5mg,次晨8时(空腹）再次采血测 PRL。抑制率 > 50%，支持非肿瘤性高 PRL 的诊断；抑制率 < 50%，支持肿瘤性高 PRL 的诊断。应用溴隐亭前需要进行心血管功能检查。

二、左旋多巴抑制试验

左旋多巴可以通过血 - 脑屏障，在中枢神经系统转换成多巴胺，作为 PRL 抑制因子而抑制垂体 PRL 的分泌。基础状态下口服左旋多巴 0.5g，分别于服药前 30min、服药时及服药后 60min、120min、180min、6h 测定 PRL。正常人服药后 1 ~ 3h PRL 抑制率 > 50% 或抑制到 4ng/mL 以下，而 PRL 瘤不被抑制。

第9章 功能试验与疾病诊断

第一节 高催乳素血症

高催乳素血症(HPRL)直接抑制 Gn-RH－促性腺激素(Gn)的合成及释放,脉冲分泌频率、幅度降低。女性患者出现不同程度的月经稀少,甚至闭经,通常影响排卵引起不孕、卵泡发育受阻、无排卵。男性患者雄激素水平下降,可导致性欲减退、阳痿、射精量及精子数目减少、不育。部分患者可出现自发或者触发泌乳,男性患者可有乳腺发育。此外可有骨质疏松、体重增加、体毛过长、痤疮等。

若血清 PRL < 100ng/mL,应先排除诸多生理性或药理性因素、甲状腺及肝肾病变等引起的 HPRL。生理性 HPRL 多见于应激、乳头刺激、妊娠等情况。抗高血压药、阿片类药物、H_2 受体阻滞剂、多巴胺受体拮抗剂及含雌激素类的避孕药等可造成药物性 HPRL,在常规应用剂量下,HPRL 一般不超过 100ng/mL,需要在至少停药 72h 后复测。原发性甲状腺功能减低可引起 PRL 释放因子增多,造成 HPRL。

慢性肾功能不全患者由于 PRL 清除障碍而致 PRL 升高。肝硬化患者由于雌激素和 PRL 灭活减少引起 HPRL。多囊卵巢综合征患者可出现轻度 HPRL,可能为持续雌激素刺激,PRL 分泌细胞敏感性增高所致。

病理性 HPRL 多见于垂体 PRL 腺瘤。若血清 PRL > 200ng/mL,且能排除其他特殊原因所致的 HPRL,结合鞍区影像学检查的结果,考虑诊断为 PRL 腺瘤。通常血清 PRL 水平高低与 PRL 瘤体积大小成正比。如有垂体大腺瘤的典型表现,而采用双位免疫放射法测定 PRL 仅 < 100ng/mL,则怀疑垂体大而无功能瘤压迫垂体柄所致,应将血样稀释 100 倍后再测定以排除测定系统的误差。其他下丘脑－垂体肿瘤、浸润性或炎症性疾病、空蝶鞍综合征、手术及外伤等可通过下丘脑多巴胺生成障碍或者阻碍垂体门脉血流,使多巴胺等 PRL 抑制因子不能下传至腺垂体,造成 HPRL。

第二节　巨催乳素血症

　　临床上也常见未找到任何病因的 HPRL,其中部分患者是血清 MP 水平升高所致。巨催乳素血症是 HPRL 的第三大非生理性病因,仅次于药物性和垂体催乳素瘤。MP 分子在体内生物活性低,但存在免疫原性,患者常无显著症状,仅有 HPRL。正常人群中磁共振成像(MRI)检查发现无功能微腺瘤的发生率为 10%,易被误诊为垂体催乳素瘤,从而进行药物治疗甚至手术治疗,造成医疗资源浪费和过度治疗。低生物活性的 MP 分子往往不带来临床后果,定期随诊观察即可。

　　2011 年美国内分泌协会推荐巨催乳素血症的检测主要针对无症状的 HPRL 患者。2015 年美国临床内分泌医师协会和内分泌协会建议 HPRL 合并以下情况注意巨催乳素血症的检测:无症状 HPRL 患者;无泌乳伴或不伴月经紊乱,促性腺激素和(或)性激素水平正常;多巴胺受体激动剂治疗后临床或生化无反应或反应差;患者垂体影像阴性。国内的共识推荐对催乳素水平升高而没有症状或症状不能解释升高程度的病例,需要考虑筛查巨催乳素。由于巨催乳素血症的临床表现可与 HPRL 存在重叠,在英国检测血清巨催乳素是诊断 HPRL 的常规流程。

　　目前临床医生对巨催乳素血症的认识不够,且检测方法烦琐及影响因素较多。因此,应该加强对巨催乳素血症的重视程度,优化现有的检测方法,并进一步探寻更加高效价廉的检测方法。

（李凤翔）

参考文献

1. 柯晓安,龚凤英,朱惠娟.巨催乳素血症及检测方法的研究进展.国际内分泌代谢杂志,2021,41(3):203-206.
2. 季立津,柏悦恬,张桦挺,等.巨催乳素血症发生比例及临床特点单中心调查分析.中华内分泌代谢杂志,2021,37(11):991-995.
3. 王姝,胡仁明.催乳素免疫测定法和钩状效应.国际内分泌代谢杂志,2009,29(2):95-100.
4. 中国神经科学学会精神病学基础与临床分会精神分裂症临床研究联盟.抗精神病药所致高泌乳素血症干预政策的专家共识.中华精神科杂志,2021,54(3):163-169.
5. 汤绍芳,刘铭.泌乳素瘤患者的围妊娠期管理.国际内分泌代谢杂志,2021,41(6):569-572.
6. 中华医学会妇产科学分会内分泌学组.女性高催乳素血症诊治共识.中华妇产科杂志,2016,51(3):161-168.
7. 中华医学会神经外科学分会,中华医学会妇产学分会,中华医学会内分泌学分会.高催乳素血症诊疗共识.中华医学杂志,2011,91(3):147-154.

8. 中国垂体腺瘤协作组. 中国垂体催乳素腺瘤诊治共识（2014 版）. 中华医学杂志, 2014, 94 (31):2406 – 2411.

9. 王燕, 李思萍, 朱泽华, 等. 聚乙二醇沉淀巨泌乳素法筛查回收率 cut-off 值及其灰区设置探讨. 中国卫生检验杂志, 2022, 32(6):690 – 698.

第 4 篇

下丘脑－垂体－甲状腺轴功能试验

第 10 章 激素测定

第一节 血清甲状腺激素测定

一、甲状腺激素的分泌与调控

（一）甲状腺激素的合成

甲状腺激素（TH）是由甲状腺滤泡上皮细胞合成和分泌的，包括三碘甲状腺原氨酸（T_3）和四碘甲状腺原氨酸[即通常所指的甲状腺素（T_4）]。T_4 的含量及分泌率均高于 T_3，但 T_3 的活性比 T_4 大 3～5 倍。

TH 的合成始于甲状腺的聚碘作用，甲状腺对碘的摄取是逆浓度差和逆电位差的主动转运，这一过程主要由"碘泵"完成，其活性依赖于 Na^+，K^+ － ATP 酶。I^- 是随细胞外 Na^+ 的内流而进入细胞质的。I^- 被甲状腺上皮细胞摄取以后，被特异的甲状腺过氧化物酶（TPO）氧化为"活性碘"。TPO 的底物 H_2O_2 来自线粒体的生物氧化过程。碘进入上皮细胞以后，与酪氨酸残基结合生成一碘酪氨酸和二碘酪氨酸，然后，2 分子的二碘酪氨酸缩合成 T_4，或 1 分子的一碘酪氨酸与 1 分子的二碘酪氨酸缩合成 T_3。酪氨酸的碘化及其缩合均在甲状腺球蛋白（TG）分子上进行。每分子 TG 约含 140 个酪氨酸残基，在饮食中含碘量正常的情况下，酪氨酸残基的 20%～25% 被碘化为一碘酪氨酸和二碘酪氨酸。含有已碘化酪氨酸及 T_4、T_3 的 TG 大量储存于腺胞腔的胶质中。按正常生理分泌量计算，可供机体使用 60～120 天。

（二）甲状腺激素分泌的调控

1. 下丘脑－垂体－甲状腺轴

这是体内调节甲状腺功能的主要机制。TSH 是维持机体甲状腺功能正常的重要垂体激素，由腺垂体的 TSH 细胞分泌。TSH 一方面对甲状腺具有生理调节作用，促进甲状腺细胞的增殖及增长，促使 TH 的合成与分泌。另一方面，TSH 受下丘脑分泌的 TRH 的兴奋性调节和血中 TH 的负反馈调节，即构成下丘脑－垂体－甲状腺轴。

TRH 是由焦谷氨酸、组氨酸和脯氨酰胺组成的三肽，其主要生理作用是促进 TSH 的合成和释放，如下丘脑受损伤，或切断下丘脑与脑垂体前叶的联系，则 TSH 分泌减少，导致甲状腺功能减退。TH 对 TRH 有直接的负反馈作用，也可通过刺激 SS 及其他神经介质而间接调节 TRH 的分泌。TSH 属于糖蛋白激素，含有 211 个氨基酸，由 2 条多肽链（α 亚基及 β 亚基）以非共价键结合而成。TSH 的 α 亚基基因位于第 6 号染色体长臂上,长度为 9.4kbp,由 4 个外显子和 3 个内含子组成。TSH 的 β 亚基基因位于第 19 号染色体的长臂上,长度为 1.4kbp,由 3 个外显子和 2 个内含子组成。TSH 通过与甲状腺细胞膜上特异的 TSH 受体结合而对甲状腺产生作用。当 TSH 与甲状腺细胞上特异的受体结合后,一方面,通过促进磷脂酰肌醇酯的代谢,增加胞质内 Ca^{2+} 的浓度,继而激活与之相关的蛋白激酶;另一方面,通过活化环腺苷激酶系统,促使 cAMP 的生成增多,后者作为第二信使而发挥 TSH 的生理效应,两者均可促进碘的摄取和氧化、酪氨酸的碘化及缩合等。在 TSH 的作用下,甲状腺上皮细胞通过从腺泡腔中摄取富含 TG 的胶质,形成胶质小滴;胶质小滴在胞质中与溶酶体融合成吞噬体。后者在溶酶体的酸性蛋白水解酶作用下,TG 被水解,同时释放出 TH 进入血中,其主要分泌产物为 T_4 和 T_3 [两者的释放比率为(10 ～ 20):1],以及少量反 T_3(3,3',5'－三碘甲腺原氨酸,rT_3)。

2. 甲状腺的自身调节

甲状腺本身可适应碘的供应变化,调节自身对碘的摄取以及合成与释放 TH 的能力,称为自身调节。这种机制是为适应外界供碘量的增减,调节甲状腺对碘的摄取以及 TH 的合成,从而保证体内 TH 的相对稳定,而不会由于供碘量的改变使激素水平产生急剧的波动。其为一个有限度

的、缓慢的调节系统。例如,当供碘量不足时,可刺激甲状腺的"碘泵"活性,并加速 TH 的合成以及 T_4 向 T_3 的转化。而当供碘过多时,如果每日碘化物摄入量 > 5mg(甲状腺功能亢进患者 > 2mg),则使甲状腺细胞内 H_2O_2 的形成受阻,TPO 活性降低,TH 的合成和释放均被抑制,此即"Wolff-Chaikoff 效应"。

3. 神经体液因子

交感神经系统和肾上腺皮质激素、性激素以及某些脑肠肽等神经体液因子,对甲状腺功能的调节均有一定的影响。雌激素可增强 TSH 细胞对 TRH 的反应性,而 GH 和肾上腺皮质激素的作用则相反。

二、甲状腺激素的生理作用

(一)促进生长发育

TH 是胎儿和新生儿脑发育的关键激素。在胚胎期,TH 能促进神经元的增殖和分化以及突触的形成;促进胶质细胞的生长和髓鞘的形成,诱导神经生长因子的合成,促进神经元骨架的发育等。TH 能与 GH 协同调控幼年期的生长发育,促进长骨和牙齿生长,TH 缺乏将影响 GH 正常发挥作用,导致长骨生长缓慢和骨骺闭合延迟。因此,胚胎期及幼儿期如果缺乏 TH,可导致不可逆的神经系统发育障碍,以及骨骼的生长发育与成熟延迟或停滞,出现明显的智力发育迟缓、身材短小等症状,称为克汀病或呆小症。

(二)调节新陈代谢

1. 增强能量代谢

TH 能使全身绝大多数组织的基础氧消耗量增加,产热量增加。TH 对不同组织的产热效应有差别,对心脏的效应最为显著,但对脑、性腺(睾丸)、脾等组织影响不明显,可能与 TH 受体在这些组织中的分布量有关。

2. 调节物质代谢

TH 广泛影响物质的合成代谢和分解代谢,而且对代谢的影响也十分复杂。

(1)糖代谢:TH 具有升高血糖的作用,但 TH 又可以同时加强脂肪、肌肉等外周组织对葡萄糖的利用和葡萄糖的氧化,因而又有降低血糖的作用。因此,甲状腺功能亢进患者常表现为进食后血糖迅速升高,甚至出现糖尿,但随后血糖又能很快降低。

(2)脂类代谢:生理情况下,TH 对脂肪的合成和分解均有调节作用(促分解作用 > 促合成作用),甲状腺功能亢进时,TH 促脂肪分解作用更明显。TH 对胆固醇的合成与分解也表现为双向调节作用(促分解作用 > 促合成作用)。一方面,TH 可以促进胆固醇的合成;另一方面,其可增加低密度脂蛋白受体的利用,使更多的胆固醇从血中清除,从而降低血清胆固醇水平。

(3)蛋白质代谢:TH 对蛋白质的合成和分解也存在双向调节作用。在生理情况下,TH 能促进蛋白质的合成,有利于机体的生长发育及维持各种功能活动,表现为正氮平衡;但 TH 分泌过多时,则促进蛋白质的分解,表现为负氮平衡。

(三)影响器官系统功能

1. 对神经系统的影响

TH 对已分化成熟的成年人神经系统的活动也有作用,主要表现为兴奋作用。此外,TH 对外周神经系统的活动以及学习和记忆的过程也有影响。

2. 对心脏的影响

TH 对心脏的活动有显著的影响,可使心率增快、心肌收缩力增强。其原因一方面是 TH 可直接促进心肌细胞内质网释放 Ca^{2+},激活与心肌收缩有关的蛋白质,增强肌球蛋白重链 ATP 酶的活性,从而加强心肌的收缩力;另一方面,TH 也能增加心肌细胞膜上 β 肾上腺素能受体的数量和亲和力,提高心肌对儿茶酚胺的敏感性。

3. 对消化系统的影响

TH 可促进消化道的运动和消化腺的分泌。

三、甲状腺激素的测定

(一)血清总甲状腺素和三碘甲状腺原氨酸测定

血清中的总 T_4(TT_4)或总 T_3(TT_3),包括与甲状腺结合球蛋白(TBG)结合的和非结合的(游离的)TH 的总和。T_4 全部由甲状腺分泌,血清中 T_3 仅 15%～20% 由甲状腺直接分泌而来,80% 以上的 T_3 是在外周组织中通过 T_4 脱碘而成,T_3 是甲状腺激素在组织中的生物活性形式。

血清 TT_3 值与年龄有关,出生后 TT_3 水平高于正常成人,5 岁后随年龄增长逐渐下降,老年人 TT_3 值常低于正常成人。正常成人血清 TT_3 水平为 0.98 ~ 2.33nmol/L。

血清 TT_4 的正常值与测定方法有关,与采用的阻断剂、分离方法及实验室条件也有关。此外,血清 TT_4 值随着年龄增长而有相应的变化。正常成人血清 TT_4 水平为 62.68 ~ 150.84nmol/L。

需要注意的是,血清 TT_3 和 TT_4 的正常值,各实验室差异较大。

(二)游离甲状腺激素测定

循环中游离 T_4(FT_4)仅约占 TT_4 的 0.02%,游离 T_3(FT_3)仅约占 TT_3 的 0.3%,结合型 TH 是激素的储存和运输形式,游离型 TH 是激素的活性部分。FT_3 和 FT_4 是真正发挥生理作用的部分,通过测定 FT_3 和 FT_4 能够最直接、最准确地判断甲状腺功能。

正常成人 FT_3 值为 2.43 ~ 6.01pmol/L,FT_4 值为 9.01 ~ 19.05pmol/L。

(三)血清反三碘甲状腺原氨酸测定

血清反 T_3(rT_3)是一种无活性的 TH,95% 由 T_4 转化而来。外周组织中的 T_4 除经外环 5'- 脱碘酶作用形成 T_3 外,还有 55% 左右的 T_4 在内环 5'- 脱碘酶的作用下形成 rT_3。仅 5% 的 rT_3 由甲状腺分泌,对调节 T_3、T_4 的最佳浓度水平发挥作用。rT_3 本身无生理活性,主要在 T_3 和 T_4 的代谢平衡中起重要作用。多数情况下,rT_3 的变化与 T_3 和 T_4 平行,也可作为了解甲状腺功能的指标。正常情况下,用放射免疫法测得 rT_3 值为 0.2 ~ 0.8nmol/L,用化学发光免疫法测得 rT_3 值为 0.15 ~ 0.45nmol/L。

(四)甲状腺结合球蛋白测定

TBG 由肝脏产生,在血液中主要与 T_4 结合。血清 TBG 的变化可以影响总 TH 的水平。但不影响游离 TH 的水平。正常男性为(17 ± 3.3)μg/L,女性为(17.6 ± 3.9)μg/L。

(五)甲状腺球蛋白测定

TG 是由甲状腺滤泡上皮分泌的糖蛋白,是 TH 合成和储存的载体,每 2 个 TG 约有 4 个 T_4 和 1 个 T_3 分子,储存在滤泡腔中。溶酶体水解 TG 表面的 T_4、T_3 并释放入血,同时少量的 TG 也释放入血。测定 TG 对监测甲状腺分化癌手术后肿瘤复发有临床价值。

在生理状态下,甲状腺大小是决定 TG 水平的主要因素。正常甲状腺 TG 水平为 0 ~ 55μg/L,甲状腺单叶切除和近全切术后 TG 水平分别为 <10μg/L、<2μg/L。

(六)降钙素测定

血清降钙素是含有 32 个氨基酸的多肽激素,可降低血清钙和磷的水平,抑制骨质重吸收,拮抗甲状旁腺激素。患甲状髓样癌的患者,血清降钙素水平明显升高,多 > 100ng/L。

第二节　血清促甲状腺激素测定

TSH 是腺垂体分泌的 28～30kD 糖蛋白激素,由 α、β 两个亚单位组成,由垂体 TSH 细胞分泌,受下丘脑 TRH 刺激,也受血清 T_3、T_4 反馈性抑制。TSH 测定比 FT_3 和 FT_4 更能敏感地反映甲状腺真正的功能,是目前最好的甲状腺功能单项筛选试验。化学发光法测定超敏 TSH 的正常范围为 0.35～4.94uU/mL。

第三节　甲状腺抗体测定

一、促甲状腺激素受体抗体测定

促甲状腺激素受体抗体(TRAb)是诊断弥漫性毒性甲状腺肿(GD)的主要指标,TRAb 主要有 3 种抗体亚型。与甲状腺功能相关的抗体包括 TSH 受体刺激性抗体(TSAb)和阻断性抗体(TBAb)。TSAb 与 TSH 受体结合促进 TH 合成、甲状腺滤泡细胞增殖。95% 未经治疗的 GD 患者 TSAb 阳性。TSAb 激活眼眶成纤维细胞和前脂肪细胞表面 TSH 受体,可致透明质酸合成和脂肪生成增多,从而引起 Graves 眼病。TBAb 与 TSH 受体结合后阻断 TSH 对甲状腺滤泡细胞的刺激作用而导致甲状腺功能减退症。TRAb 阳性不仅可作为 Graves 病的诊断依据,而且可预示 Graves 病的进展和复发,为 Graves 病的治疗提供指导。TRAb 的正常参考值范围为 0～1.75IU/L。

二、甲状腺球蛋白抗体测定

甲状腺球蛋白抗体(TGAb)是一组针对 TG 不同抗原决定簇的多克隆抗体,是自身免疫性甲状腺疾病患者血清中的一种常见自身抗体。TGAb 与 TG 结合后可通过 Fc 受体与结合的抗体相互作用激活 NK 细胞,导致甲状腺细胞破坏。TGAb 还影响 TG 抗原的摄取、加工,催化 TG 水解,影响 T 细胞抗原决定簇的自身免疫反应,从而导致自身免疫性甲状腺疾病(AITD)发生及恶化。测定 TGAb 主要用于诊断 AITD。正常情况下 TGAb 的参考值范围为 0～40IU/mL。

三、甲状腺过氧化物酶抗体测定

甲状腺过氧化物酶抗体(TPOAb)是一组针对不同抗原决定簇的多克隆抗体,以

IgG 型为主。TPOAb 对于甲状腺细胞具有细胞毒性作用,引起甲状腺功能低下。测定 TPOAb 主要用于诊断 AITD。正常情况下,TPOAb 的参考值范围为 0 ~ 35IU/mL。

由于各实验室使用的方法不同、试剂盒检测的敏感性和特异性不同,TPOAb 值会有差异。因此,以各实验室抗体检测结果作为参考。

第四节　尿碘测定

碘是合成 TH 的主要原料之一,正常成人体内含碘 20 ~ 50μg。碘可通过食物、饮水、食盐等途径进入人体。从肠道吸收的碘 70% ~ 80% 浓集在甲状腺中,其主要通过尿液排出。碘缺乏性疾病包括地方性甲状腺肿、地方性克汀病。但摄入碘过多也可致病,如高碘性地方性甲状腺肿、甲状腺功能亢进症、甲状腺癌等。尿碘是了解碘营养状况的重要又操作简便的判定指标。尿碘的正常参考值范围为 (70.1 ± 37.32)μg/g。

第11章 功能试验

第一节 促甲状腺激素释放激素兴奋试验

一、试验目的及原理

TRH 兴奋试验是利用 TRH 具有兴奋腺垂体合成分泌 TSH 的作用。当给受试者外源性 TRH 后,连续采血以观察血清中 TSH 浓度的变化,可以反映垂体对 TRH 的反应能力,其升高程度可反映垂体 TSH 细胞储备量和对 TRH 的敏感性。用于评价下丘脑 – 垂体 – 甲状腺轴的调节功能。

二、试验方法

(一)经典静脉给药法

受试者空腹,休息 30min,取 TRH 制剂 200μg,用 1mL 生理盐水稀释后缓慢静脉注射,并于注射前及注射后 15min、30min、60min,120min 分别采静脉血测定血清 TSH 浓度,以时间为横坐标,TSH 浓度为纵坐标,绘制 TSH 的反应曲线。

(二)静脉给药两次采血法

其方法与经典法相同,只是减少采血次数,于注射 TRH 前和注射后 15min 或 30min 两次采血,测定 TSH 浓度。

(三)喷鼻给药两次采血法

受试者取端坐位,头后仰,用 1mL 生理盐水将 TRH 制剂 1.2mg 稀释后,用喷雾器轮流喷入双侧鼻内,2min 内喷完,并避免流入食管内或鼻腔外。于喷鼻前和喷鼻后 30min 分别采血测 TSH 浓度。

三、试验结果判读

正常人静脉注射 TRH 后 20min(或 30min),血清 TSH 水平达高峰,介于 8.5 ~ 27.0mU/L,60min 值低于 20min 值,达峰时间为 15 ~ 30min。注射 TRH 2 ~ 4h 后,血清 TSH 水平恢复到基础水平。少数患者 60min 达峰。TSH 值比基础值升高 10 ~ 30mU/L,女性的 TSH 反应高于男性。

华山医院的医生用 TRH 500 ~ 1000μg 静脉注射,并将结果总结为以下几种类型。

(一)正常反应

血清 TSH 绝对值升高,女性的 TSH 值升高幅度为 4 ~ 10mU/L,男性 3 ~ 9mU/L,高峰在 30min。

(二)活跃反应

女性 TSH 值升高幅度 >10mU/L,男性 >9mU/L。

(三)低弱反应

女性 TSH 值升高幅度 < 4mU/L,男

性<3mU/L。

(四)无反应

静脉注射 TRH 后,血清 TSH 值与基础值对比无升高。

(五)延迟反应

静脉注射 TRH 后,TSH 峰值在 60min 或以后出现。

四、临床意义

测定静脉注射 TRH 后血清 TSH 浓度变化,有助于鉴别甲状腺功能减退症病因是原发性或继发于下丘脑或垂体疾病;对甲状腺功能亢进亦有辅助诊断价值;对 TSH 抵抗综合征、评估垂体 PRL 储备功能亦有一定价值。

(一)活跃反应

活跃反应见于原发性甲状腺功能减退症。此类患者下丘脑和垂体均正常,病变主要在甲状腺,故 TRH 兴奋试验呈过高反应,基础血清 TSH 水平即升高,静脉注射 TRH 后 TSH 显著升高。

(二)低弱反应

低弱反应见于大部分 Sheehan 综合征患者。

(三)无反应

无反应常见于 Graves 病及继发于垂体疾病的甲状腺功能减退症。

(四)延迟反应

延迟反应见于继发于下丘脑疾病的甲状腺功能减退症。由于病变在下丘脑,所以基础 TSH 水平低,注射 TRH 后,垂体合成 TSH 的细胞兴奋,血 TSH 水平有所升高,呈现延迟反应。

(五)了解腺垂体促甲状腺激素储备情况

垂体瘤、Sheehan 综合征、肢端肥大症等疾病可引起 TSH 分泌不足。注射 TRH 后,TSH 峰值均<10mU/L,提示分泌不足。

(六)血清 T_3、T_4 测定

在 TRH 兴奋试验的同时采血测定血清 T_3、T_4,于 90min 或 120min 后每小时测定 1 次,共计 4h。根据血 TSH、T_3、T_4 的反应性可进一步了解垂体－甲状腺对 TRH 的反应。正常情况下,血清 T_3 应于注射后 2~4h 达到高峰,增加 30%~70%。如 T_3、T_4 无反应或反应减弱,而 TSH 的分泌正常,提示甲状腺对 TSH 抵抗。

(七)评估垂体催乳素储备功能

TRH 亦可兴奋垂体 PRL 细胞,故 TRH 兴奋试验可作为垂体 PRL 储备功能兴奋试验。

(八)病理状态反应

在病理状态下,如垂体生长激素瘤,TRH 可以兴奋垂体生长激素细胞分泌 GH,在正常人中则无此反应。

五、注意事项

1. 对于甲状腺功能减退的患者,若怀疑为继发性,则应采用多次采血法,因两次

采血法不能反映峰值的延迟表现。

2.用于甲状腺功能亢进诊断时,TRH兴奋试验优于T_3抑制试验。因TRH兴奋试验不受碘剂的影响,但雌激素、茶碱、抗甲状腺药物等强化垂体对TRH的反应;而皮质醇、甲状腺激素制剂、左旋多巴可抑制垂体对TRH的反应,因此,试验前应停用上述药物至少2周。

3.TRH兴奋试验的TSH测定方法对结果判断有明显影响。不同测定方法测定的是超敏TSH(uTSH)或高敏TSH(sTSH),其正常值范围、反应类型和诊断标准均需重新确定。

4.TRH兴奋试验对儿童患者的下丘脑-垂体疾病无诊断意义。

5.精神疾病(尤其是抑郁症)患者的TSH对TRH反应性降低的原因未明,可能与脑功能异常有关,应注意与下丘脑-垂体疾病相鉴别。

6.TRH兴奋试验一般无明显不良反应。但据报道,TRH兴奋试验偶可诱发垂体瘤出血和垂体卒中,因此,对已诊断为大垂体瘤的患者禁行此试验。

第二节　生长抑素类似物奥曲肽试验

一、试验目的

鉴别TSH不适当分泌的病因。

二、试验原理

TSH瘤表达SS受体,SS作用于该受体,抑制TSH的合成和分泌。奥曲肽为短效SS,故注射奥曲肽后会抑制垂体TSH瘤合成和分泌TSH,而甲状腺激素不敏感综合征(RTH)患者TSH下降不明显。由此鉴别TSH瘤和RTH。

三、试验方法

无须空腹,皮下注射奥曲肽0.1g q8h,3次,在0h、2h、24h采血测甲状腺功能亢进3项。

四、结果判读及临床意义

24h TSH抑制率相对于$2h > 45\%$,可认为是TSH瘤。

一般认为,TSH瘤患者血清TSH能相对较好地被SS抑制,RTH患者则对SS反应低下。然而,在临床实际应用中,生长激素抑制试验的判定切点尚未统一,不同医院的抑制率报道存在大范围的重叠。此外,还应警惕,RTH也可能同时合并垂体TSH瘤。

五、注意事项

对奥曲肽或任一赋形剂过敏者、妊娠

期女性、哺乳期女性、儿童禁用。有报道10%~20%长期应用本品的患者有胆囊结石形成,故在治疗前及用药后每隔 6~12 个月应做胆囊超声波检查。

第三节　三碘甲状腺原氨酸抑制试验

一、试验目的及原理

三碘甲状腺原氨酸抑制试验(T_3 抑制试验):甲状腺片抑制甲状腺摄^{131}I 试验。本试验用于分析^{131}I 摄取率升高的病因以及鉴别 Graves 病和非毒性甲状腺肿,由于敏感促甲状腺激素(sTSH)在临床的广泛应用,现在此试验的临床应用已较少。正常人服用外源性 T_3 后,垂体 TSH 细胞受到抑制,甲状腺的摄碘能力下降(即抑制试验阳性);而甲状腺功能亢进患者的甲状腺有自主性,其甲状腺^{131}I 摄取率则不能被明显抑制(即抑制试验阴性)。

二、试验方法

先测定患者的甲状腺^{131}I 摄取率,于第 1 次测定^{131}I 摄取率后服用 T_3,每次 20μg,每天 3 次,共服 6 天,第 7 天做第 2 次^{131}I 摄取率测定;或服用甲状腺粉(干甲状腺片),每次 60mg,每天 3 次,共服 8 天,于第 9 天做第 2 次^{131}I 摄取率测定。用口服 T_3 前后的^{131}I 摄取率差值计算出 T_3 抑制率。

T_3 抑制率 =(第 1 次^{131}I 摄取率 - 第 2 次^{131}I 摄取率)/第 1 次^{131}I 摄取率×100%。

三、结果判读

甲状腺功能正常者,^{131}I 摄取率在服用 T_3 后被明显抑制,24h^{131}I 摄取率绝对值 < 25%(0.25)(国外标准),或 < 20%(0.20)(国内常用值),T_3 抑制率≥50%(0.50)。

四、临床意义

T_3 抑制试验常用于判定甲状腺功能亢进是否治愈,由于 TRAb 及 TSAb 的应用,此试验现已很少用。

1. 对于 GD 患者,外源性 T_3 不能抑制摄碘功能(即抑制试验阴性)。

2. 对于多发性结节性甲状腺肿或毒性腺瘤患者,基础 T_3、T_4 分泌已增多,应用外源性 T_3 无法进一步抑制 TSH 分泌作用(即抑制试验阴性)。

3. 对于非毒性甲状腺肿,尤其是缺碘性甲状腺肿患者,外源性 T_3 可显著抑制 TSH 分泌(即抑制试验阳性)。

五、注意事项

由于^{131}I 可透过胎盘,进入乳汁,故妊娠期、哺乳期女性禁做本试验。

第四节 甲状腺^{131}I摄取率试验

一、试验目的及原理

甲状腺具有高度聚集碘的能力,用放射性碘作为示踪物,测定甲状腺对碘的吸收速度、集聚能力、清除速度等,可以间接评价甲状腺的功能状态。

二、试验方法

口服^{131}I,用Geiger计数管或闪烁计数管测定甲状腺部位的计数率,计算出^{131}I摄取率。

(一)闪烁探头远距离测定

患者空腹服^{131}I 2 ~ 8μCi（74 ~ 296kBq）,于服^{131}I后3h、6h、24h测定放射性。此法比近距离测定法优越,计数率高,精确性好。

(二)快速(10min)甲状腺^{131}I摄取率测定

静脉注射^{131}I 2 ~ 10μCi（74 ~ 370kBq）后,连续记录甲状腺部位的^{131}I摄取率变化10min,求得^{131}I摄取率曲线。正常人10min^{131}I摄取率为0 ~ 4.5%,平均0.86%;甲状腺功能亢进患者升高(平均13.3%)。本法的优点是试验时间短,结果不受抗甲状腺药物(ATD)的影响。甲状腺功能亢进治疗中无须停药,但对甲状腺功能减退无诊断意义。

三、结果判读

1. 正常人在服^{131}I后3h、6h及24h甲状腺^{131}I摄取率分别为25%、30%及50%,24h达吸收最高峰。甲状腺功能亢进症患者服用^{131}I 3h后即可达50%左右,24h^{131}I摄取率多超过50%,且高峰明显前移。甲状腺功能减退患者^{131}I摄取率低于正常范围,且高峰常在24h以后出现或无明显峰值。

2. 甲状腺^{131}I摄取率计算:甲状腺^{131}I摄取率=（甲状腺放射性计数率－室内本底计数率）/（标准源放射性计数率－室内本底计数率）×100%。

3. 正常^{131}I摄取率高峰于服药后24h出现,2h、3h或4h^{131}I摄取率为24h^{131}I摄取率的1/2左右,两者比值范围为0.37 ~ 0.60。正常值差异的原因与人群碘摄入量、对象选择和测定方法不同有关。

四、临床意义

由于高灵敏度和超高灵敏度TSH测定法的日趋普及,包括亚临床甲状腺功能亢进及亚临床甲状腺功能减退在内的甲状腺评价变得十分容易,其诊断的敏感性和特异性均很高,故甲状腺^{131}I摄取率试验现已很少使用,趋于淘汰。

(一)^{131}I摄取率升高的常见疾病

1. 甲状腺功能亢进的诊断符合率为

92%～97%。^{131}I 摄取率升高的特点是:3h(4h 或 6h)值和 24h 值均高于正常值;2h 或 3h 值与 24h 值之比≥0.85;最高^{131}I 摄取率在 24h 之前出现。凡符合以上 3 项中的 2 项即可确诊为甲状腺功能亢进,其中高峰提前对甲状腺功能亢进的诊断最有价值,^{131}I 摄取率升高而无高峰提前,多不是甲状腺功能亢进所致。

2.其他导致甲状腺^{131}I 摄取率升高的疾病主要有地方性甲状腺肿和散发性甲状腺肿等,其特点是高峰不提前,可被 T$_3$ 抑制。

3.其他非甲状腺疾病,如慢性肝病、高血压早期、风湿热等,可使机体的代谢率增加的疾病。

(二)^{131}I 摄取率降低的常见疾病

1.原发性甲状腺功能减退

原发性甲状腺功能减退患者的^{131}I 摄取率的特点是曲线上升速度缓慢,数值小,各时间点的^{131}I 摄取率均低于正常,最高 24h^{131}I 摄取率不超过 25%(0.25)。

2.^{131}I 摄取率下降的其他原因

亚急性甲状腺炎患者、慢性淋巴细胞性甲状腺炎患者。

3.继发性甲状腺功能减退

病情较重者,均有^{131}I 摄取率下降;病情较轻者,^{131}I 摄取率可正常或基本正常,病情越轻,与正常值重叠的程度也越高。

4.其他

摄碘量过高、慢性衰竭、充血性心力衰竭及其他慢性疾病晚期等。

五、注意事项

1.妊娠期女性和哺乳期女性禁做本试验。

2.复方碘溶液需停用 2 个月以上,含碘造影剂需停用 1 年以上。

3.试验前 2 周要求停用一切含碘量较高的食物或药物,停用可通过干扰 TH 合成的不同环节而影响^{131}I 摄取率的药物。

第五节　基础代谢率测定

一、试验目的及原理

基础代谢率(BMR)是指人体在安静休息和空腹状况下,测得的单位时间内人体能量消耗的水平,通常以氧消耗率为指标。基础代谢率测定对协助诊断甲状腺功能异常以及调整治疗药物的剂量有一定意义。

二、试验方法

1.BMR 常在清晨、清醒、静卧、未做肌肉活动、前夜睡眠良好时测定,测定前至少禁食 12h,室温保持在 20～25℃,通过基础代谢仪,测出基础代谢率。

2.也可以于清晨起床前测量脉搏与血

压,用以下公式来计算基础代谢率。

Gale 公式：BMR =（脉搏/分 + 脉压）- 111。

Kosa 公式：BMR = 1.25 ×（脉搏/分 + 脉压）- 116。

Read 公式：BMR = 0.75 ×（脉搏/分 + 脉压 ×0.74）- 72。

注：临床多采用 Gale 公式。

三、结果判读及临床意义

成人基础代谢率为：-10% ~ +15%。

在基础状态下,机体的各种生理活动都比较恒定,如甲状腺功能增高,则 BMR 必升高,相反则降低。可根据 BMR 值将代谢率分为正常和轻度、中度、重度、严重增高五类（表4-1）。

1. 基础代谢率增高的常见疾病：甲状腺功能亢进、发热、心肺功能不全、嗜铬细胞瘤、肾上腺皮质功能亢进症、白血病、恶性肿瘤等。

2. 基础代谢率降低的常见疾病：甲状腺功能减退症、恶病质、神经性厌食、肾上腺皮质功能减退症等。

四、注意事项

测定基础代谢率时,患者于检查前3天停服甲状腺制剂及抗甲状腺药物,前1日晚餐不宜过饱,夜间保证充足睡眠。测定当天早晨,患者不进饮食、不吸烟,尽量减少活动,缓步去医院。测定前患者先安静平卧30min。如患者有心力衰竭、肺功能不全等,不宜做此项检查。

表4-1　BMR 结果分析

分类	BMR（%）	静息下心率（次/分）
正常	-15 ~ +15	70 ~ 100
轻度	+15 ~ +30	<100
中度	+30 ~ +60	100 ~ 200
重度	> +60	>120
严重	> +100	>120

第六节　甲状腺功能卡比马唑试验

试验目的及原理：卡比马唑为抗甲状腺药物,通过抑制甲状腺内过氧化物酶,从而阻碍吸聚到甲状腺内碘化物的氧化及酪氨酸的偶联,阻碍 T_4 和 T_3 的合成,并且可引起嗜铬粒蛋白 A（CgA）的浓度变化。Al-Shoumer KA 等证实,未经治疗的甲状腺功能亢进患者 CgA 的浓度明显高于控制组,经过抗甲状腺治疗后的 CgA 水平明显下降,因此,可以把血 CgA 浓度作为甲状腺功能亢进活动性的可能指标,本试验临床上已很少用,未见相关文献报道。

第七节　过氯酸盐释放试验

一、试验目的及原理

过氯酸盐排泌碘试验用于诊断酪氨酸碘化障碍。其原理为：过氯酸钾可抑制甲状腺的聚碘功能，抑制 TH 的合成。正常情况下，高氯酸离子与碘离子一样，易被甲状腺滤泡细胞"捕获"。过氯酸盐有阻滞甲状腺从血浆中摄取碘离子，促进碘离子从甲状腺滤泡释出作用，可将已进入甲状腺内而未被有机化的碘离子置换（排泌）出来，此即过氯酸盐的排泌碘作用。过氯酸盐（ClO_4^-）和硫氰酸盐（SCN^-）均可抑制"碘泵"（即钠/碘同向转运蛋白，NIS），从而阻止甲状腺继续摄取^{131}I（无机离子型），但当无机碘进入甲状腺，与酪氨酸结合为有机碘后的^{131}I不能被过氯酸盐或硫氰酸盐从甲状腺中排泌出来。某些先天性甲状腺肿是由碘的有机化酶缺陷引起的（如过氧化物酶），致使碘不能与酪氨酸结合，被甲状腺摄取的碘仍以离子状态存在。在这种情形下，ClO_4^-或SCN^-促使^{131}I离子从甲状腺排泌，^{131}I摄取率明显降低。

二、试验方法

1. 口服法

在服示踪剂量的^{131}I $2\mu Ci$（74kBq）后，予口服过氯酸钾（$KClO_4$）400mg 或

250mg/m^2 体表面积，儿童按 10mg/kg 体重计，可在 5～10min 内使进入甲状腺内的^{131}I曲线变平。1h 后再次测量^{131}I摄取率。亦可口服 $1\mu Ci$（37kBq）碘化钠后2h，测定^{131}I摄取率，然后口服过氯酸钾1g，1h 后再测^{131}I摄取率。据报道，在给受检查者放射性碘的同时，再给碘化钾15μg/kg 体重或 300μg/m^2 体表面积，可提高本试验的敏感性。

2. 静注法

静脉注射碘化钠 $2\mu Ci$（74kBq）后10min，测量甲状腺的^{131}I摄取率，然后静脉注射过氯酸钾 200mg，10min 后再测甲状腺放射量的下降值。此法较口服法的敏感性高。亦可用$2\mu Ci$（74kBq）^{131}I静脉注射，1h后测量^{131}I摄取率。

三、结果解读及临床意义

如第 2 次（即口服过氯酸钾后 1h）所测得的^{131}I摄取率与第 1 次比较无明显下降（<10%），表示甲状腺功能正常。因为过氯酸钾只能阻止甲状腺继续摄取^{131}I，而不能促使已掺入有机物中的^{131}I自甲状腺排泌。如第 2 次所测得的^{131}I摄取率较第1 次有明显下降，表示甲状腺功能异常，存在碘的有机化障碍。因为已被甲状腺摄取的^{131}I仍以离子状态存在，故可被过

氯酸钾从甲状腺中排泌出来，^{131}I 摄取率明显下降。

此试验适用于诊断酪氨酸碘化受阻的甲状腺疾病。排泌 >20% 为阳性。阳性结果常见于下列临床情况：①甲状腺功能减退病因未明，用于鉴别先天性甲状腺肿是否为酪氨酸碘化障碍所致。阳性支持过氧化物酶缺陷的诊断，阴性可排除酪氨酸碘化障碍的可能；②先天性甲状腺肿伴聋哑和轻度甲状腺功能减退及轻度智力障碍（Pendred 综合征）者常为阳性；③碘过多所致甲状腺肿；④甲状腺功能亢进患者服用抗甲状腺药物或接受^{131}I 治疗后；⑤慢性淋巴细胞性甲状腺炎。

四、注意事项

由于过氯酸钾的显著不良反应，本试验已经少用。用分子生物学方法鉴别酶缺陷的种类及相关基因缺陷位点是诊断先天性 TH 合成障碍的最佳方法和发展方向。

第 12 章　功能试验与疾病诊断

第一节　甲状腺功能亢进症

甲状腺功能亢进症（简称甲亢）是指甲状腺产生和分泌 TH 过多和甲状腺功能过高引起的一组临床综合征。甲状腺功能亢进的病因复杂，以 Graves 病最常见，约占所有甲状腺功能亢进患者的85%。多见于成年女性，男性与女性比为 1:(4~6)。

结合临床症状、体征以及实验室检查（FT_3、FT_4 升高，TSH 降低），大部分甲状腺功能亢进患者不难发现，但明确了患者的甲状腺功能亢进状态，给予治疗之前，最关键的是要区分患者属于甲状腺毒症还是 Graves 病甲状腺功能亢进，这对于日后的治疗及预后至关重要。

第三代竞争性受体分析法测定的 TRAb 可以用于甲状腺毒症的病因鉴别和 Graves 病甲状腺功能亢进的诊断。此外，Graves 病患者甲状腺[131]I 摄取能力增强或正常，其高峰往往前移。甲状腺功能亢进时，甲状腺核素静态显像（ECT）可表现为甲状腺影像明显增浓，破坏性甲状腺毒症时甲状腺影像明显变淡，甚至不显影。对于 TRAb 阴性者，如果患者不能进行甲状腺[131]I 摄取率或 ECT 检查，应用甲状腺超声检测甲状腺血流对于病因诊断具有重要辅助价值。未经治疗的 Graves 病患者甲状腺上、下动脉均扩张，收缩期峰血流速度加快，可达 50~120cm/s。我国学者研究发现，甲状腺上动脉收缩期峰血流速度超过40cm/s 时诊断 Graves 病的敏感性和特异性分别为82.9%和82.8%。

此外，也可以应用 TRH 兴奋试验来明确诊断，Graves 病甲状腺功能亢进患者注射 TRH 后大多 TSH 无应答，少数患者反应低弱。

第二节　甲状腺功能减退症

甲状腺功能减退症（简称甲减）是由 TH 合成和分泌减少或组织作用减弱导致的全身代谢减低综合征。

甲减病因复杂，以原发性甲减最常见，此类甲减约占全部甲减的99%，其中自身免疫、甲状腺手术和甲状腺功能亢进[131]I 治疗后三大原因占90%以上，故询问病史或者检查甲状腺 TGAb 和 TPOAb，可以辅佐诊断。

中枢性甲减或继发性甲减是由下丘脑和垂体病变引起的 TRH 或者 TSH 合成和分泌减少导致的。垂体外照射、垂体大腺瘤、颅咽管瘤及垂体缺血性坏死是中枢性甲减的较常见原因。甲状腺激素抵抗综合征(RTH)是由 TH 在外周组织实现生物效应障碍引起的。RTH 有 3 个亚型:①全身型甲状腺激素抵抗综合征(GRTH);②垂体选择型甲状腺激素抵抗综合征(PRTH);③外周选择型甲状腺激素抵抗综合征(perRTH)。

中枢性甲减与原发性甲减依靠基础 TSH 即可鉴别,前者减低,后者升高。但鉴别中枢性甲减主要是由下丘脑还是垂体疾病导致的,则需要进一步做 TRH 兴奋试验。典型的下丘脑性甲减,TRH 刺激后的 TSH 分泌曲线呈现高峰延缓出现(注射后的60~90min),并持续呈高分泌状态至120min;垂体性甲减,TRH 刺激后的 TSH 反应迟钝,呈现低平曲线(增高小于 2 倍或者增加≤4.0mIU/L)。

GRTH 与垂体 TSH 瘤鉴别:①TRH 兴奋试验,GRTH 患者 TSH 升高,垂体 TSH 瘤无反应;②T_3 抑制试验,GRTH 患者血清 TSH 浓度下降,垂体 TSH 瘤则不被抑制;③GRTH 患者血清 TSHα 亚单位与 TSH 摩尔浓度比例 <1;④垂体 MRI 检查,GRTH 患者无异常,垂体 TSH 瘤存在垂体腺瘤。PRTH 与垂体 TSH 瘤鉴别依靠 TRH 兴奋试验和垂体 MRI 检查。perRTH 患者 TRH 兴奋试验反应正常,T_3 抑制试验可以抑制,但临床有甲减的表现。

第三节　甲状腺炎

甲状腺炎包括一组由感染因素、自身免疫因素和其他原因所致的甲状腺硬化性或非硬化性炎性改变,其共同特征是甲状腺滤泡结构被破坏,其病因、病理变化、临床特点和预后各不相同。甲状腺炎按自身免疫因素分为自身免疫性与非自身免疫性 2 类,起病分为急性、亚急性、慢性、其他类型 4 类,病理学常将其分为化脓性甲状腺炎、肉芽肿性甲状腺炎、淋巴细胞性甲状腺炎和纤维性甲状腺炎等类型。

一、亚急性甲状腺炎

亚急性甲状腺炎主要分为亚急性肉芽肿性和亚急性淋巴细胞性甲状腺炎两型,两型均为亚急性临床过程,均与免疫因素有关,但亚急性淋巴细胞性甲状腺炎的本质为自身免疫性甲状腺炎。亚急性肉芽肿性甲状腺炎一般认为与病毒感染有关,多数患者于上呼吸道感染后发病,甲状腺滤泡上皮细胞的破坏及滤泡完整性的丧失是本病病理生理的主要结局。多见于中年女性,发病有季节性(如夏季是高发季节)。患者起病时常有上呼吸道感染的表现。典型病例可分为早期(伴甲状腺功能亢进)、中期(包括过渡期和甲状腺功能减退期)及恢复期(甲状腺功能正常)三期。

甲状腺毒症期血沉增快,T_3、T_4 升高与 ^{131}I 摄取率降低是本病的突出特征,其具体表现如下。

1.一般检查:血白细胞计数轻度至中度升高,中性粒细胞正常或稍高,偶见淋巴细胞增多,血沉明显增快($\geqslant 40mm/h$,可达 $100mm/h$);呼吸道病毒抗体滴度增高,一般 6 个月后逐渐消失。

2.甲状腺功能:甲状腺毒症期血清 TT_3、TT_4、FT_3 和 FT_4 升高,TSH 分泌受抑制,甲状腺^{131}I 摄取率降低,呈"分离现象"。这是由于甲状腺滤泡细胞破坏,贮存的 T_3、T_4 释放入血液循环,使血 T_3、T_4 升高,反馈抑制垂体分泌 TSH,甲状腺摄碘功能减退;其次,炎症损害滤泡细胞摄碘功能。因此,在甲状腺毒症期,甲状腺^{131}I 摄取率可低至无法检测;甲状腺功能减退期血清 TT_3、TT_4、FT_3 和 FT_4 减低,TSH 升高,甲状腺^{131}I 摄取率呈反跳性升高。部分患者在起病后数月进入恢复期,随着 TSH 升高,甲状腺滤泡损伤修复,甲状腺功能逐渐恢复正常。

3.彩色多普勒超声:在急性阶段,增大的甲状腺组织血流不增加,伴有低回声区;恢复阶段显示轻微血流增加的等回声区;一般 1 年以后血流恢复正常。

4.甲状腺扫描:可见图像残缺或显影不均匀,一叶肿大者常见无功能结节或一叶残缺。

二、慢性淋巴细胞性甲状腺炎

慢性淋巴细胞性甲状腺炎又称桥本甲状腺炎,是较常见的自身免疫性甲状腺疾病。本病好发年龄为 30～50 岁,90% 以上发生于女性。甲状腺呈弥漫性、质地较韧的、无痛的轻、中、重度肿大,在疾病的不同阶段,甲状腺功能可以呈现正常、一过性亢进或减低。

抗甲状腺抗体测定对诊断本病有特殊意义。大多数患者血中 TGAb 和 TPO-Ab 滴度明显升高。甲状腺功能的检查结果则与病期有关,疾病早期,随着甲状腺的自身免疫性破坏,TH 的释放增多,患者最初表现为一过性甲状腺功能亢进状态,TT_3、TT_4、FT_3 和 FT_4 升高,TSH 分泌受抑制,随后,释放入血的 TH 逐渐减少,TSH 水平逐渐升高,进入亚临床甲状腺功能减退状态,经过一段时间,甲状腺对 TSH 的反应逐渐下降,TT_3、TT_4、FT_3 和 FT_4 降至正常值以下。

三、寂静性甲状腺炎

寂静性甲状腺炎常见于有潜在自身免疫性甲状腺疾病的患者,多发生于产后 3～6 个月的女性,此种情况也称产后甲状腺炎,其临床病程与亚急性甲状腺炎相似,典型临床表现为持续 2~4 周的甲状腺毒症，继以 4~12 周的甲减期，随后恢复，其发病与产前 TPOAb 阳性相关。

寂静性甲状腺炎实验室检查与亚急性甲状腺炎类似，依据无痛性甲状腺肿大，血沉正常，TPOAb 阳性可进行鉴别。

第四节　地方性克汀病

地方性克汀病发生在地方性甲状腺肿流行区，主要是由患儿在胚胎期及新生儿期碘缺乏造成 TH 不足引起的。该病的主要临床表现为精神发育迟滞、聋哑、体格发育障碍及不同程度甲状腺功能减退等。本病除典型病例以外，还有亚临床克汀病存在。当每日碘摄入量低于 25μg 时，就会发生地方性克汀病。

地方性克汀病主要有两大组表现，即神经精神系统损伤和黏液性甲状腺功能减退。神经精神系统损伤是由胚胎期 TH 不足，特别是 T_4 不足造成的。脑细胞内的 T_3 受体主要与脑细胞内 T_4 转变成的 T_3 相结合，而很少能与血浆中的 T_3 结合。当 T_4 降低时，脑细胞内 T_4 向 T_3 转化减少，影响了脑细胞分化，尤其是大脑皮质和内耳的发育，对视觉及小脑和脑脊液循环的影响很少。黏液性甲状腺功能减退及生长发育落后主要与儿童和青少年期 TH 不足有关。患地方性克汀病时，甲状腺表现是多样性的，可以肿大，也可正常，也可萎缩。造成甲状腺萎缩的原因是体内存在甲状腺自身免疫抑制性抗体和甲状腺生长抑制抗体，或环境中存在着木薯等致甲状腺肿物质及环境缺硒等。临床上常把地方性克汀病分为 3 种类型：神经型、黏液水肿型和混合型。这 3 种类型均有精神发育迟滞症状，除此之外，神经型以神经运动障碍、听力障碍及言语障碍为主，甲状腺多肿大，身体发育及性发育最终可达到或接近正常。黏液水肿型以甲状腺功能减退为主要表现，生长发育障碍明显，甲状腺常常不肿大，聋哑及运动障碍少见。混合型则兼有上述 2 种类型的表现。

血清甲状腺功能检查，黏液水肿型：T_4、T_3 均明显下降，TSH 明显升高，FT_4 和 FT_3 也降低，但偶有正常。神经型：T_4、T_3 多数下降，偶有正常，TSH 明显升高，偶有正常，但 FT_3、FT_4 多数正常或代偿性升高。血中 TGAb 和 TPOAb 阴性，而甲状腺生长抑制免疫球蛋白在黏液水肿型患者中可呈阳性。血清 TG 水平明显升高，并与 TSH 呈正相关。甲状腺 [131]I 摄取率呈碘饥饿曲线，过氯酸盐释放试验阴性。

第五节　促甲状腺激素瘤

垂体 TSH 腺瘤是功能性垂体腺瘤的一种,是导致中枢性甲状腺功能亢进症的主要原因。以血清 FT_4、FT_3 水平升高、血清 TSH 水平不被抑制并伴有不同程度甲状腺毒症表现和甲状腺肿为临床特征。TSH 腺瘤罕见,占垂体腺瘤的 0.5% ~ 3.0%。

TSH 腺瘤好发于中年以上人群,男女发病相当,但也有儿童 TSH 腺瘤的报道。多数起病隐匿,为慢性病程。临床表现主要包括 3 个方面。

1. TSH 分泌过多引发甲状腺毒症及甲状腺肿大的相关临床表现:TSH 分泌过多致甲状腺合成和分泌的 TH 增加,引发患者出现不同程度甲状腺毒症表现。一般不伴突眼、黏液性水肿等自身免疫性甲状腺疾病的相关表现。而有些患者甲状腺功能亢进表现很轻,易被忽视。

2. 其他垂体前叶激素分泌增多表现:TSH 腺瘤可以同时分泌其他垂体前叶激素,并出现相应的临床表现。最常见的是 GH 分泌过多,也有合并 PRL 分泌过多。

3. 垂体腺瘤及其周围组织受压表现:TSH 腺瘤,特别是大腺瘤,可压迫、浸润垂体及其周围组织,引发其他垂体前叶激素分泌不足,导致垂体前叶功能减退;肿瘤压迫视交叉,引起视野缺损和视力减退,压迫

海绵窦,引起海绵窦综合征等;也可出现头疼、恶心、呕吐和颅压增高等症状。部分患者可出现垂体卒中。

当出现血清 FT_4、FT_3 高于正常值范围,且血清 TSH 水平不被抑制时,提示有 TSH 腺瘤存在的可能。垂体前叶激素可以升高(同时分泌过多的其他垂体前叶激素)或降低(压迫、浸润垂体及其周围组织)。TRH 兴奋试验 TSH 不被兴奋、T_3 抑制试验 TSH 不被抑制可以协助诊断 TSH 腺瘤。上海瑞金医院对 45 例患者进行生长抑素抑制试验,结果提示 TSH 瘤患者首剂注射后 24 h 出现 TSH 谷值,平均较基础下降 77.02% ± 13.43%,而 RTH 组 TSH 水平在注射后平均下降 52.33% ± 15.02%,但有部分患者抑制率重叠。

（崔景秋）

参考文献

1. 史轶蘩. 协和内分泌和代谢学. 北京:科学出版社,1999.
2. 赵文娟,杨乃龙. 内分泌和代谢病功能检查. 北京:人民卫生出版社,2013.
3. 中华医学会内分泌学分会,中国医师协会内分泌代谢科医师分会,中华医学会核医学分会,等. 中国甲状腺功能亢进症和其他原因所致甲状腺毒症诊治指南. 中华内分泌代谢杂志,

2022,38(08):700-748.

4. 中华医学会内分泌学分会. 成人甲状腺功能减退症诊治指南. 中华内分泌代谢杂志,2017,33(2):167-180.

5. 廖二元. 内分泌代谢病学. 第3版. 北京:人民卫生出版社,2002.

6. Beck-Peccoz P, Lania A, Beckers A, et al. 2013 European thyroid association guidelines for the diagnosis and treatment of thyrotropin-secreting pituitary tumors. Eur Thyroid J, 2013,2(2):76-82.

7. Gharib H, Papini E, Valcavi R, et al. American Association of Clinical Endocrinologists and Associazione Medici Endocrinologi medical guidelines for clinical practice for the diagnosis and management of thyroid nodules. Endocr Pract, 2006, 12(1):63-102.

8. Klubo-Gwiezdzinska J, Burman KD, Van Nostrand D, et al. Does an undetectable rhTSH-stimulated Tg level 12 months after initial treatment of thyroid cancer indicate remission? Clin Endocrinol (Oxf), 2011,74(1):111-117.

9. Tuttle RM, Tala H, Shah J, et al. Estimating risk of recurrence in differentiated thyroid cancer after total thyroidectomy and radioactive iodine remnant ablation: using response to therapy variables to modify the initial risk estimates predicted by the new American Thyroid Association staging system. Thyroid,2010,20(12):1341-1349.

10. Iyer S, Bahn R. Immunopathogenesis of Graves′ ophthalmopathy: the role of the TSH receptor. Best Pract Res Clin Endocrinol Metab, 2012, 26(3):281-289.

11. Ross D S, Burch HB, Cooper DS, et al. 2016 American Thyroid Association Guidelines for Diagnosis and Management of Hyperthyroidism and Other Causes of Thyrotoxicosis. Thyroid, 2016, 26(10):1343-1421.

12. Schenke SA, Görges R, Seifert P, et al. Update on diagnosis and treatment of hyperthyroidism: ultrasonography and functional imaging. Q J Nucl Med Mol Imaging, 2021, 65(2):102-112.

13. Faglia G. The clinical impact of the thyrotropin-releasing hormone test. Thyroid, 1998, 8(10):903-908.

14. Beck-Peccoz P, Persani L, Mannavola D, et al. Pituitary tumours: TSH-secreting adenomas. Best Pract Res Clin Endocrinol Metab, 2009, 23(5):597-606.

15. 叶蕾,韩如来,姜晓华,等. 促甲状腺激素不适当分泌综合征61例病例总结. 中华内分泌代谢杂志,2015,31(11):925-931.

第 5 篇

下丘脑 – 垂体 – 肾上腺轴
功能试验

第13章 下丘脑-垂体-肾上腺轴功能测定

第一节 促肾上腺皮质激素测定

一、概述

促肾上腺皮质激素(ACTH)是由腺垂体分泌的由39个氨基酸组成的直链多肽。其生理作用是促进肾上腺皮质增生、合成和分泌肾上腺皮质激素。ACTH的分泌受下丘脑促肾上腺皮质激素释放激素(CRH)的调节控制。ACTH的测定主要用于垂体瘤或异位ACTH综合征导致的皮质醇增多症综合征与原发于肾上腺皮质的病因鉴别。

二、测定方法

临床采集血样时试管中应加入抗凝剂。清晨8时空腹采血。

三、正常参考值

血浆ACTH呈脉冲式分泌,上午6~8时为分泌高峰,午夜22~24时为分泌低谷。参考值:上午8时25~100ng/L,下午6时10~80ng/L。

四、注意事项

1. ACTH极不稳定,室温放置易被蛋白酶降解,血样应用EDTA抗凝,并立即分离血浆冷藏以待检测,冷冻可稳定数月。

2. ACTH分泌具有昼夜节律性变化,下午4时的血浆浓度约为上午8时的1/2,午夜时的浓度更低。因此,采血时应注意按时间采血。

五、临床评估

(一)升高

ACTH升高常见于垂体ACTH细胞瘤、异位ACTH分泌综合征、异位CRH肿瘤、原发性肾上腺皮质功能减退症、先天性肾上腺皮质增生症、Nelson综合征、各种应激反应等。

(二)降低

ACTH降低常见于垂体或鞍旁肿瘤、腺垂体受损(如席汉综合征)和肾上腺皮质肿瘤、原发性肾上腺皮质功能亢进症、医源性皮质醇增多症等。

第二节　血皮质醇测定

一、概述

皮质醇(CS)由肾上腺皮质束状带所分泌,在血液中以结合态和游离态2种形式存在。游离态的CS仅占10%左右,具有生物活性,并可从肾脏滤过;结合态的CS主要与皮质醇结合球蛋白(CBG)相结合,少量与白蛋白结合,无生物活性,不被肝细胞破坏,也不能从肾小球滤过。血浆CS的测定主要用于皮质醇增多症的诊断以及肾上腺皮质功能状态的评估。

二、测定方法

使用普通试管采集血样,采集早晨8时的血样时,患者需空腹;采集下午4时和凌晨的血样时,应保证采血前2~3h患者未进食和饮水。采用放射免疫方法。

三、正常参考值

血CS在24h内呈现昼夜节律变化,上午8时浓度最高,午夜12时浓度最低,两者比值>2。男女无显著性差异。

上午 8 时 CS 浓度参考值: 165 ~ 441nmol/L(7.6~12.4μg/dL)。

下午 4 时 CS 浓度参考值: 55 ~ 248nmol/L(2.8~6.6μg/dL)。

午夜 12 时 CS 浓度参考值: 55 ~ 138nmol/L(2.3~4.7μg/dL)。

四、注意事项

1.影响测量结果的因素较多,患者采血前,禁服浓茶、咖啡、有色饮料,并避免情绪波动等应激状态。对于门诊患者,一般采集其安静状态下空腹早晨8时及下午4时的静脉血,对于住院患者,可采集其早晨8时及午夜12时的静脉血。

2.检查前避免应用某些药物,如糖皮质激素、苯妥英钠、复方氨苯蝶啶、阿司匹林及吩噻嗪类抗精神失常药以及口服避孕药,以免影响检查结果。

3.盲人、值夜班者、睡眠不佳者正常昼夜节律消失,不应视为异常。

4.血浆游离CS浓度一般与总皮质醇相平行,但在血CBG下降或大手术后(尤其是心脏手术后),血游离CS可显著升高(术后血CBG明显下降)。

五、临床评估

(一)生理性升高

正常妊娠、单纯性肥胖、非嗜酒者饮酒过量、口服避孕药、接受雌激素治疗、疼痛、精神刺激等导致的应激状态,可使血浆CS浓度升高。但昼夜节律正常,属于生理学变异。

（二）病理性升高

CS 病理性升高称为皮质醇增多症（又称 Cushing 综合征），血 CS 水平升高，正常昼夜节律紊乱，夜间 CS 水平也较高，分为以下几种。

1. 原发性皮质醇增多症：如肾上腺皮质腺瘤或癌等原因所致肾上腺皮质功能亢进，分泌皮质醇增多。

2. 继发性皮质醇增多症：如脑垂体腺瘤、下丘脑－垂体功能紊乱、异源性 ACTH 分泌综合征等，燕麦型肺癌和胰、甲状腺、卵巢、大肠、胆囊、乳腺、纵隔等处癌组织具有分泌 ACTH 的功能，致体内 ACTH 水平升高，肾上腺皮质分泌 CS 增多。

3. 非特异性增多：在应激状态下，血浆 CS 水平比正常升高 2～4 倍，且夜间水平无下降，无昼夜节律，见于急性感染、中枢神经系统肿瘤及炎症、颅内压升高、肢端肥大症、癌症、充血性心力衰竭（特别是右心衰竭）、肝损伤、肾血管性高血压，以及抑郁症、焦虑症、乙醇相关性 Cushing 综合征等。

（三）生理性降低

某些药物如水杨酸钠、苯妥英钠等，可使血 CBG 减少，致血浆总 CS 水平降低，但游离 CS 水平无下降，且昼夜节律正常。

（四）病理性降低

1. 原发性肾上腺皮质功能减退，也称艾迪生病（Addison 病）：多因肾上腺结核、自身免疫性肾上腺萎缩、转移性肾上腺肿瘤、手术切除等破坏肾上腺，导致 CS 分泌减少。

2. 继发性肾上腺皮质功能减退：如因颅内肿瘤压迫、脑缺血坏死、颅脑手术、放疗等，致下丘脑－垂体功能紊乱，垂体分泌 ACTH 水平下降，肾上腺分泌 CS 减少。

（五）其他

1. 临床上常以血 CS 和 24h 尿游离 CS 作为筛查肾上腺皮质功能异常的首选指标，也可作为 ACTH、CRH 兴奋试验的观察指标。

2. 由于 CS 在血液中以结合态和游离态 2 种形式存在（结合态的 CS 浓度受到 CBG 浓度的影响；游离态的 CS 仅占 10% 左右，具有生物活性）。因此，血游离 CS 更能反映出肾上腺皮质分泌 CS 的功能。血游离 CS 测定的意义与总 CS 相同，但检测血游离 CS 的技术较复杂，临床上大多数仍采用血 CS 作为评估指标。

第三节　唾液皮质醇测定

一、概述

血浆游离 CS 呈脂溶性，以自由扩散的方式穿过富脂细胞膜扩散进入唾液，在血液与唾液中迅速平衡，不受血 CBG 变化及唾液流速的影响，不受应激影响，也不受年龄、性别、体重指数、是否吸烟及患病时间影响。唾液皮质醇（SC）对筛查 Cushing 综合征的特异性和敏感性较高。

二、测定方法

取标本时间与血 CS 一致。受检者禁食水 15~20min，清水漱口后，静息。弃去第一口唾液，将唾液收集器中的棉棒置于舌下，待唾液自然流入，防止混入水、血和痰，只需 5min，即可收集 3~5mL 唾液于干燥试管内，离心后取上清液存置 −20℃ 待测。棉棒中的脱脂棉可以吸附黏蛋白，防止游离 CS 与之结合，使测定结果更加准确。多采用电化学发光免疫法检测。

三、正常参考值

各实验室参考值略有差异。

四、注意事项

唾液成分中水占 99% 以上，有机物约占 0.5%，无机物约占 0.2%。此外，还有少量红细胞、上皮细胞等，影响唾液分泌的因素很多，且唾液成分不恒定，采集时间限定于午后 2~4 时为宜。

五、临床评估

1. 临床评估基本与血 CS 一致，但不受 CBG 影响。

2. SC 在人群中筛查有较高的性价比。在生理范围内 SC 与血清游离 CS 有很好的相关性，便于监测肾上腺皮质功能的节律变化，不仅适用于住院患者，也适用于门诊患者。

3. 正常人群午夜唾液皮质醇（MSC）水平多低于 3.0nmol/L，高于此水平需要进一步排除 Cushing 综合征的可能。当患皮质醇增多症时，CBG 的结合容量趋于饱和，血清游离 CS 和 SC 迅速成比例增加，SC 相对于血清总 CS 升高更为显著。肥胖为常见的非特异性体征，需要与 Cushing 综合征相鉴别，MSC 能很好地区分 Cushing 综合征和单纯性肥胖。

4. 当患者妊娠或口服避孕药时，CBG 与血清 CS 同时增加，SC 浓度可正常或稍升高。可见 SC 更能反映具有生物活性的游离 CS 水平。因此，测定 SC 浓度可作为了解下丘脑−垂体−肾上腺功能轴的重要途径。

第四节　尿 17−羟皮质类固醇测定

一、概述

肾上腺皮质分泌的 CS 经肝灭活后，大部分以葡萄糖醛酸或硫酸酯的形式存在，总称 17−羟皮质类固醇（17−OHCS），由尿排出，每日排出量占总量的 30%~70%。尿 17−OHCS 是尿中由肾上腺皮质所分泌的激素及其代谢产物，主要有 CS、四氢皮质醇、可的松、氢化可的松等。尿 17−OHCS 含量可以反映肾上腺皮质分泌 CS

的情况,有助于下丘脑－垂体－肾上腺轴相关疾病的诊断。

二、测定方法

留24h尿液,用5~10mL盐酸防腐,记尿总量,混匀,取20mL送检。采用放射免疫法或化学发光法测定。

三、正常参考值

男性:13.8~41.4μmol/24h。女性:11.0~27.6μmol/24h。

四、注意事项

影响测量结果的因素很多,包括尿防腐剂是否正确使用、留尿期间是否大量饮水而造成尿量过多、标本保存温度是否合适等。另外,需考虑肾功能对测量结果的影响。

五、临床评估

尿17－OHCS是肾上腺糖皮质激素和盐皮质激素的代谢产物,因平时盐皮质激素分泌量很少,尿中浓度很低,故尿17－OHCS水平主要反映糖皮质激素的分泌水平。尿17－OHCS测定的敏感性不如尿游离CS,而且测定方法很烦琐,并应以毫克肌酐尿加以校正,所以,在有条件的医疗单位已多被测定尿游离CS所代替。

(一)尿17－羟皮质类固醇升高

尿17－OHCS升高见于肾上腺皮质功能亢进症(增生或肿瘤引起)、异位ACTH综合征、严重刺激、急性胰腺炎等急性疾病、手术和创伤等应激状态,大量外源性激素治疗过程中,甲状腺功能亢进未治疗时,因机体处于高应激状态,血中ACTH、CS及24h尿17－OHCS均升高。

(二)尿17－羟皮质类固醇降低

尿17－OHCS降低见于原发性或继发性肾上腺皮质功能减退症、垂体前叶功能低下、双侧肾上腺切除术后;营养不良、肝硬化、结核病以及某些慢性消耗性疾病患者大多数存在低蛋白血症、负氮平衡、低氧血症等消耗性状态,常同时伴有肾上腺皮质等的萎缩和退行性变,分泌皮质醇的功能减弱进而尿17－OHCS也相应降低;甲状腺功能减退症未治疗时,机体的应激反应性差并影响垂体－肾上腺轴的功能,血CS及24h尿17－OHCS均降低。

第五节　尿17－酮皮质类固醇测定

一、概述

尿17－酮皮质类固醇(17－KS)是雄激素代谢产物的总称。成年男性尿中17－KS约1/3来自睾丸,2/3来自肾上腺皮质,其含量反映了肾上腺皮质和睾丸的功能;女性、儿童尿中 17 - KS 主要来自肾上腺皮质,其含量反映了肾上腺皮质功能。

二、测定方法

留 24h 尿,用 5~10mL 盐酸防腐,记尿总量,混匀,取 20mL 送检。采用放射免疫法或化学发光法测定。

三、正常参考值

男性:34.7~69.4μmol/24h。女性:17.5~52.5μmol/24h。

四、注意事项

测定结果受很多因素影响,应严格按照操作规程进行测定。注意尿防腐剂是否正确使用、留尿期间是否大量饮水而造成尿量过多、标本保存温度是否合适等。另外,需考虑肾功能对测量结果的影响。某些降压药、安定药对测定也有影响。

五、临床评估

17 - KS 在反映肾上腺皮质功能方面不如 17 - OHCS,测定方法很烦琐,并应以毫克肌酐尿加以校正,多已被淘汰。但 11β - 羟化酶、3β - 羟化酶缺乏时,17 - OHCS 多正常,而 17 - KS 升高;当肾上腺腺癌伴有 Cushing 综合征时,17 - KS 比 17 - OHCS 升高更明显。

(一)尿 17 - 酮皮质类固醇升高

尿 17 - KS 升高见于肾上腺皮质功能亢进症、睾丸癌、腺垂体功能亢进、女性多毛症等。若 17 - KS 明显升高,多提示肾上腺皮质肿瘤及异位 ACTH 综合征等。

(二)尿 17 - 酮皮质类固醇降低

尿 17 - KS 降低见于肾上腺皮质功能减退症、垂体功能减退;睾丸切除术后;营养不良、肝硬化、结核病以及某些慢性消耗性疾病等;甲状腺功能减退未治疗时,机体的应激反应性差,并影响垂体 - 肾上腺轴的功能,血 CS 及 24h 尿 17 - KS 均降低。

第六节　尿 17 - 生酮皮质类固醇测定

一、概述

尿 17 - 生酮皮质类固醇(17 - KGS)是尿中肾上腺皮质激素的中间产物及代谢产物。其测定可间接反映肾上腺皮质功能,对某些特殊肾上腺皮质增生者有一定的诊断价值。

二、测定方法

留 24h 尿液,用 5~10mL 盐酸防腐,记尿液总量,混匀,取 20mL 送检。采用放射免疫法或化学发光法测定。

三、正常参考值

0～1 岁：< 3.5μmol/24h（< 1.0mg/24h）。
1～10 岁：< 17μmol/24h（< 5.0mg/24h）。
11～14 岁：< 42μmol/24h（< 12mg/24h）。成人：男性 17～80μmol/24h（5～23mg/24h）；女性 10～52μmol/24h（3～15mg/24h）。

四、注意事项

洋地黄、青霉素、螺内酯等可使尿 17-KGS升高，地塞米松、雌激素、口服避孕药等使尿 17-KGS 降低。

五、临床评估

（一）尿 17-生酮皮质类固醇升高

尿 17-KGS 升高见于 CS 增多症、先天性肾上腺增生症、肾上腺腺瘤、肾上腺癌、甲状腺功能亢进症、单纯性肥胖、ACTH 治疗、应激状态等。

（二）尿 17-生酮皮质类固醇降低

尿 17-KGS 降低见于肾上腺皮质功能减退症（艾迪生病）、腺垂体功能减退症、甲状腺功能减退症、肝硬化、全身消耗性疾病、皮质激素治疗停止时等。

第七节　24h 尿游离皮质醇测定

一、概述

尿游离皮质醇（UFC）由血液中游离 CS 经肾小球滤过而来。其含量与血浆中真正具有生物活性的游离 CS 成正比，不受昼夜节律性影响，可以准确地反映肾上腺皮质分泌 CS 的功能，是目前对 Cushing 综合征诊断最可靠的测定指标之一。

二、测定方法

留 24h 尿液，用 5～10mL 盐酸防腐，记尿液总量，混匀，取 20mL 送检。采用有机溶剂和（或）层析法从尿中提取 CS，然后用放射免疫分析法或竞争蛋白结合分析法测定 UFC 含量。

三、正常参考值

30～110μg/24h。

四、注意事项

1. 为提高测定的正确性，有学者提倡连续 2～3 天测定后取平均值。

2. 影响测量结果的因素包括是否准确留置 24h 全部尿量、尿液防腐剂是否正确使用、留尿期间服用药物有无影响、留尿期间是否大量饮水而造成尿量过多、标本保存温度是否合适、糖尿病患者尿糖是否过高等。

3. 需考虑肾功能对 UFC 浓度的影响，如肾功能严重受损，肌酐清除率显著下降，UFC 可低至不能测出（肾功能对血 CS 的影响不明显）。

五、临床评估

临床评估同血浆 CS。24h UFC 测定可避免血 CS 的瞬时变化，也可避免血中 CBG 浓度的影响，对 Cushing 综合征诊断有较大的价值，其诊断符合率约为 98%。24h UFC 测定简单，可作为 Cushing 综合征的初筛检查。

第八节　类固醇及其代谢产物测定

类固醇及其代谢产物包括孕酮、总睾酮、17 - 羟孕酮、雄烯二酮、脱氢表雄酮、CS、11 - 脱氧皮质酮、皮质酮、11 - 脱氧皮质醇、硫酸脱氢表雄酮、可的松。

一、概述

机体所有的类固醇激素的合成原料均为胆固醇。合成肾上腺皮质激素的胆固醇约 80% 来自血液中的低密度脂蛋白（LDL），少量由皮质细胞内的乙酸合成。胆固醇与皮质细胞膜中的 LDL 受体结合后进入细胞，以胆固醇酯的形式储存。在胆固醇酯酶的作用下，胆固醇酯分解为游离胆固醇，后者被转运蛋白移入线粒体，在胆固醇侧链裂解酶催化作用下转变成孕烯醇酮，再进一步转变成各种皮质激素，包括孕酮、11 - 脱氧皮质酮、皮质酮、17 - 羟孕酮、11 - 脱氧皮质醇、CS、可的松、脱氢表雄酮、硫酸脱氢表雄酮、雄烯二酮、总睾酮。

二、测定方法

液相色谱串联质谱（LC-MS/MS）技术检测原理是基于待测物分子量和本身的化学结构，专属性强，能够很好地排除基质中类似结构物质的干扰。同时，LC-MS/MS 的灵敏度高，能够满足临床实验室大多数类固醇激素的检测要求。质谱技术的检测原理，允许其通过一次分析，同时追踪多种类固醇激素，有效节省人力物力，提高通量。

三、正常参考值

详见表 5 - 1。

表 5 - 1　类固醇及其代谢产物正常参考值

项目	英文	正常参考值（pg/mL）	
		男性	女性
孕酮	P	0 ~ 1 周岁：≤660	0 ~ 1 周岁：≤1300
		2 ~ 4 周岁：≤350	2 ~ 4 周岁：≤350
		5 ~ 9 周岁：≤700	5 ~ 9 周岁：≤600

（待续）

表 5 - 1(续)

项目	英文	正常参考值(pg/mL)	
		男性	女性
		10~13 周岁:≤1200	10~13 周岁:≤10 200
		14~17 周岁:≤800	14~17 周岁:≤11 900
		≥18 周岁:≤200	卵泡期:≤2700
			黄体期:3000~31 400
			绝经后:≤200
总睾酮	TT	<0.5 周岁:/	<0.5 周岁:7500~40 000
		0.5~9 周岁:<2000	0.5~9 周岁:<2000
		10~11 周岁:<13 000	10~11 周岁:<4400
		12~13 周岁:<80 000	12~16 周岁:<7500
		14 周岁:<120 000	17~18 周岁:2000~7500
		15~16 周岁:10 000~120 000	≥19 周岁:800~6000
		17~18 周岁:30 000~120 000	
		≥19 周岁:24 000~95 000	
17 - 羟孕酮	17 - OHP	<18 周岁:<1100	<18 周岁:<1000
		≥18 周岁:<2200	≥18 周岁:
			卵泡期:<800
			黄体期:<2850
			绝经后:<510
雄烯二酮	AE	<18 周岁:	<18 周岁:
		Tanner 分期参考区间	Tanner 分期参考区间
		Ⅰ 期:<510	Ⅰ 期:<510
		Ⅱ 期:310~650	Ⅱ 期:420~1000
		Ⅲ 期:500~1000	Ⅲ 期:800~1900
		Ⅳ 期:480~1400	Ⅳ 期:770~2250
		Ⅴ 期:650~2100	Ⅴ 期:800~2400
脱氢表雄酮	DHEA	<2 周岁:<2900	<2 周岁:<2900
		2~5 周岁:<2300	2~5 周岁:<2300
		6~10 周岁:<3400	6~10 周岁:<3400
		11~14 周岁:<5000	11~14 周岁:<5000
		15~18 周岁:<6600	15~18 周岁:<6600
		19~30 周岁:<13 000	19~30 周岁:<13 000
		31~40 周岁:<10 000	31~40 周岁:<10 000
		41~50 周岁:<8000	41~50 周岁:<8000
		51~60 周岁:<6000	51~60 周岁:<6000
		≥61 周岁:<5000	≥61 周岁:<5000

(待续)

表 5 – 1(续)

项目	英文	正常参考值(pg/mL)	
		男性	女性
皮质醇	COR	1 ~ 17 周岁: 8 a. m. $(0.3 \sim 2.5) \times 10^5$ 4 p. m. $(0.3 \sim 1.7) \times 10^5$ ≥18 周岁: 8 a. m. $(0.4 \sim 2.2) \times 10^5$ 4 p. m. $(0.3 \sim 1.7) \times 10^5$	1 ~ 17 周岁: 8 a. m. $(0.3 \sim 2.5) \times 10^5$ 4 p. m. $(0.3 \sim 1.7) \times 10^5$ ≥18 周岁: 8 a. m. $(0.4 \sim 2.2) \times 10^5$ 4 p. m. $(0.3 \sim 1.7) \times 10^5$
11 – 脱氧皮质酮	DOC	0 ~ 17 岁:≤350 ≥18 岁:≤150	0 ~ 17 岁:≤350 ≥18 岁: 滤泡期≤180 排卵期≤230 黄体期≤190
皮质酮	CORT	≤18 周岁:180 ~ 19 700 >18 周岁:530 ~ 15 600	≤18 周岁:180 ~ 19 700 >18 周岁:530 ~ 15 600
11 – 脱氧皮质醇	11 – DOC	≤18 周岁:<3440 >18 周岁:100 ~ 790	≤18 周岁:<3440 >18 周岁:100 ~ 790
硫酸脱氢表雄酮	DHEAS	<18 周岁: Tanner 分期参考区间 Ⅰ期:$(0.11 \sim 1.20) \times 10^6$ Ⅱ期:$(0.14 \sim 3.23) \times 10^6$ Ⅲ期:$(0.055 \sim 3.12) \times 10^6$ Ⅳ期:$(0.29 \sim 4.12) \times 10^6$ Ⅴ期:$(1.04 \sim 4.68) \times 10^6$ 18 ~ 30 周岁:$(1.05 \sim 7.28) \times 10^6$ 31 ~ 40 周岁:$(0.57 \sim 5.22) \times 10^6$ 41 ~ 50 周岁:$(0.34 \sim 3.95) \times 10^6$ 51 ~ 60 周岁:$(0.20 \sim 2.99) \times 10^6$ 61 ~ 70 周岁:$(0.12 \sim 2.27) \times 10^6$ ≥71 周岁:$(0.066 \sim 1.62) \times 10^6$	<18 周岁: Tanner 分期参考区间 Ⅰ期:$(1.6 \sim 9.6) \times 10^6$ Ⅱ期:$(0.22 \sim 1.84) \times 10^6$ Ⅲ期:$(0.11 \sim 2.96) \times 10^6$ Ⅳ期:$(0.17 \sim 3.43) \times 10^6$ Ⅴ期:$(0.57 \sim 3.95) \times 10^6$ 18 ~ 30 周岁:$(0.83 \sim 3.77) \times 10^6$ 31 ~ 40 周岁:$(0.45 \sim 2.95) \times 10^6$ 41 ~ 50 周岁:$(0.27 \sim 2.4) \times 10^6$ 51 ~ 60 周岁:$(0.16 \sim 1.95) \times 10^6$ 61 ~ 70 周岁:$(0.097 \sim 1.59) \times 10^6$ ≥71 周岁:$(0.053 \sim 1.24) \times 10^6$

(待续)

表 5 - 1(续)

项目	英文	正常参考值(pg/mL)	
		男性	女性
可的松	Cortisone	0~6 天:26 000~156 000(a. m.)	0~6 天:26 000~156 000(a. m.)
		7~13 天:3000~45 000(a. m.)	7~13 天:3000~45 000(a. m.)
		14~180 天:9000~54 000(a. m.)	14~180 天:9000~54 000(a. m.)
		3~12 个月:7000~46 000(a. m.)	3~12 个月:7000~46 000(a. m.)
		1~17 岁:6000~30 000(a. m.)	1~17 岁:6000~30 000(a. m.)
		≥18 岁:12 000~35 000(a. m.)	≥18 岁:12 000~35 000(a. m.)
		6000~28 000(p. m.)	6000~28 000(p. m.)

四、注意事项

理论上,体内 CS 水平显著升高可用于诊断 Cushing 综合征,这是一个复杂的过程,需要通过 24h 尿和午夜 SC 检测以及地塞米松抑制试验,以评估游离 CS 浓度。此外,Cushing 综合征亚型的鉴别诊断需要多个步骤。

五、临床评估

肾上腺类固醇皮质激素合成代谢途径中任何一个酶缺陷均可导致下游产物合成不足和上游底物堆积,致使激素水平紊乱,进而导致性腺发育异常和失盐危象(部分患者)。常见病有先天性肾上腺皮质增生症(CAH)。CYP21A2 基因突变导致的 21 - 羟化酶缺乏症是 CAH 的主要原因(占比 90%~95%),另有 3%~8% 与 11β - 羟化酶(CYP11B1)缺乏相关,其余的则与 17α - 羟化酶、17,20 - 裂解酶(CYP17A1)、3β - 羟基类固醇脱氢酶(HSD3B2)、类固醇生成急性调节蛋白(StAR)、胆固醇侧链裂解酶(CYP11A1)等缺乏相关。

第14章 功能试验

第一节 抑制试验

正常人应用超生理剂量的糖皮质激素即可抑制 ACTH 和 CS 的分泌。ACTH 腺瘤和分泌 CS 的肾上腺腺瘤因其分泌呈自主性，往往不能被低剂量的地塞米松所抑制，故不同剂量的地塞米松抑制试验（DST）在皮质醇增多症的鉴别诊断中有重要作用。

一、1mg 过夜地塞米松抑制试验

（一）试验目的

了解肾上腺皮质功能是否正常。

（二）试验原理

正常情况下，垂体 ACTH 的分泌受糖皮质激素的灵敏调节，1mg 地塞米松即可通过抑制 ACTH 使 CS 分泌明显减少。

（三）试验方法

第一天上午 8 时采静脉血（对照）（如在门诊可以不做对照血 CS 测定），于次日凌晨（0 时）口服地塞米松 1mg，第二天上午 8 时（服药后）再次采血，测定血 CS 水平。

（四）判读及临床意义

服药后血清 CS 值 ≥ 50nmol/L（1.8μg/dL）为不抑制。

（五）注意事项

1. 患者对地塞米松的吸收率和代谢率不同可影响 DST 的结果；部分药物如苯巴比妥、卡马西平和利福平等可通过诱导 CYP3A4 加速清除地塞米松而导致假阳性；而肝、肾衰竭患者的地塞米松清除率降低可以导致假阴性。

2. 试验前 1 周禁用糖皮质激素类药物、避孕药、中枢兴奋药、抗癫痫药、雌性激素。

3. 国内地塞米松每片 0.75mg，为了保证试验的准确性，建议采用 1.33 片，以保证剂量准确。

二、小剂量地塞米松抑制试验

（一）试验目的

初步鉴别 CS 增多的原因，正常人、肥胖、抑郁、皮质醇增多症等。

（二）试验原理

小剂量外源性地塞米松可抑制下丘脑－垂体－肾上腺轴，使血 CS 和 UFC 水平下降，皮质醇增多症患者因腺瘤的自主分泌不受抑制，以此初步鉴别 CS 增多原因。

（三）试验方法

服药前留 24h UFC 或清晨血 CS 作为对照，之后口服地塞米松0.5mg,q6h,连续服用 2 天，服药后第 2 天留 24h UFC,或服药 2 天后采血测清晨血清 CS 水平。

国内地塞米松单片剂量为 0.75mg,实际操作中可以给予地塞米松 0.75mg,q8h,连续服用 2 天。

（四）判读及临床意义

若 UFC 未能下降到正常值下限以下或服药后血 CS≥50nmol/L(1.8μg/dL),为小剂量地塞米松抑制试验（LDDST）不被抑制，考虑 Cushing 综合征。正常人、肥胖患者 LDDST 可被抑制；酗酒、抑郁症患者 LDDST 不能被抑制，需注意结合临床鉴别。

（五）注意事项

同"1mg 过夜地塞米松抑制试验"注意事项。

三、中剂量地塞米松抑制试验

（一）试验目的

鉴别分泌雄激素或 17 - 羟孕酮（17 - OHP）肿瘤的来源。

（二）试验原理

男性化型 CAH、21 - 羟化酶缺陷症（21 - OHD）患者由于 CS 合成障碍，ACTH 反馈性分泌增多，导致肾上腺皮质增生和肾上腺雄激素及中间产物分泌增多、17 - OHP升高。给予适量外源性糖皮质激素，如地塞米松，抑制 ACTH 的过量释放，则17 - OHP、睾酮水平随之下降。

（三）试验方法

患者服药前采血测 17 - OHP 和睾酮，之后口服地塞米松 0.75mg,q6h,共 1 天，服药后第 2 天清晨采血测 17 - OHP 和睾酮。

（四）判读及临床意义

给药后血 17 - OHP 水平下降到对照值的50% 以下为中剂量地塞米松抑制试验（MDDST）被抑制，考虑 CAH、21 - OHD。有文献报道，MDDST 诊断 CAH 的最佳睾酮抑制率为 61.2%,最佳 17 - OHP 抑制率为 87.1%。

（五）注意事项

同"1mg 过夜地塞米松抑制试验"注意事项。

四、大剂量地塞米松抑制试验

（一）试验目的

在小剂量地塞米松抑制试验不被抑制，即考虑为 Cushing 综合征的基础上，进一步鉴定其病因和定位。

（二）试验原理

库欣综合征患者垂体 ACTH 肿瘤细胞对大剂量地塞米松的负反馈保留一定反应，可被抑制，而异位 ACTH 综合征患者中由肿瘤细胞分泌的 ACTH 无此反应。

（三）试验方法

服药前留 24h UFC 或清晨血 CS 作

为对照,口服地塞米松 2mg,q6h,服药 2 天,于服药前和服药第 2 天测定 24h UFC,服药前和服药 2 天后测清晨血 CS 水平。

国内地塞米松单片剂量为 0.75mg,实际操作中可每 6h 给药 1 次,每次分别口服地塞米松 3 片、3 片、3 片、2 片,连续服用 2 天。

第二节 兴奋试验

一、促肾上腺皮质激素释放激素兴奋试验

(一)试验目的

了解垂体 ACTH 细胞储备及肾上腺对垂体和下丘脑的反馈关系。鉴别下丘脑或垂体本身原因引起的腺垂体功能减退。

(二)试验原理

CRH 能刺激垂体 ACTH 的合成与释放,后者进一步促进肾上腺皮质束状带合成与分泌 CS。

(三)试验方法

清晨空腹安静状态下采血测 ACTH 和 CS。静脉注射 CRH,按照 1μg/kg 或总计 100μg 溶于 5mL 生理盐水中,20 ~ 30s 内静脉给药完毕。分别于注射后 15min、30min、60min、90min 采血测 ACTH 和 CS 水平。

(四)判读及临床意义

1. 正常人在注射后 10 ~ 15min ACTH 迅速升高,较基线升高 35% ~ 50%;CS 在注射后 10min 开始升高,30 ~ 60min 达高峰,较基线升高 14% ~ 20%。

2. 垂体 ACTH 细胞破坏所致的继发性肾上腺皮质功能减退患者对 CRH 兴奋试验无反应。

3. 下丘脑病变患者为延迟反应。

4. 原发性肾上腺皮质功能减退时,ACTH 基础值升高,并对 CRH 刺激反应过强。

5. 当患者患有异位 ACTH 综合征时,肿瘤自主性分泌 ACTH,对本试验无反应。

(五)注意事项

1. 部分患者注射后出现颜面潮红、呼吸频率加快、潮气量增加、脉搏增快及低血压等。

2. 因鸦片类物质,如吗啡等,抗血清素及抗组织胺药物以及其他安定类药物能明显抑制 CRH 兴奋试验,普萘洛尔增强 CRH

(四)判读及临床意义

服药后血 CS 或 UFC 下降到对照值的 50% 以下为大剂量地塞米松抑制试验(HDDST)被抑制,考虑库欣综合征。

(五)注意事项

同"1mg 过夜地塞米松抑制试验"注意事项。

的反应性,故进行试验前必须停用以上药物 2 周。

3. 傍晚和夜间内源性 ACTH 和 CS 水平最低,这时进行 CRH 兴奋试验反应强烈,建议最好在傍晚或夜间进行。

4. 一些肽类激素,如血管紧张素 Ⅱ、血管升压素及催产素都能促进垂体前叶分泌 ACTH,但作用较 CRH 为弱,如与 CRH 合用能产生协同作用。由渗透压刺激释放的内源性血管升压素增强 CRH 的反应性。低血糖能使下丘脑 CRH 合成和分泌增加。所以这些情况在试验时要尽量避免。

二、促肾上腺皮质激素兴奋试验

(一)试验目的

判定肾上腺皮质的最大储备功能。

(二)试验原理

ACTH 可刺激肾上腺皮质分泌肾上腺皮质激素,包括糖皮质激素、盐皮质激素和性激素。外源性给予大剂量 ACTH 后刺激肾上腺发挥更大的分泌能力,根据外周血和尿中肾上腺皮质激素及其代谢产物的变化,判定肾上腺皮质的反应能力。

(三)试验方法

本试验有多种方法,目前临床常用的有:快速 ACTH 兴奋试验、8h 静脉滴注法、5 日法。

1. 快速 ACTH 兴奋试验

清晨 8 时采血测 CS 或 17 - OHP(根据试验目的选择),ACTH 250μg 溶于 2mL 5% 葡萄糖溶液中,静脉注射,分别于注射后 30min、60min 采血测 CS 或 17 - OHP。

2. 8h 静脉滴注法

试验前空腹静息状态下采血测血 CS 和(或)收集 24h 尿,测 UFC、17 - OHCS 和 17 - KS,ACTH 250μg 溶于 500mL 5% 葡萄糖溶液中,静脉持续滴注 8h,滴注后 1h、4h 和滴完后采血测 CS,收集 24h 尿测 UFC、17 - OHCS 和 17 - KS。

3. 5 日法

给药前留 24h 尿,测 UFC、17 - OHCS 和 17 - KS,ACTH 250μg 溶于 500mL 5% 葡萄糖溶液中,静脉持续滴注 8h,连续静脉滴注 5 天,滴完后采血测 CS,收集 24h 尿测 UFC、17 - OHCS 和 17 - KS。

(四)判读及临床意义

1. 正常人给予 ACTH 后使 CS 升高,达基础值 2 ~ 5 倍,24h 尿 17 - OHCS 和 17 - KS 为 1 ~ 3 倍。

2. 原发性肾上腺皮质功能减退症,血、尿 CS 不升高。

3. 继发性肾上腺皮质功能减退症表现为延迟反应,一般静脉滴注 4h 以后才逐渐升高。

4. 库欣综合征、双侧肾上腺皮质增生表现为 CS 过度升高,而肾上腺瘤表现升高不明显,对鉴别肾上腺增生和肿瘤有一定意义。

5. 快速 ACTH 兴奋试验后,如 17 - OHP > 300nmol/L(10 000ng/dL),考虑为经典

型 21 – OHD；如 17 – OHP 为 31 ~ 300nmol/L(1000 ~ 10 000ng/dL)，考虑为非经典型21 – OHD；如 17 – OHP < 50nmol/L (1666ng/dL)，则不支持 21 – OHD 的诊断或为杂合子携带者。

(五)注意事项

1. 采血过程中需静坐，试验期间避免刺激，忌饮咖啡、茶、含乙醇饮料。

2. 试验前禁用糖皮质激素。

3. 重症原发性肾上腺皮质功能减退症患者行本试验时易致危象发生。

4. 有过敏史者，试验前行皮肤过敏试验。

5. 少数患者应用 ACTH 时可有轻度面部发红、肠鸣音亢进、血压轻度下降，严重者应停止试验，并立即给予糖皮质激素对症处理。

三、去氨加压素兴奋试验

(一)试验目的

鉴别 ACTH 依赖性 Cushing 综合征的病因。

(二)试验原理

垂体 ACTH 腺瘤细胞表面表达血管升压素 V3 受体，DDAVP 是 AVP 合成类似物，可与 V3 受体结合，刺激 ACTH 细胞释放 ACTH。

(三)试验方法

DDAVP 兴奋试验有 2 种，包括岩下窦取血联合 DDAVP 兴奋试验以及外周 DDAVP 兴奋试验。

1. 岩下窦取血联合 DDAVP 兴奋试验

术前，患者及家属签署知情同意书。术前需空腹，或禁食禁饮 4h。阴部备皮。患者取仰卧位，常规双侧腹股沟区消毒、铺巾。局部用利多卡因麻醉，双侧股静脉穿刺，并置 6F 鞘。常规不进行肝素化。5F 单弯管在泥鳅导丝引导下放置于右侧颈内静脉开口处，使导丝缓慢推入颈内静脉，并将导管带入颈内静脉，导管进入颈内静脉后，沿颈内静脉缓慢上行，调整静脉端单弯管，使其开口对准右侧乙状窦开口。静脉推注造影剂证实导管放置位置准确。在透视下用相同方法放置左侧导管。分别于肘静脉、双侧股静脉穿刺处采血 3 ~ 5mL，采血后于肘静脉推注 DDAVP 10μg，分别于给药后 3min、5min、10min 同时在肘静脉和双侧髂静脉处采血 3 ~ 5mL。操作结束，拔除双侧股静脉动脉鞘，压迫止血。

2. 外周 DDAVP 兴奋试验

患者安静平卧，于肘静脉置管，晨起 8 时静脉推注 DDAVP 10μg，在注射时及注射后 15min、30min、45min、60min、90min、120min 分别采血测外周血 ACTH 水平。

(四)判读及临床意义

1. 岩下窦取血联合 DDAVP 兴奋试验

血 ACTH 水平在基线状态岩下窦(IPS)：外周(P) ≥2 和(或) DDAVP 兴奋后 IPS：P≥3(兴奋后的任一时间点)，提示库欣综合征，任意一侧比值达到此标准均可诊断。

2. 外周 DDAVP 兴奋试验

最高点 ACTH 水平超过基础值 1.5 倍提示库欣综合征。

(五)注意事项

1. 该试验应在结束地塞米松抑制试验 72h 以上后进行。术后使用醋酸泼尼松替代者，需停用醋酸泼尼松 24h 以上。

2. 试验前晚 12 时起禁食，取卧位，试验当日清晨空腹平卧(若下午做该试验，应于 11 时以后禁食)。

3. 一侧前臂肘前静脉内放置静脉导管(规格:16G/1.7×50mm)，保证静脉导管通畅。

4. 完成置管及给药前采血后，于另一侧前臂肘前静脉推注 DDAVP 10μg，推注时间为 10~15s。

5. 于给药时及给药后 3min、5min、10min 于静脉置管针内采血≥2mL。每次采血前需先丢弃留存在置管针内的血(约 0.5mL)。

6. 试验当日限制饮水 <2L/d。

7. 记录试验时患者的血压、心率。观察患者是否出现腹痛、面色潮红、恶心、呕吐等症状。术后注意患者排尿情况。

四、甲吡酮试验

(一)试验目的

评估垂体分泌 ACTH 的储备功能。

(二)试验原理

甲吡酮能阻断 11β - 羟化酶，阻碍 11 - 脱氧皮质醇转化为 CS，11 - 脱氧皮质醇及其代谢产物(17 - OHCS 和 17 - KS)增加。由于 11 - 脱氧皮质醇缺乏 CS 所具有的负反馈作用，故 ACTH 分泌增加。

(三)试验方法

甲吡酮试验有多种方法，包括口服法、静脉滴注法、简化法。

1. 口服法

试验当日清晨 8 时(用药前)采血测血 CS，留 24h 尿测 17 - OHCS 和 17 - KS。采血后口服甲吡酮 750mg，q6h，第 2 日清晨 8 时采血测血 CS，并留 24h 尿测 17 - OHCS 和 17 - KS。

2. 静脉滴注法

试验当日清晨 8 时(用药前)采血测血 CS，留 24h 尿测 17 - OHCS 和 17 - KS。采血后将甲吡酮 30mg/kg 加入 500mL 生理盐水中，避光静脉滴注 4h，第 2 日清晨 8 时采血测 CS，滴注当日及次日留尿测 17 - OHCS 和 17 - KS。

3. 简化法

午夜口服甲吡酮 30mg/kg，于次日清晨 8 时测定血 11 - 脱氧皮质醇、CS 和 ACTH。

(四)判读及临床意义

正常人服药当天尿 17 - OHCS 至少较基础值增加 100%，用药后尿 17 - OHCS 较对照日至少增加 6 ~ 7mg（可提高 2 ~ 3 倍），血浆 CS 应降低至基础值的 1/3 以下。继发性肾上腺皮质功能减退症血 11 - 脱氧皮质醇和 ACTH 不上升。美国国立卫生研究院（NIH）的大规模实验表明，尿 17 - OHCS 升高超过基础值 70% 或血 11 - 脱氧皮质醇较基础值升高超过 400 倍，可作为库欣综合征的诊断标准。该试验在确诊库欣综合征时的敏感性为 71%，特异性为 100%。

（五）注意事项

该试验可出现恶心、呕吐、眩晕等副作用，一般较轻，可自行消失。

五、胰岛素低血糖兴奋试验

（一）试验目的

主要用于垂体功能测定（如 GH、PRL、ACTH），是最广泛的评价垂体 ACTH 及 GH 贮备功能的试验。

（二）试验原理

胰岛素引起低血糖性应激，诱发中枢交感神经兴奋，促使 CRH 和 ACTH 分泌并刺激肾上腺分泌 CS。

（三）试验方法

1. 患者禁食过夜，卧床休息。

2. 快速静脉注射胰岛素 0.1 ~ 0.15U/kg 体重，肥胖者可增加到 0.2U/kg 体重，使血糖下降至 2.2mmol/L 或较基础值下降 50%。如血糖下降不满意，可适当追加胰岛素剂量。

3. 于注射前 30min、注射时及注射后 15min、30min、60min、90min、120min 分别采血，测定血糖、ACTH、CS。如怀疑为垂体病变，可同时测定 GH、PRL。

（四）判读及临床意义

1. 生理状态下 ACTH 对胰岛素低血糖反应灵敏，ACTH 和 CS 明显升高，ACTH 峰值超过基础值的 150%，CS > 580nmol/L（20μg/dL）。

2. 腺垂体功能低下者 ACTH 和 CS 可轻度升高或无反应。

3. 库欣综合征患者 ACTH 和 CS 无增加或增加幅度 < 150% 基础值。

（五）注意事项

1. 进行试验前全面排查禁忌证，禁忌证包括：早晨 8 时血 CS 基础值 < 140nmol/L；有癫痫或其他精神病病史，有缺血性心脏病史。

2. 试验中患者有可能发生严重低血糖反应，故建议进行试验时需有医生在场，一旦发生低血糖反应应立即终止试验，并静脉注射葡萄糖。

第三节　其他

一、促肾上腺皮质激素/尿游离皮质醇比值

诊断库欣综合征常用的地塞米松抑制试验有加重代谢紊乱的风险,文献报道 ACTH-UFC 指数 [ACTH (pg/mL) × UFC (μg/24h)/16 500] 为 ACTH 依赖性库欣综合征的鉴别诊断提供了一种快速、方便和无创的辅助方法。

ACTH-UFC 指数 ≤11 诊断库欣综合征的准确性与 48h 8mg/d 大剂量地塞米松试验相当。ACTH-UFC 指数 >11 和垂体 MR 阴性的情况下,应对 ACTH 依赖性 CS 的异位原因进行进一步探究。

二、硫酸脱氢表雄酮比值与脱氢表雄酮比值

激素检测常用化学发光酶免疫分析方法,若体内存在干扰性物质可使测定结果具有变异性,常见的嗜异性抗体(HA)就是干扰物质之一。HA 是一种免疫球蛋白,由已知的或未知的抗原物质刺激人体产生,其具有足够滴度和多重特异性,并能与多个物种的免疫球蛋白发生相对弱的结合。HA 能与无关的抗原发生反应,其与被检物质化学结构不同但活性相似。HA 可以与许多动物免疫球蛋白的片段结合,干扰实验,使测定结果与临床表现不符,导致错误结果出现。

存在 HA 时,ACTH 检测可出现假性升高。文献报道 DHEAS 比值与 DHEA 比值对鉴别 ACTH 依赖性库欣综合征和非 ACTH 依赖性库欣综合征具有重要作用,可避免 HA 干扰。

DHEAS 比值即 DHEAS 实际值与其相应年龄、性别的参考范围上限的比值。DHEA 比值即 DHEA 实际值与其相应年龄、性别的参考范围上限的比值。当 DHEAS 比值 ≤0.3971 或 DHEA 比值 ≤0.1798 时,诊断非 ACTH 依赖性库欣综合征敏感性为 100%。

第15章 功能试验与疾病诊断

第一节 库欣综合征

库欣综合征是肾上腺皮质分泌过量的糖皮质激素(主要是CS)所致,故血CS是确诊本病的基本依据。在大多数库欣综合征患者中,清晨CS可在正常范围或轻度升高,但午夜时则总是升高,常与清晨水平相仿,失去正常的昼夜节律。因此,CS水平升高及昼夜节律异常是库欣综合征的重要诊断依据。在临床表现不典型或库欣综合征早期,单次血CS可能升高不明显,24h UFC测定的是游离CS,故不受皮质醇结合球蛋白浓度的影响,非同日2次超过正常上限则判断为阳性。

抑郁症、酗酒、肥胖和糖尿病患者的HPA轴活性增强,LDDST较UFC更适合;正常妊娠女性血CS升高,但存在昼夜节律,妊娠期地塞米松对CS的抑制作用减弱,可能增加DST的假阴性;抗癫痫药物,如苯妥英钠、苯巴比妥和卡马西平可通过CYP3A4诱导肝药酶对地塞米松的清除而增加DST假阳性,建议对癫痫患者测定午夜血清或唾液皮质醇或UFC来排除库欣综合征。

根据病因,可将库欣综合征分为ACTH依赖性和非ACTH依赖性2类。清晨8时采血,ACTH < 2.2pmol/L(10pg/mL),则考虑ACTH非依赖性,如ACTH > 4.4pmoL/L(20pg/mL),则考虑为ACTH依赖性。ACTH检测受HA干扰时可出现假性升高,难以鉴别时,DHEAS比值或DHEA比值有重要诊断意义。当病因鉴别困难时,DST就显得极为重要。HDDST可用于区分库欣综合征、异位ACTH综合征和肾上腺性库欣综合征,库欣综合征不能被LDDST抑制,却能被HDDST抑制,这是基于库欣综合征患者体内CS对ACTH的负反馈作用仍然存在,但重新设定于一个较高的水平。当患者有较严重的代谢紊乱等因素不宜给予大剂量糖皮质激素时,ACTH-UFC比值、DHEAS比值或DHEA比值可用于库欣综合征病因的鉴别。HDDST鉴别库欣综合征与异位ACTH综合征的敏感性为60%~80%,特异性为80%~90%。当库欣综合征和异位ACTH综合征鉴别困难时,双侧岩下窦取血联合DDAVP兴奋试验有助于鉴别。双侧岩下窦取血属于有创性血管内介入检查,技术要求比较高,在没有条件时,可行外周DDAVP兴奋试验。

第二节　肾上腺皮质功能减退症

肾上腺皮质功能减退症(AI)分为原发性和继发性2类。由肾上腺本身的病变所致肾上腺皮质激素分泌不足和反应性血浆ACTH水平升高者为原发性AI,而由下丘脑或垂体功能不良致肾上腺皮质激素不足伴血浆ACTH水平正常或降低者为继发性AI。由于病程隐匿,患者可能直到出现肾上腺危象才被确诊。

2016年发布的《内分泌学会临床实践指南》建议通过ACTH兴奋试验评估肾上腺皮质功能来确诊原发性AI。在无法进行确诊试验的情况下,清晨血清CS<140nmol/L(5μg/dL)且清晨血浆ACTH高于正常上限2倍,可考虑原发性AI,并监测肾素和醛固酮明确有无盐皮质激素缺乏。用于确诊试验的ACTH剂量为成人和≥2岁儿童250μg,婴儿15μg/kg,<2岁儿童125μg,血清CS的诊断界值取决于所使用的检测方法,在大多数免疫检测中,通常用500nmol/L(18μg/dL)作为建立诊断的界值。液相色谱串联质谱法(LC-MS/MS)可以比免疫测定更准确地测量CS,因此,在注射ACTH类似物后30min和60min时,其临界值分别为400～412nmol/L和485nmol/L。这可能会减少对AI的过度诊断。促肾上腺皮质激素刺激试验可以在一天中的任何时间进行,因

为原发性AI对ACTH的反应与昼夜节律无关,但清晨测试可能更准确,以避免健康个体的过度诊断。

由于测定的是血总CS而不是游离CS,CBG异常时需谨慎解释ACTH兴奋试验的结果。妊娠及服用口服避孕药和米托坦时CBG增加,导致CS值正常,建议采用妊娠期特异性临界值来消除假阴性:妊娠早期、中期和晚期分别为700nmol/L、800nmol/L和900nmol/L。败血症、肝硬化、肾病综合征、甲状腺功能亢进症和SERPINA6基因多态性时CBG降低,必须谨慎解释低CS值。

近期应用的一种新的非侵入性诊断试验是鼻吸入给予500μg ACTH后60min测SC或可的松。该试验与静脉注射250μg ACTH后60min血CS反应相同,而SC和可的松水平略低。这种无创诊断方法相对安全和方便,但还需要进一步的研究。

通常用于诊断继发性AI的ACTH兴奋试验和甲吡酮试验均不能替代胰岛素耐量试验,后者被认为是评估下丘脑-垂体轴的金标准。但其有一定的危险性,引起的并发症包括抽搐、失去知觉和死亡。由于国内缺乏试验药物,甲吡酮试验和CRH兴奋试验临床应用较少。

第三节　先天性肾上腺皮质增生症

先天性肾上腺皮质增生症(CAH)是因编码皮质激素合成必须酶基因突变,致肾上腺皮质激素生物合成障碍所引起的疾病。由于 CS 合成不足,对 ACTH 的负反馈作用减弱,继发 ACTH 分泌增加,造成肾上腺皮质增生和该酶作用前的激素及前体物过多。

根据缺陷酶的种类不同,CAH 分为 5 类(图 5 - 1)。其中 21 - OHD 最常见,占 90% 以上。

一、21 - 羟化酶缺陷症

早期识别和治疗 CAH 可预防危象发生,降低死亡率。推荐一级筛查采用常规方法检测 17 - OHP,LC-MS/MS 检测可提高阳性预测值。对于 CAH 筛查阳性的患者,17 - OHP 在 6 ~ 30nmol/L (200 ~ 1000ng/dL)时,建议用 ACTH 兴奋试验进行评估。该试验也是区分 21 - OHD 和其他酶缺陷的金标准。行 ACTH 激发试验后,17 - OHP > 300nmol/L (10 000ng/dL) 时考虑为典型 21 - OHD;17 - OHP 31 ~ 300nmol/L (1000 ~ 10 000ng/dL) 时为非经典型 21 - OHD;17 - OHP < 50nmol/L (1666ng/dL) 时不支持 21 - OHD 诊断或为杂合子携带者。

因 ACTH 药物不易获得,MDDST 常用于女性高雄激素血症 CAH 病因和非 CAH 病因的鉴别。MDDST 有 5 日法和 1 日法 2 种方法。5 日法是口服地塞米松 0.75mg,q6h,连续服用 5 天,于服药前对照日和服药后第 2 日、第 6 日测定血浆 17 - OHP

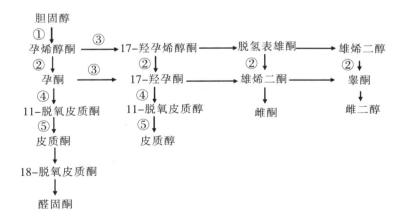

图 5 - 1　肾上腺皮质激素合成途径及常见 CAH 类型。①胆固醇碳链酶;②3β - 羟类固醇脱氢酶;③17α - 羟化酶;④21 - 羟化酶;⑤11β - 羟化酶。

和睾酮水平。1 日法是口服地塞米松
0.75mg，q6h，服用 1 天，于服药前对照日
和服药后第 2 日测血浆 17 - OHP 和睾酮
水平。诊断 CAH 的最佳睾酮抑制率为
61.2%，最佳 17 - OHP 抑制率为 87.1%。
目前，已知 1 日法与 5 日法相比具有同样
的诊断价值，而时间更短，更加简便，故可
取代 5 日法。

二、11β - 羟化酶缺陷症

11β - 羟化酶缺陷症（11β - OHD）既
有雄激素过度分泌的表现（类似于 21 -
OHD），又有盐皮质激素过度分泌的表现
（类似于 17 - OHD）。其基础和 ACTH 刺
激后血清 11 - 脱氧皮质醇浓度高，但 CS
水平低；或者四氢 - 11 - 脱氧皮质醇尿排
泄增加，但皮质醇代谢产物水平低。青少
年基础血清 11 - 脱氧皮质醇水平可能正常，
通常需要进行 ACTH 激发试验以确诊。诊
断轻型或非经典型 11β - OHD 要求 CS 水平
正常或接近正常，并且 11 - 脱氧皮质醇 >
52nmol/L（ >1800ng/dL）。

由于 17 - OHP 也在 11β - 羟化酶阻
断环节的上游累积，所以 11β - OHD 患
者的 17 - OHP 通常中度升高。因此，对
于轻度男性化、雄激素过多、17 - OHP
中度升高的年轻女孩，鉴别诊断包括非
经典型 21 - OHD、11β - OHD 和 3β - 羟
类固醇脱氢酶缺陷症。这些疾病的鉴别
只能通过检测其他类固醇（包括 11 - 脱

氧皮质醇、DOC 和 17 - 羟孕烯醇酮）来
明确酶缺陷。

三、3β - 羟类固醇脱氢酶缺陷症

3β - 羟类固醇脱氢酶缺陷症（3β -
HSD）使所有活性类固醇激素的合成均受
损。3β - HSD 的确切激素标准来源于一项
研究，该研究纳入了 55 例青少年和成人患
者，患者临床表现提示 HSD3B2 缺乏。在
这 55 例病例中，8 例为有害性 HSD3B2 突
变的纯合子，另外 47 例携带正常的
HSD3B2 基因。基因型正常的女性在
ACTH 刺激后血清 δ - 5 - 孕烯醇酮浓度高
达 150nmol/L（5000ng/dL）。就这项研究
而言，在经遗传学证实的 HSD3B2 缺乏症
患者中，δ - 5 - 17 - 羟孕烯醇酮的最低血
清浓度因年龄而异：

1. 新生儿 ≥12 600ng/dL（378nmol/L）。
2. Tanner Ⅰ 期 儿 童 ≥ 5490ng/dL
（165nmol/L）。
3. 单 纯 性 阴 毛 早 发 育 的 儿 童 ≥
9790ng/dL（294nmol/L）。
4. 成人 ≥9620ng/dL（289nmol/L）。

这些近似值在另一项病例系列研究
中得到了证实，因此，只有 ACTH 刺激后
δ - 5 - 17 - 羟 孕 烯 醇 酮 > 5000ng/dL
（150nmol/L）或更高才能视为符合诊断。

四、17α - 羟化酶缺陷症

CYP17A1 基因缺陷大多会损害酶的

活性并导致 17α-羟化酶缺陷症（17α-OHD）。CYP17A1 基因在人体肾上腺和性腺中都有表达，因此，CYP17A1 缺乏症是既损伤肾上腺功能又损伤性腺功能的 CAH 形式。

如果在基线水平或 ACTH 刺激下血清中前体与产物的比值升高，则可确诊 17-OHD。一般来说，诊断依据包括：DOC［＞100ng/dL（＞3nmol/L）］和皮质酮［＞4000ng/dL（＞116nmol/L）］升高，而 CS［＜5μg/dL（＜138nmol/L）］、雄激素和雌激素降低。孕酮也升高，而醛固酮和肾素受到抑制。即使在儿童中，促性腺激素和 ACTH 也升高。17-OHD 的特征是 17-OHP/雄烯二酮比值升高（＞50），而所有下游（19-碳）类固醇降低，17-羟类固醇正常或接近正常。

（何庆　郭伟红）

参考文献

1. Jia Y, Liu X, Xu L, et al. Liquid chromatography-tandem mass spectrometry measurement of 26 steroid hormones in human serum and plasma samples. J Sep Sci, 2021, 44(12): 2358-2370.

2. Nieman LK, Biller BMK, Findling JW, et al. The diagnosis of Cushing′s syndrome: An Endocrine Society Clinical Practice Guideline. J Chin Endocrinol Metab, 2008, 93(5): 1526-1540.

3. Biller BMK, Grossman AB, Stewart PM, et al. Treatment of adrenocorticotropin-dependent Cushing′ Syndrome: A consensus statement. J Clin Endocrinol Metab, 2008, 93(7): 2454-2462.

4. 中国垂体腺瘤协作组. 中国库欣病诊治专家共识（2015）. 中华医学杂志, 2016, 96(11): 835-840.

5. 戴好, 卢林, 邢小平, 等. 中剂量地塞米松雄激素抑制试验诊断女性高雄激素血症的疗效. 中华医学杂志, 2018, 98(26): 2073-2077.

6. Endocrine Branch of Chinese Medical Association. Expert Consensus on Cushing Syndrome (2011). Chin J Endocrinol Metab, 2012, 28(2): 96-102.

7. 赵文娟, 杨乃龙. 内分泌和代谢病功能检查. 北京: 人民卫生出版社, 2013.

8. Deipolyi AR, Alexander B, Rho J, et al. Bilateral inferior petrosal sinus sampling using desmopressin or corticotropic-releasing hormone: a single center experience. J Neurointerv Surg, 2015, 7(9): 690-693.

9. Grant P, Dworakowska D, Carroll P. Maximizing the accuracy of Inferior petrosal sinus sampling: validation of the use of Prolactin as a marker of pituitary venous effluent in the diagnosis of Cushing′s disease. Clin Endocrinol (Oxf), 2012, 76(4): 555-559.

10. 母义明, 陆菊明, 潘长玉. 解放军总医院临床内分泌代谢病学. 北京: 人民军医出版社, 2014.

11. 中华医学会儿科学分会内分泌遗传代谢病学组. 先天性肾上腺皮质增生症 21 羟化酶缺陷诊治共识. 中华儿科杂志, 2016, 54(8): 569-576.

12. Yang J, Yang Y, Wang Y, et al. Role of Vasopressin Receptor 2 and 3 in ACTH-Secreting Tumors and their Potential Therapeutic Implications. Exp Clin Endocrinol Diabetes, 2020, 128(4): 263-269.

13. Pereira CA, Ferreira L, Amaral C, et al. Diagnostic accuracy of Bilateral Inferior Petrosal Sinus Sampling: The Experience of a Tertiary Cen-

tre. Exp Clin Endocrinol Diabetes, 2021, 129 (2):126 – 130.

14. 周薇薇,苏颋为,姜蕾,等. 改良岩下窦静脉采血在诊断库欣病中的应用. 中华内分泌代谢杂志,2016,32(3):196 – 200.

15. 茅江峰,柴晓峰,刘丽萍,等. 外周 DDAVP 兴奋试验在促肾上腺皮质激素依赖性库欣综合征鉴别诊断中的价值. 中国实用内科杂志,2014,34(10):1000 – 1003.

16. Ding L, Wang B, Chen T, et al. Development and validation of a novel index for the differential diagnosis of corticotropin - dependent Cushing syndrome. Pituitary,2021,24(4):507 – 516.

17. Gao C, Ding L, Zhang X, et al. Distinct serum steroid profiles between adrenal Cushing syndrome and Cushing disease. Frontiers in Endocrinol,2023,14:1158573.

18. Bornstein SR, Allolio B, Arlt W, et al. Diagnosis and Treatment of Primary Adrenal Insufficiency: An Endocrine Society Clinical Practice Guideline. J Clin Endocrinol Metab, 2016, 101 (2):364 – 389.

19. Younes N, Bourdeau I, Lacroix A. Latent Adrenal Insufficiency: From Concept to Diagnosis. Endocrinol (Lausanne),2021,12:720769.

20. Speiser PW, Arlt W, Auchus RJ, et al. Congenital Adrenal Hyperplasia Due to Steroid 21 – Hydroxylase Deficiency: An Endocrine Society Clinical Practice Guideline. J Clin Endocrinol Metab,2018,103:4043.

21. Merke DP, Auchus RJ. Congenital Adrenal Hyperplasia Due to 21 – Hydroxylase Deficiency. N Engl J Med,2020,383:1248.

第 6 篇

下丘脑 – 垂体 – 性腺轴功能试验

第16章 激素测定与相关检查

第一节 性激素水平的测定

性激素水平的测定包括血清黄体生成素(LH)、血清卵泡刺激素(FSH)、雌二醇(E_2)、孕酮、睾酮、性激素结合球蛋白(SH-BG)、脱氢表雄酮(DHEA)及其硫酸盐(DHEAS)、抗米勒管激素(AMH)和抑制素B(INHB)测定。

一、下丘脑-垂体-性腺激素的分泌与调控

下丘脑-垂体-睾丸轴对男性睾酮分泌和生精能力具有调节和控制的作用。在 GnRH 的脉冲作用下,腺垂体会生成 LH 和 FSH。LH 促进睾丸间质细胞的发育和作用,提高间质细胞分泌睾酮的能力;FSH 促进曲细精管发育,促使精母细胞形成成熟的精子细胞,进而形成精子。若生精上皮细胞未出现异常,来源于支持细胞的抑制素会发挥抑制 FSH 作用,降低 FSH 水平;若支持细胞-生精小管复合体出现异常,则抑制素的分泌水平会降低,负反馈作用减弱,导致 FSH 水平升高。当睾丸间质细胞受损时,来源于间质细胞分泌的睾酮水平会降低,LH 水平会升高。睾酮可以反馈性地抑制垂体 LH 的分泌(短反馈),还可作用于下丘脑,抑制 GnRH 的分泌(长反馈)。因此,下丘脑和垂体通过分泌 GnRH、FSH 和 LH 来调节睾丸的功能;另一方面,睾丸分泌的睾酮和 INHB 可以反馈调节下丘脑和垂体的功能。下丘脑、垂体和睾丸通过激素的正、负反馈调节维持男性生殖内分泌稳态。

下丘脑-垂体-卵巢轴的正常功能对于维持卵巢生育功能和内分泌功能发挥重要的作用。GnRH 分泌的脉冲频率或幅度调节 LH 和 FSH 的分泌。低频脉冲促进 FSH-β 的合成,高频脉冲促进 LH-α 和 FSH-β 的合成。生育期 FSH 和 LH 呈周期性脉冲分泌。FSH 在 LH 的协同作用下促进卵泡发育并促进性激素转化为雌激素。卵巢接受下丘脑-垂体激素的正调节,而卵巢激素可对下丘脑-垂体进行正负反馈调节。在整个月经周期中卵巢类固醇激素的负反馈作用占主导作用,但在卵泡晚期 E_2 升高,通过正反馈作用引起排卵前的 LH 和 FSH 迅速升高,导致排卵。

二、黄体生长素和卵泡刺激素的测定

（一）黄体生长素和卵泡刺激素的来源

LH 和 FSH 由腺垂体嗜碱性细胞分泌，均属于大分子糖蛋白，由 α 和 β 链组成，两者的 α 链相同，相对分子质量分别为 34 000 和 32 600。

（二）黄体生长素和卵泡刺激素的生理作用

成年男性的 FSH 可以促使支持细胞分泌雄激素结合蛋白（ABP），ABP 能与睾酮结合，使生精小管内维持高浓度的睾酮水平，以促进精子的发生。此外，FSH 可以促进支持细胞合成和释放 INHB。LH 能促进间质细胞增殖和分化；促进睾丸间质细胞合成和分泌睾酮；同时 LH 也刺激间质细胞合成某些蛋白质，这些蛋白质有助于甾体合成。

成年女性的 FSH 与颗粒细胞的 FSH 受体结合，诱导芳香化酶系统，使进入颗粒细胞的雄激素芳香化，转变为雌酮和 E_2。从窦卵泡发育开始，卵泡发育呈 FSH 依赖性，随着卵泡逐步长大，卵泡膜细胞开始出现 LH 受体。通过 LH 独立调节的 LDL-胆固醇内化作用，促使胆固醇向线粒体内转移，这是甾体激素生成所必需的，卵巢内甾体激素的生成很大程度上依赖于 LH。卵泡从窦前卵泡和窦卵泡的雄激素微环境向发育卵泡中的雌激素微环境转变，雌激素和 FSH 优势维持颗粒细胞增生和促进卵泡继续发育，提供健康卵母细胞生长发育的必备条件。当窦状卵泡发育至晚期，雌激素大量分泌，若无 LH 促进卵泡膜细胞生成大量雄激素底物，则不可能生成大量雌激素。LH 可以促进优势卵泡的晚期发育和成熟，排卵前 LH 高峰对促进优势卵泡发育和获得优质卵母细胞至关重要。LH 除了促进卵泡的最后成熟，还增加卵泡内合成雌激素所需的雄激素底物浓度和促进优势卵泡发育，使未发育的小型卵泡闭锁。在优势卵泡消失的同时，需要开始募集另外一组窦前卵泡，以开始新的卵泡发育周期。LH 可能在卵泡早期就通过促进睾酮合成而促使更多的窦卵泡募集，以及使 E_2 合成的底物增多，从而改善卵子的质量。一定浓度的基础 LH 是卵泡募集必需的，基础低 LH 水平可导致卵泡膜细胞产生雄激素减少，减少窦卵泡的募集，因雄激素是 E_2 合成的底物，减少了 E_2 的生成，导致卵泡早期的微环境失衡，降低发育卵泡的质量。

（三）月经周期中黄体生长素和卵泡刺激素的变化

在月经周期中，FSH 在卵泡早期开始升高，而在卵泡晚期稍下降，月经中期又与 LH 平行地急骤升高，但不如 LH 升高明显，排卵后下降，黄体中期达到最低水平。

（四）黄体生长素和卵泡刺激素的测定方法

化学发光免疫分析法是将高特异性的

免疫反应与高灵敏度的化学发光测定技术相结合的一种新型免疫测定技术,可作为内分泌疾病临床诊断的可靠依据。同时具有无放射性污染等特点,且标志物有效时间长,有效地减少了检测的时间,试剂盒稳定性比较高,从而减少检测误差。

(五)黄体生长素和卵泡刺激素的正常参考值(雅培,化学发光法)

成年男性 LH $0.57 \sim 12.07$ IU/L,FSH $0.95 \sim 11.95$ IU/L。成年女性卵泡期 LH $1.8 \sim 11.78$ IU/L,FSH $3.03 \sim 8.08$ IU/L;排卵期 LH $7.59 \sim 89.08$ IU/L,FSH $2.55 \sim 16.69$ IU/L;黄体期 LH $0.56 \sim 14.00$ IU/L,FSH $1.38 \sim 5.47$ IU/L。推荐各实验室依据性别、年龄等建立自己的参考范围。

(六)黄体生长素和卵泡刺激素的临床评估

1. LH 和(或)FSH 升高

LH 和(或)FSH 升高见于更年期激素变化,先天性、手术、外伤、炎症或药物等造成的原发性性腺功能减退症,中枢性性早熟,促性腺激素瘤,17α - 羟化酶缺乏症,雄激素不敏感综合征等。成年女性监测卵泡早期 FSH、LH 水平,可以初步判断卵巢储备功能。基础 FSH >40 U/L、LH 升高,为卵巢功能衰竭。若卵巢功能衰竭早于 40 岁,称为卵巢早衰;两次基础 FSH >20 U/L,可以认为是卵巢早衰隐匿期,提示 1 年后可能闭经;判断卵巢储备功能:常用于体外受精胚胎移植前,FSH 多次测

定值 ≥ 20 U/L 时,妊娠率为 0。FSH/LH 比值亦可以反映卵巢储备功能,且比 FSH 升高出现更早。

2. LH 和(或)FSH 降低

LH 和(或)FSH 降低见于手术、外伤、炎症或药物等造成的下丘脑或垂体病变,伴有性腺功能减退的综合征,单纯促性腺激素缺乏,全身性疾病,体质性青春期发育延迟。重视基础状态的 LH 水平,LH $0 \sim 0.7$ IU/L,提示特发性低促性腺激素性性腺功能减退(IHH);LH ≥ 0.7 IU/L,提示青春期发育延迟或部分性 IHH。

(七)注意事项

检测值受发育程度、年龄、月经周期、性激素药物、检测方法、HA 等的影响。推荐清晨空腹 8 时采血,女性推荐月经第 $2 \sim 5$ 天采血。LH 和 FSH 的结果需要结合临床表现、睾酮或雌激素水平进行综合分析。必要时需要结合 GnRH 兴奋试验或雌孕激素试验协助鉴别诊断。

三、雌二醇测定

(一)雌二醇的来源

雌激素是由 18 个碳原子组成的甾体激素,主要由卵泡颗粒细胞分泌,极少量由肾上腺皮质和睾丸分泌。雌激素主要有 4 种形式,即雌酮、E_2、雌三醇和雌四醇。E_2 的雌激素效应最强;雌酮约为 E_2 活性的 30%,雌酮与 E_2 可以在体内互相转换;雌三醇是 E_2 不可逆的代谢产物,活性只相当

于 E_2 活性的 10% ;雌四醇是由胎儿肝脏产生的类固醇激素,仅有微弱的雌激素作用。

(二)雌二醇受体

E_2 的效应主要是通过 E_2 受体(ER)实现的。经典的 ER 属于核受体超家族,以核受体和膜受体的形式存在并发挥作用。ER 有 ERα 和 ERβ 2 种亚型,由不同基因编码。两者在 DNA 结合域有 97% 同源性,在配体结合域和转录活化功能域则分别只有 55% 和 30% 的氨基酸相同。一般情况下,ERα 因其转录活化功能域募集辅因子活性强,启动效率高于 ERβ。2 种亚型 ER 的组织分布不同,同一组织中的表达量也不同。当两者同时存在时,ERβ 能以浓度依赖的方式对 ERα 介导的转录活性进行拮抗,维持两者间微妙的平衡。核 ER 主要以基因组模式发挥效应,该模式包括雌激素反应元件模式和非雌激素反应元件模式。前者指雌激素与 ER 结合后,ER 二聚体化、入核,与启动子区的雌激素反应元件结合,调控靶基因的表达;后者是指雌激素与 ER 结合后,作用于其他转录因子,如激活蛋白 1、核因子 - κB、CCAAT 增强子结合蛋白 α 等,使这些转录因子结合到相应的反应元件,继而调控基因的表达。基因组模式效应的发生需要数小时。除了经典的核受体模式,ER 还存在于细胞膜、线粒体、内质网等细胞器上。

(三)雌二醇的分泌和生理作用

女性 E_2 > 33pmol/L 为卵巢功能启动的标志,其在青春期到更年期维持高水平,而在男性体内水平较低。在正常月经周期中,卵泡早期 E_2 水平偏低,排卵前形成第 1 个分泌高峰,排卵后迅速下降,黄体期形成第 2 个高峰,维持一段时间后,黄体萎缩时下降至早卵泡期水平。E_2 在更年期前后明显下降。E_2 参与调控女性生殖系统各种重要的功能活动,包括卵泡发育、成熟、排卵,子宫形态及结构,受精及胚胎着床等,能促进和调节女性性器官及第二性征的正常发育。此外,对骨骼、心血管、免疫功能和中枢系统等也有一定的作用。成年女性的性激素水平在月经周期、妊娠期及更年期等特定阶段有明显变化。

男性生理性雌激素水平对于精子生成及成熟过程至关重要,因为其水平过高或缺失会导致精子生成发生中断。E_2 可以调节生殖细胞、精原细胞、睾丸间质细胞和睾丸支持细胞的增殖;支持细胞、精母细胞和精子细胞的凋亡;精子细胞分化、精子发生等过程。此外,E_2 还在睾丸中的液体重吸收以及精子在附睾成熟中发挥作用。男性体内雄激素和雌激素维持动态平衡状态,若雌激素相对较高则打破这种平衡,在儿童期增加隐匿性阴茎的概率;青春期可出现第二性征不显著和乳腺发育;成人期可出现性功能障碍和不育。

(四)雌二醇的正常参考值(雅培,化学发光法)

成年男性 E_2 11.00 ~ 44.00pg/mL。成

年女性卵泡期 21.00 ~ 251.00pg/mL,排卵期 38.00 ~ 649.00pg/mL,黄体期 21.00 ~ 312.00pg/mL。推荐各实验室依据性别、年龄等建立自己的参考范围。

(五)雌二醇的临床评估

1. E_2 增多

E_2 增多可见于性早熟;产生雌激素的肿瘤(颗粒细胞瘤、卵泡膜细胞瘤、性腺母细胞瘤、睾丸间质细胞瘤、畸胎瘤等);肝癌或肝硬化造成 E_2 灭活障碍而引起 E_2 升高;肥胖男性芳香化酶活性升高造成 E_2 生成增加等。

2. E_2 减少

E_2 减少可见于绝经、下丘脑和垂体病变性低促性腺功能减退症、先天性性腺发育不全、各种原因致卵巢损伤(手术、放射、药物、感染)、17α - 羟化酶缺乏症、应用口服避孕药或雄激素等。

四、孕酮的测定

(一)孕酮的来源

孕酮主要由黄体和胎盘分泌,对月经形成及妊娠有至关重要的意义,也是睾酮、E_2 等的前体物质。

(二)孕酮受体

孕激素受体作为核受体家族的一员,孕酮受体(PR)包括 3 个功能区:氨基末端区、DNA 结合区和羧基末端区。氨基末端区为性激素受体转录活性所必备的;羧基末端区能与性激素结合;DNA 结合区包含 2 个锌指结构,与孕激素反应元件特异性结合。

(三)孕酮的生理作用

正常情况下卵泡期孕激素维持在较低水平,在月经的后半个周期,黄体合成和分泌孕酮,大量孕酮可以促进 LH 达到峰值,黄体随之萎缩,此后孕酮和 E_2 水平迅速降低,促使子宫内膜从增殖期转变为分泌期,子宫内膜剥脱形成月经。若孕酮水平降低,可导致月经不调。孕酮影响子宫平滑肌的通透性,使细胞内钾离子浓度降低、钠离子浓度升高、肌纤维松弛和兴奋性降低,同时,可以降低妊娠子宫对缩宫素的敏感性,从而减少子宫收缩,有利于受精卵在子宫内生长发育。妊娠早期由黄体分泌的孕激素维持胚胎发育,若孕酮分泌不足可导致流产。妊娠 3 个月左右,胎盘合成孕酮的能力逐渐增强,黄体功能逐渐减退,胎盘代替黄体分泌孕激素,维持正常妊娠。妊娠晚期如果胎盘合成孕酮的功能发生异常,可导致流产。孕酮可以抑制子宫收缩,妊娠早期和中期血清孕酮水平逐渐上升且维持较高水平,但在妊娠晚期和产后逐渐下降。妊娠晚期孕酮水平降低是诱发分娩的必要因素之一。

(四)孕酮的正常参考值(雅培,化学发光法)

成年男性 0 ~ 0.20pg/mL。成年女性卵泡期 0 ~ 0.30pg/mL,排卵期 1.49 ~

5.87pg/mL,黄体期 1.20 ~ 15.90pg/mL。推荐各实验室依据性别、年龄等建立自己的参考范围。

(五)孕酮的临床评估

1. 判断排卵:黄体中期孕酮低于正常值,血清 E_2 浓度相当于中晚卵泡期水平,失去正常周期性变化,提示无排卵。

2. 排卵后期孕酮偏低提示黄体功能不全、排卵型功能失调性子宫出血等疾病可能。

3. 鉴别异位妊娠,以孕酮 $< 5\mu g/L$ 作为标准具有较高的敏感性和特异性。

4. 妊娠期监测孕酮对了解妊娠状态和早期先兆流产的治疗选择有重要意义。

5. 反复性或持续性高孕酮血症可出现排卵障碍,第二性征未发育或发育欠佳,外生殖器发育不良,可伴有高血压、低血钾、失盐等表现。应注意排查先天性肾上腺皮质增生症,如 21－羟化酶缺陷症、11β－羟化酶缺陷症、17－羟化酶缺陷症和细胞色素 P450 氧化还原酶缺陷症(PORD)的可能。

五、脱氢表雄酮、硫酸脱氢表雄酮及睾酮的测定

(一)脱氢表雄酮、硫酸脱氢表雄酮及睾酮的来源和运输

DHEA 及 DHEAS 是主要来自肾上腺皮质网状带的肾上腺源性雄激素,其合成主要受 ACTH 水平调控。DHEAS 是 DHEA 在肾上腺网状带硫基转移酶的作用下与硫酸盐结合后,进入血循环,DHEA 和 DHE-AS 可互相转化,一般 DHEAS 或 DHEA 代谢后最终产物以 17 酮类衍生物形式随尿排出。DHEAS 是循环中含量最丰富的甾体激素,在循环中的半衰期长达 8 ~ 11h,且无昼夜节律变化,全天水平相对稳定。DHEA 和 DHEAS 均与血浆性类固醇结合蛋白或性激素结合蛋白结合,DHEA 血浆浓度具有日周期波动的特征,波动幅度老年人小于年轻人,而 DHEAS 日周期波动的幅度远不及 DHEA,这是因为 DHEAS 比 DHEA 半衰期更长,而且清除率更低。成年人血浆 DHEAS 的水平是雄激素的 100 ~ 500 倍,是雌激素的 1000 ~ 10 000 倍。因此,DHEAS 可作为评价肾上腺源性雄激素的主要指标。

男性睾酮中 95% 由睾丸分泌,其余 5% 在肾上腺由 DHEA 转化生成,睾酮在外周通过 5α 还原酶转化为生理作用更强的双氢睾酮(DHT),也可以通过芳香化酶(CYP19A1)转化为 17β－E_2。在绝经前的女性体内,25% 的睾酮来自卵巢,25% 的睾酮来自肾上腺,剩下 50% 的睾酮由雄激素原或底物在脂肪、肌肉等组织和器官中被转化而来。在月经周期的不同时期,血清睾酮水平是不存在显著差异的。50% ~ 60% 的循环睾酮与 SHBG 结合,40% ~ 50% 非特异地与白蛋白和其他蛋白疏松结合,仅 1% ~ 3% 处于非结合的游离状态,只有游离

状态的雄激素才具有完全生物学活性,即生物可用性激素。

(二)雄激素受体

雄激素受体(AR)基因位于 X 染色体的 q11 ~ 12,包含 8 个外显子和 7 个内含子,其中外显子 1 含有 1 个 CAG 重复序列。其 CAG 重复序列具有多态性,长度通常为 8 ~ 35 个,且具有稳定遗传性。AR 蛋白由 920 个氨基酸组成,分子量为110kDa,分成 4 个不同的功能结构域,包括 N 端结构域(NTD)、DBD、Hinge 结构域以及 C 端 LBD。NTD 一般参与募集分子伴侣及调控蛋白,进而调控 AR 的活性,其中 2 个核受体结合区域参与 AR 形成 N/C 相互作用而形成二聚体,AR 的二聚体是 AR 入核及其激活所必需的。LBD 是高度保守的结合域,具有 12 个保守的 α 螺旋结构和 2 个 β 片层结构,参与识别结合雄激素,同时与蛋白稳定性相关。

AR 是配体依赖性反式转录调节蛋白,属于类固醇和核受体超家族成员。AR 可以被雄激素激活,包括睾酮和 5α - DHT。在雄激素的作用下,AR 发生二聚体化,进入核内通过与 DNA 上特异的雄激素识别元件(ARE)结合,募集共调节因子,启动靶基因的转录,也称为基因组 AR 通路。雄激素与 AR 除了是配体和受体的关系外,雄激素还可以调节 AR 的数量、亲和力、活性以及代谢等。雄激素与 AR 结合后,活化的 AR 进入细胞核,直接或间接

与启动子作用,从而发挥生物学功能。AR 作为核转录因子,表达水平决定雄激素作用的强度。AR 基因异常可以导致胚胎组织对雄激素不敏感(雄激素不敏感综合征)。

(三)脱氢表雄酮、硫酸脱氢表雄酮及睾酮的生理作用

DHEA 和 DHEAS 通常是作为无活性的前体,仅具有微弱雄激素作用,两者刺激激素受体并与其特异性结合的能力非常弱,在特异性的靶组织内转化为雌激素和(或)雄激素而发挥作用,因而具有"缓冲激素"之称。此外,有研究表明 DHEA 和 DHEAS 能保护中枢神经系统、抑制神经退行性病变、改善抑郁等不良情绪、调节和稳定机体免疫、改善血脂代谢、预防骨质疏松,且对心血管具有保护作用。

睾酮是男性最重要的雄激素,在男性的一生中都发挥重要的作用。在胎儿时期,睾酮水平影响胎儿的性别分化;在青春期,睾酮水平决定着性器官的生长发育及第二性征的出现;成年后,睾酮水平决定着男性的性欲,维持男性的勃起功能,影响精子的发生和成熟,正常精子的发生必须依赖于睾丸内局部高浓度的睾酮含量,这种浓度明显高于血浆中睾酮浓度;中老年时期,睾酮的缺乏会导致男性迟发性性腺功能减退症,严重影响患者生活质量。此外,睾酮还能促进蛋白质合成,促进红细胞生成,提高骨密度,降低代谢综合征的发生,

睾酮还能保护血管内皮细胞,改善认知功能。睾酮对于女性除了作为 E_2 合成的必需前体外,可以促进阴唇、阴蒂及阴阜的发育,且与女性性欲相关。雄激素可以直接或间接影响卵泡的募集和发育,与女性生育力密切相关。

(四)脱氢表雄酮、硫酸脱氢表雄酮及睾酮测定的影响因素

DHEA 和 DHEAS 在新生儿期较高,此后降低直至 7 岁时再次升高,男性 20～24 岁、女性 15～19 岁达峰值,然后随年龄增长而下降。>70 岁时,仅为年轻人的 1/3,甚至更少。同性别健康青春期青少年,相同年龄段内血清 DHEAS 水平随青春发育而升高;而相同青春发育期内则不随年龄变化。青春期后男性 DHEAS 水平显著高于相同青春分期女性。

男性睾酮水平在青春期上升,20～30 岁达到高峰,此后随着年龄增加,健康男性血浆总睾酮逐年降低,45～50 岁开始更为明显。男性的睾酮分泌呈明显的昼夜节律,早晨达到峰值,傍晚下降至低谷,老年男性睾酮水平较低且昼夜节律较平缓。因此,对睾酮的检测应在早晨取样。其他影响睾酮的因素:SHBG 水平、种族、慢性疾病(如糖尿病、肝肾功能不全、肿瘤等)、检测方法等。血浆游离睾酮的检测可能更早发现机体激素水平的变化,两者联合检测,将更准确地对男性激素水平进行判断。

(五)脱氢表雄酮、硫酸脱氢表雄酮及睾酮的检测方法

激素的检测一直是临床实验室测定中的难题,主要是因为这些激素在血液中含量很低(通常在 pmol/L 水平)、周期节律变化多、个体差异大、各分子结构相似、交叉反应重及受基质干扰。因此,现有测定方法的敏感性和特异性都会受到不同程度的影响。化学发光免疫学技术(CLIA)是目前临床上常规测定激素的主流方法,但该技术存在的局限如下:以抗原－抗体免疫反应为基础,就不可避免地带来了非特异性反应问题,从而影响检测结果的准确性;CLIA 是依赖标记催化酶或化学发光分子的发光反应,一般发光不稳定,为间断的、闪烁性发光,而且在反应过程中易发生裂变,易导致反应结果不稳定;该法中各检测系统采用的抗体不相同,从而导致了各系统结果可比性差,直接干扰了临床对于患者激素水平的判断和对疾病的预测和诊断。

超高压液相色谱－质谱联用技术(UPLC－MS/MS)是目前正蓬勃发展并用于临床激素的检测技术。利用液相色谱的分离和分析技术,将液体混合物中的不同物质根据在色谱柱中停留时间不同而进行有效的分离。质谱则是通过离子化技术将物质分子转化为离子,根据其质荷比的差异进行分离测定,从而对物质成分和结构进行有效的测定和分析。液相色谱质谱成功地

将液相色谱的分离能力和质谱的检测能力相结合,其高灵敏度、高特异性及其不受抗体等物质的限制使其成为激素检测的首选方法。UPLC – MS/MS 技术在对激素物质检测时,能够实现一次进样,多种物质同时检测,使得多种激素测定结果之间的可比性及可参照性很强。并且,其对于检测物质的覆盖面之广也是 CLIA 不能企及的。

(六)脱氢表雄酮、硫酸脱氢表雄酮及睾酮的正常参考值(迪赛思,UPLC – MS/MS)

男性和女性 DHEA:< 2 岁,< 2900pg/mL;2 ~ 5 岁,< 2300pg/mL;6 ~ 10 岁,< 3400pg/mL;11 ~ 14 岁,< 5000pg/mL;15 ~ 18 岁,< 6600pg/mL;19 ~ 30 岁,< 13 000pg/mL;31 ~ 40 岁,< 10 000pg/mL;41 ~ 50 岁,< 8000pg/mL;51 ~ 60 岁,< 6000pg/mL;≥61 岁,< 5000 pg/mL。

DHEAS:男性 18 岁以下 Tanner I 期,$(0.11 \sim 1.20) \times 10^6$ pg/mL;Tanner II 期,$(0.14 \sim 3.23) \times 10^6$ pg/mL;Tanner III 期,$(0.055 \sim 3.13) \times 10^6$ pg/mL;Tanner IV 期,$(0.29 \sim 4.12) \times 10^6$ pg/mL;Tanner V 期,$(1.04 \sim 4.68) \times 10^6$ pg/mL。18 ~ 30 岁,$(1.05 \sim 7.28) \times 10^6$ pg/mL;31 ~ 40 岁,$(0.57 \sim 5.22) \times 10^6$ pg/mL;41 ~ 50 岁,$(0.34 \sim 3.95) \times 10^6$ pg/mL;51 ~ 60 岁,$(0.20 \sim 2.99) \times 10^6$ pg/mL;61 ~ 70 岁,$(0.12 \sim 2.27) \times 10^6$ pg/mL;≥ 71 岁,$(0.066 \sim 1.62) \times 10^6$ pg/mL。女性 18 岁以下 Tanner I 期,$(1.60 \sim 9.60) \times 10^5$ pg/mL;

Tanner II 期,$(0.22 \sim 1.84) \times 10^6$ pg/mL;Tanner III 期,$(0.11 \sim 2.96) \times 10^6$ pg/mL;Tanner IV 期,$(0.17 \sim 3.43) \times 10^6$ pg/mL;Tanner V 期,$(0.57 \sim 3.95) \times 10^6$ pg/mL。18 ~ 30 岁,$(0.83 \sim 3.77) \times 10^6$ pg/mL;31 ~ 40 岁,$(0.45 \sim 2.95) \times 10^6$ pg/mL;41 ~ 50 岁,$(0.27 \sim 2.40) \times 10^6$ pg/mL;51 ~ 60 岁,$(0.16 \sim 1.95) \times 10^6$ pg/mL;61 ~ 70 岁,$(0.097 \sim 1.59) \times 10^6$ pg/mL;≥ 71 岁,$(0.053 \sim 1.24) \times 10^6$ pg/mL。

睾酮:男性 < 0.5 岁,无参考范围;0.5 ~ 9 岁,< 200 pg/mL;10 ~ 11 岁,< 1300 pg/mL;12 ~ 13 岁,< 8000 pg/mL;14 岁,< 12 000 pg/mL;15 ~ 16 岁,1000 ~ 12 000 pg/mL;17 ~ 18 岁,3000 ~ 12 000 pg/mL;≥19 岁,2400 ~ 9500 pg/mL。女性 < 0.5 岁,750 ~ 4000 pg/mL;0.5 ~ 9 岁,< 200 pg/mL;10 ~ 11 岁,< 440 pg/mL;12 ~ 16 岁,< 750 pg/mL;17 ~ 18 岁,200 ~ 750 pg/mL;≥19 岁,80 ~ 600 pg/mL。

推荐各实验室依据性别、年龄等建立自己的参考范围。

(七)脱氢表雄酮、硫酸脱氢表雄酮及睾酮的临床评估

1. 睾酮升高可见于性早熟、多囊卵巢综合征(PCOS)、女性多毛症、先天性肾上腺皮质增生症、皮质醇增多症、分泌雄激素的肾上腺皮质肿瘤和女性卵巢雄性化肿瘤、雄激素不敏感综合征等。ACTH 依赖性库欣综合征患者 DHEAS 水平高于正常,

而非 ACTH 依赖性库欣综合征及亚临床库欣综合征患者血清 DHEAS 处于较低水平。此外,DHEAS > 16μmol/L 提示分泌雄激素的肾上腺皮质肿瘤。

2. 血清睾酮水平是公认的诊断成年男性性腺功能减退症最为可靠的指标。国际男科学会等联合推荐,若睾酮水平 < 12nmol/L,认为可能存在性腺功能减退症。此外,可见于先天性、手术、外伤、炎症或药物等造成的睾丸损伤,17α - 羟化酶缺乏症,克氏综合征,以及 IHH。

六、性激素结合球蛋白的测定

(一)性激素结合球蛋白的来源

SHBG 是糖基化二聚体转运蛋白,主要在肝脏中合成。SHBG 分子量为 90kD,是由 2 个氨基酸序列相同的单体所组成的同型二聚体,每个单体都是由 373 个氨基酸残基组成的多肽链。每个 SHBG 分子只有 1 个性激素结合位点,且只能结合 1 个分子的性激素,其性激素结合位点位于 2 个单体之间,呈"三明治"样结构。

(二)性激素结合球蛋白的影响因素

肥胖、糖尿病、糖皮质激素、雄激素、肾病综合征、甲状腺功能减退症、肢端肥大症等可造成 SHBG 水平降低;增龄、甲状腺功能亢进症、艾滋病、肝硬化、肝炎、雌激素等可造成 SHBG 水平升高。

(三)性激素结合球蛋白的生理作用

SHBG 的生理作用是特异性地结合和转运性激素。性激素由于与 SHBG 结合而得到保护,从而避免了血管的吸附、生物和化学的破坏以及快速降解。在生理情况下,性激素 – SHBG 复合物的快速解离和游离性激素与 SHBG 相结合之间处于动态平衡状态,而只有游离的性激素才具有生物活性。SHBG 浓度的变化对体内雌、雄激素均有明显的影响。SHBG 除了发挥雄激素载体蛋白的转运功能、维持局部性激素浓度的作用外,还有可能参与了生精功能的调节。睾丸内雄激素浓度在维护正常的精子发生过程中发挥核心作用,睾丸内睾酮水平降低,精子发生可出现障碍。而雌激素升高抑制垂体促性腺激素分泌,导致间质细胞功能下降,睾酮产生减少,睾丸内及血清中睾酮水平下降。SHBG 正是通过影响血清雌、雄激素水平发挥作用,血清雄激素和雌激素之间的平衡是维持正常精子发生必不可少的因素,睾酮/雌激素比例的降低与男性不育有关。

(四)性激素结合球蛋白的正常参考值(康润,化学发光法)

成年男性,13.6 ~ 76.3nmol/L;成年女性,12.9 ~ 134.9nmol/L。推荐各实验室依据性别、年龄等建立自己的参考范围。

游离睾酮指数(FAI) = 总睾酮(nmol/L) × 100/SHBG(nmol/L)。

(五)性激素结合球蛋白的临床评估

对于 PCOS 患者来说,FAI 对于 PCOS

的诊断与睾酮相比具有更高的敏感性，是更为恰当的临床诊断评价指标，具有临床应用和推广价值。

SHBG 有助于患者生物可利用性激素含量的判定。

七、抗米勒管激素的测定

（一）抗米勒管激素的来源

人类 AMH 基因位于 19 号染色体（19p13.3），长度为 2.75kbp，含有 5 个外显子，分子量为 140kD。AMH 是由二硫键连接 2 个相同亚基的同二聚体糖蛋白，属于转化生长因子 β 超家族的成员。男性由睾丸支持细胞生成，女性则由卵巢颗粒细胞生成，在窦前卵泡和小窦卵泡中呈高表达。有 Ⅰ、Ⅱ、Ⅲ 型 3 种受体，在人类性腺发育过程中发挥重要的作用。

（二）抗米勒管激素的生理作用

AMH 在男性及女性体内均有表达。在男性中，胚胎第 8 周时睾丸 Sertoli 细胞分泌 AMH，诱导米勒管退化。出生后 AMH 发挥调控生殖细胞，诱导睾丸下降等功能。出生后 3 个月血清 AMH 达到峰值，约 1 岁时开始下降并保持在相对稳定的水平。随着青春期进展，睾酮的合成增加，对 AMH 抑制作用大于 FSH 的刺激作用，使得 AMH 水平继续稳定下降到成年，AMH 在成年期保持最低水平。男性 AMH 仅由睾丸支持细胞分泌，可反映睾丸生精上皮的功能，并与精子的发生密切相关。在女性中，胎儿 36 周左右时卵巢开始产生 AMH，出生后至 15.8 岁，AMH 水平基本随年龄的增长而增长，15.8～25 岁之间基本保持稳定，25 岁之后逐年下降，绝经后基本检测不到。在卵泡的发育过程中，一旦原始卵泡被募集进入生长过程，颗粒细胞开始表达 AMH，初级卵泡、次级卵泡、窦前卵泡以及直径＜4mm 的早期窦卵泡中 AMH 呈高表达，但 AMH 的表达水平随着卵泡体积进一步增大而降低，当卵泡直径至 8mm 时，AMH 水平急剧下降。AMH 仅在健康的卵泡中表达，在闭锁的卵泡中不表达。卵泡发育受 AMH 调控，在卵泡发育的早期，AMH 抑制始基卵泡向初级卵泡转化，负性调控起始募集，防止卵泡过快、过早消耗，保存卵巢的储备功能。在窦卵泡发育的后期，AMH 作用于对促性腺激素依赖的卵泡，降低了其对卵泡雌激素的敏感性，上调 FSH 阈值，使得卵泡不易被选择，从而调节卵泡的形成。

（三）抗米勒管激素的正常参考值（亚辉龙，化学发光法）

男性 ＜11 岁，38.79～294.19ng/mL；11～20 岁，2.06～100.02ng/mL；＞20 岁，0.63～19.66ng/mL。女性 ＜11 岁，＜10.78ng/mL；11～20 岁，0.97～11.76 ng/mL；21～30 岁，0.48～11.45ng/mL；31～40 岁，0.20～11.15ng/mL；41～50 岁，＜3.94ng/mL；＞50 岁，＜0.32ng/mL。推荐各实验室依据性别、年龄等建立自己的参考范围。

(四)抗米勒管激素的临床评估

AMH 不受下丘脑 – 垂体轴分泌的雌二醇、外源性雌二醇和月经的影响,在整个月经周期中波动极小,保持相对稳定。AMH 可能是重复性与准确性较好的 PCOS 的诊断指标。AMH 与 PCOS 的诊断相关性是睾酮的 4 倍,并且当血清睾酮不足以诊断高雄激素血症时,AMH 可以诊断出 22% 的 PCOS 患者。血清 AMH 的水平升高提示 PCOS 的可能性增加,AMH 能在一定程度上反映 PCOS 的严重程度,也有望通过 AMH 的变化预测 PCOS 在药物治疗后的效果。AMH > 7. 0ng/mL 诊断 PCOS 较为敏感,AMH≤1.1ng/mL 是评价卵巢储备功能降低的重要指标之一。

临床工作中鉴别无睾症和隐睾症,由于支持细胞是最早出现在胚胎睾丸中的细胞类型,AMH 可作为青春期前支持细胞功能的标志物。评估睾丸组织是否存在,应首先考虑检测 AMH。AMH 降低也可辅助低促性腺激素性性腺功能减退症的诊断,有助于和体质性青春期发育延迟相鉴别。

当 AMH 缺乏或 AMH 受体Ⅱ变异时,导致患者外生殖器为男性特征,体内男女生殖器共存,称为米勒管永存综合征(PMDS)。PMDS 患者血清 AMH 水平取决于 AMH 和 AMH 受体分子水平的突变情况,AMH 水平很低或不可测定的情况下提示 AMH 突变;正常 AMH 水平则提示 AMH 受体Ⅱ突变。

八、抑制素 B 的测定

(一)抑制素 B 的来源

INHB 由 α 和 β 两个亚单位连接而成。INHB 在男性由睾丸支持细胞分泌,女性则由卵巢中、小窦状卵泡的颗粒细胞产生。

(二)抑制素 B 的生理作用

男性出生后,INHB 水平逐渐上升,在 4 ~ 12 个月达到峰值(220pg/mL 左右),2 ~ 3 岁下降至相对低值(80pg/mL 左右),在青春期后 INHB 水平又逐渐上升,20 ~ 30 岁可达到 160pg/mL 左右,此后 INHB 水平伴随年龄增加逐渐降低。INHB 水平可有效反映男性睾丸生精功能的总体情况。女性出生时相当于成年女性卵泡期低水平,7 个月大时降至无法测出的水平,而后随着青春期发育逐渐升高,绝经后逐渐降至低值。INHB 在卵泡早期迅速上升,到卵泡中期达最高峰,主要的生理功能是调节 FSH 分泌,有助于优势卵泡的选择和非优势卵泡闭锁。

(三)抑制素 B 的正常参考值(康润,化学发光法)

成年男性 15 ~ 295pg/mL。女性 1 ~ 10 岁,<46 pg/mL;11 ~ 50 岁,11 ~ 111 pg/mL; > 50 岁,< 15 pg/mL。推荐各实验室依据性别、年龄等建立自己的参考范围。

(四)抑制素 B 的临床评估

卵泡早期 INHB 水平低下提示卵巢储备功能不足。INHB 水平异常升高可用于滋养细胞疾病、部分卵巢肿瘤的诊断。INHB水平可有效反映男性睾丸生精功能的总体情况。

第二节　其他

一、药物试验

(一)孕激素撤退试验

1.试验原理

孕激素作用后有撤退性出血,表明自身体内有一定雌激素分泌刺激子宫内膜生长。

2.试验方法

采用孕酮20mg,肌内注射,每日 1 次,连用 5 天;或甲羟孕酮(安宫黄体酮)8~10mg,每日 1 次,连用 7~10 天。

3.判读及临床意义

停药后 2~7 天子宫出血,表明子宫内膜功能正常,闭经是由排卵功能障碍所致。若停药后无子宫出血,表明可能为子宫性闭经或体内雌激素过低,子宫内膜增生不良,对外源性孕激素无反应,则需进一步行雌激素撤退试验。

(二)雌激素撤退试验

1.试验原理

子宫内膜若有正常潜能,不论萎缩程度如何,雌激素作用后均有增生反应,停药后会有撤退性出血。

2.试验方法

己烯雌酚1mg,每日 1 次,连用 21 天;或炔雌醇 0.05mg,每日 1 次,连用 21 天。在第 16 天起加用孕酮20mg,肌内注射,每日 1 次,连用 5~7 天;或甲羟孕酮(安宫黄体酮)8~10mg,每日 1 次,连用 7~10 天。

3.判读及临床意义

停药后 2~7 天子宫出血,表明闭经原因是体内雌激素过低,可除外子宫性闭经。若连续 3 次无子宫出血,则可以诊断为子宫性闭经。

二、基础体温测定

(一)试验目的

育龄女性监测基础体温可以间接反映卵巢功能,作为排卵及黄体发育状况的评估标准。

(二)试验原理

基础体温是机体维持基本活动所产生的体温。孕酮有致热作用,故育龄女性基础体温可受月经周期中孕酮浓度的影响而发生变化。体温在卵泡期较低,而在黄体期较高,呈现双相基础体温。排卵发生在基础体温转变期,即低温上升前后 2~

3天。

(三)试验方法

推荐在非应激状态夜间充分休息后,初醒尚未起床前用口温测定法测定体温,汇总每日体温绘制体温曲线。连续多月记录基础体温,可见其根据生理周期呈现出一种规律。标明外来因素,如性生活日期、月经日期、发热等。

(四)判读及临床意义

1.正常基础体温曲线

具有正常排卵功能的女性,在卵泡期(月经周期的前半期)的基础体温维持在相对较低水平,约36.5℃;黄体期(月经后半期)的基础体温上升0.3~0.6℃,维持在37℃,约12~16天,体温曲线呈双相型。需要注意的是卵泡未破裂黄素化综合征,体温可呈现双相型变化,但卵泡未破裂并无排卵。

2.单相型基础体温曲线

若卵巢无排卵功能则表现为单相型,即整个月经周期维持在相对低体温相,无排卵后黄体期的体温呈升高相。但在正常排卵型中10%~20%也可出现单相型基础体温。

3.黄体功能不全型基础体温曲线

低温相延长(20~23天)见于卵泡成熟障碍、下丘脑-垂体-卵巢轴功能失调等;较高体温相体温升高不足0.4℃,基线体温波动明显,或较高体温相转变时间≥48h,提示黄体功能不全、发育不良或孕酮分泌不足;较高体温相持续不足12天或持续时间延长、体温回降不良、基线波动明显,提示黄体过早萎缩和黄体期过短,见于功能性子宫出血伴子宫内膜不规则脱落,孕酮退化不良。

4.闭经患者

对于闭经患者,可依据基础体温是否呈双相来鉴别子宫性或卵巢性闭经。体温为双相者为子宫性闭经,单相者支持卵巢性闭经。

(五)注意事项

体温经常受体内外环境变化(进餐、活动、环境温度、应激等)的影响。部分体温型变化与排卵情况并不完全吻合,基础体温只能作为卵巢排卵功能的初步评估方法。

三、性染色体检查

(一)试验目的

性染色体异常可以导致性分化障碍,合子的性染色体决定胚胎的性腺发育为卵巢或者睾丸。性染色体核型的检测结果对性分化异常(DSD)的诊断至关重要。

(二)试验原理

染色体核型的检测不仅可以检测染色体数目的变化,而且还可以发现染色体的重复、缺失、异位、倒位等结构异常情况。

(三)试验方法

1.染色体G带显色法

该方法是目前临床广泛应用的检测方

法。需要抽取患者外周血 2mL,使用肝素抗凝。全血置于淋巴细胞培养液中,温度为 37℃,在 5% 二氧化碳培养箱中培养 72h。培养终止前 4h 加入秋水仙素(20μg/mL),按常规方法制片,G 显带,分辨率为 320 ~ 400 条带。使用染色体核型扫描分析系统,计数 30 个核型,至少分析 5 个核型;嵌合体病例计数 50 个核型,至少分析 10 个核型。按照人类细胞遗传学国际命名体制(ISCN 2013)的标准命名核型。

2. FISH 技术

该技术是一种非放射性原位杂交技术,根据中期分裂相特定的同位素荧光信号可发现染色体数目和结构异常,且能不经细胞培养进行直接检测。因此,与传统检测技术相比,FISH 能更精准地发现某些罕见染色体结构异常,FISH 检测的阳性率要高于染色体核型技术。

3. 定量荧光 – 聚合酶链式反应(QF – PCR)

该方法将荧光能量传递技术应用于 PCR 技术中,对串联重复序列进行扩增及定量检测,从而对染色体复制数目异常的患者进行快速诊断。QF – PCR 法取材少,操作相对简便,对非整倍染色体疾病的诊断敏感性和准确性都比较高。

(四)判读及临床意义

1. 正常人的细胞有 23 对染色体,其中 1 对为性染色体,正常女性为"46XX",正常男性为"46XY"。

2. Klinefelter 综合征及变异型可出现"47,XXY""46,XY/47,XXY""48,XXYY""48,XXXY""47,X,i(Xq)Y"等。

3. Turner 综合征及变异型可出现"45,XO""45,XO/46,XX"等。

4. "45,XO/46,XY"为混合型性腺发育不良,"46,XX/46,XY"为嵌合体,卵睾型 DSD。

5. DSD 的诊断需要结合临床表现、激素检查、性腺超声、染色体核型及基因检测等综合判定。46,XY DSD 包括睾丸发育异常(完全或部分型性腺发育不良、睾丸退化等)、17α – 羟化酶缺乏症、5α 还原酶 2 缺乏症、雄激素作用异常(部分型或完全型雄激素不敏感综合征)等。46,XX DSD 主要包括卵巢发育不良、卵睾型 DSD、睾丸型 DSD、雄激素增多(21 – 羟化酶缺乏症、11 – 羟化酶缺乏症)等。

6. 核型检测有助于识别含 Y 染色体成分的 DSD 患者,按女性生活选择者需要进行性腺切除以预防肿瘤的发生,对治疗决策和预后有重要意义。少数病例的核型检测虽然没有 Y 染色体,但存在标记染色体成分,需要进一步行 SRY(Y 染色体性别决定区)基因的检测。若 SRY 基因阳性,应该按照含 Y 染色体成分处理。此外 SOX3、SOX9、SOX10、DMRT1、FGF9 等基因也在性腺的形成过程中发挥重要的作用。

(五)注意事项

目前 G 带显色法核型检测技术在某些

疾病中可能出现误诊或漏诊：一方面，是检测者对难以鉴别的性染色体的诊断能力不足；另一方面，是由于嵌合体的核型比例差异较大，单次检测偶然性较大，从而影响诊断的准确性。新的分子诊断技术可与 G 带显色法核型检测技术互为补充，可以提高染色体病的实验室诊断水平。

四、Y 染色体微缺失

（一）试验目的

无精子症是引起男性不育的较为重要的原因，患病率为 1％，在男性不育人群中可达 10％ ~ 15％。其病因包括：无睾症、睾丸扭转、睾丸外伤、基因异常等。精子的生成需要许多基因参与，多数定位于 Y 染色体的长臂 Yq11。1976 年 Tiepolo 等首先命名 Y 染色体长臂的一个 10Mb 区域为无精子因子（AZF）区，其上基因的微缺失（也称为 Y 染色体微缺失）可影响精子的生成。

（二）试验原理

Y 染色体微缺失是仅次于 Klinefelter 综合征的第二大遗传病因，在无精子症人群中患病率为 15％ ~ 20％。Vogt PH 等将 AZF 进一步命名为 AZFa、AZFb 和 AZFc 区。AZFa 区域完全缺失表现为严重睾丸障碍表型（唯支持细胞综合征）；AZFb、AZFbc 区域完全缺失表现为唯支持细胞综合征或精子发生停滞相关的无精子症；AZFc 区域完全缺失可表现为从无精症到少精症的可变表型。AZFc 区缺失最为常见（65％ ~ 70％），其次是 AZFb、AZFbc 和 AZFabc 缺失（25％ ~ 30％），AZFa 缺失最为少见（5％）。

（三）试验方法

试验方法有外周血核酸提取、实时荧光 PCR 试剂配制、多重 PCR 扩增。检测缺失位点分别为 AZFa（sY84，sY86）、AZFb（sY127，sY134）、AZFc（sY254，sY255）。PCR 需设立内对照（SRY、ZFX/ZFY 基因）、阳性对照（健康的男性 DNA）、阴性对照（健康的女性 DNA）和水空白对照（用水代替模板，即含有除模板 DNA 外所有成分的 PCR 反应）。阳性对照监测实验操作是否有效，阴性对照监测 DNA 是否污染，空白对照监测试剂是否污染。内对照 SRY 基因是男性性别决定基因，位于 Y 染色体短臂，内对照 SRY 基因可以在 ZFY 基因丢失时证明 Y 染色体特征序列的存在。采用两管多重 PCR 反应，每管多重 PCR 反应体系中都包括每个区域的一个位点。当标本出现整个 AZFa、AZFb 或 AZFc 区缺失时，两管 PCR 反应中相应区域设置的 2 个 STS 位点产物都会缺失。当 AZFa 和 AZFb 区域出现部分缺失时，相关区域单个位点的缺失是有可能的，但需谨慎验证。

（四）判读及临床意义

1. 正常男性为无缺失。

2. 6 种典型的 AZF 缺失模式及相应症

状按严重程度递减的顺序为：AZFabc 缺失、AZFa 完全缺失、AZFbc 完全缺失、AZFb 完全缺失、AZFc 完全缺失、AZFc 部分缺失。

3. AZFabc 缺失、AZFa 完全缺失表现为唯支持细胞综合征。其曲精小管缩小，生精细胞缺如或消失，睾丸体积缩小，会导致无精子症。

4. AZFb、AZFbc 缺失患者的睾丸组织学特点为唯支持细胞综合征或精子成熟阻滞引发无精症，即使采取睾丸组织切取术仍无法获得精子。

5. AZFc 缺失的无精症患者中，约半数可以借助睾丸切开取精术得到精子，并进行单精子卵胞质显微注射辅助生育。然而，由于 Y 染色体伴性遗传的存在，这些患者的男性后代会获得 AZFc 位点缺失。因此，上述患者在行单精子卵胞质显微注射辅助生殖时，建议进行优生学上的性别干预。

第 17 章　功能试验

第一节　促性腺激素释放激素兴奋试验

一、试验目的

GnRH 兴奋试验用于了解垂体 Gn 的储备功能,可用于下丘脑性和垂体性性腺功能减退症、体质性青春期发育延迟、性早熟、垂体功能减退的诊断和鉴别诊断。

二、试验原理

GnRH 由下丘脑核团分泌,每 90～120min 释放 1 个脉冲。GnRH 经垂体门脉系统到达腺垂体,与 Gn 细胞的特异性受体结合,通过信号转导后刺激 LH 和 FSH 的合成和分泌。GnRH 的分泌呈脉冲式,LH 和 FSH 的分泌亦表现为脉冲分泌。LH 的脉冲分泌与 GnRH 脉冲分泌的一致性最强,而 FSH 的脉冲频率与 GnRH 脉冲频率仅有 30% 的同步性,这可能与 FSH 的合成速率较快而储备的颗粒较少有关,故兴奋试验结果的判定应以 LH 的反应结果为主。青春期开始后,垂体对下丘脑分泌的 GnRH 的敏感性增加是临床应用 GnRH 兴奋试验的基本理论依据。

三、试验方法

1. 戈那瑞林是化学合成的十肽 GnRH。静脉注射戈那瑞林 2min,血药浓度即达到峰值,半衰期为 20min。患者禁食过夜,试验期间禁烟,卧床休息。30s 内静脉注射戈那瑞林 100μg(低体重者 2.5μg/kg,最大剂量 100μg),分别于注射前 15min、注射时及注射后 30min、60min、120min 采血测 LH 和 FSH。

2. 对于长期缺乏 GnRH 的患者,可出现垂体对 GnRH 的不敏感(垂体惰性),故在有些情况下单次 GnRH 兴奋试验不能鉴别下丘脑性或垂体性性腺功能减退症,需做延长 GnRH 兴奋试验。其方法为每天肌内注射戈那瑞林 200～400μg,共 5 天;或每天静脉滴注戈那瑞林 250μg,共 3 天。此后进行 GnRH 兴奋试验。

3. 对于 GnRH 合成、分泌、作用缺陷导致的 GnRH 绝对或相对缺乏,且垂体存在一定数量和功能的 Gn 细胞的患者,GnRH 脉冲泵与戈那瑞林联合作用可进行鉴别诊断。模拟下丘脑 GnRH 的生理分泌模式,可以唤醒垂体 Gn 细胞的功能,重建下丘脑－垂体－性腺轴功能。GnRH 脉冲泵以 10μg/90min 的脉冲剂量及频率输注戈那瑞林 6 天,在用泵前及第 7 天早晨 7:30 注射后 30～60 min,采血测定 LH 和 FSH。

四、判读及临床意义

1. 正常 LH 的反应峰值在注射后 30～60 min 出现。青春期前 LH 分泌的兴奋程度较低,而 FSH 的分泌可增加 0.5～2 倍。正常成年男性 LH 水平较基础值可增加 4～10 倍,FSH 较基础值可增加 0.5～2 倍。正常成年女性兴奋后的 LH 在卵泡期可增加 3～4 倍;排卵前期可增加 3～5 倍;黄体期增加 8～10 倍。FSH 较基础值增加 0.5～2 倍,与月经周期无关。

2. 基础值低、LH 峰值增加不到基础值 2 倍为低弱反应;注射前后 LH 无明显变化为无反应;LH 峰值于 60～120 min 出现为延迟反应。性腺功能减退症病变发生在下丘脑者,反应可正常或延迟;病变发生在垂体者,则无反应或反应低弱;病变发生在性腺本身者,基础及兴奋后的 LH 和 FSH 可明显升高。

3. 在男性体质性青春期发育延迟和 IHH 的鉴别诊断中,兴奋后 60min 时 LH ≥ 8IU/L 时提示下丘脑－垂体－性腺轴启动或青春期发育延迟。

4. 中枢性性早熟及青春期延迟者反应可同正常成人。中枢性性早熟者 LH 峰值≥ 5IU/L,LH 峰值/FSH 峰值≥0.6。

5. GnRH 脉冲泵与戈那瑞林联合作用后血清 LH 和(或)FSH ≥ 1IU/L,提示 GnRH 脉冲治疗有效,兴奋后 LH 和(或)FSH 的显著升高提示下丘脑病变可能。

五、注意事项

1. 在进行 GnRH 兴奋试验前 1 个月内尽量避免应用干扰下丘脑－垂体－性腺轴的性激素相关药物。

2. 在解读男性 IHH 患者的 GnRH 兴奋试验结果时需要注意基础 LH 和 FSH 数值较低的患者,其兴奋后数值仍较低,单纯以增加倍数作为诊断标准会导致漏诊或误诊。要同时关注促性腺激素的达峰时间、达峰绝对值、峰值增加值。血清 LH 峰值≥8IU/L 和 LH 增加值≥5IU/L 对 IHH 和体质性青春期延迟鉴别具有较高的敏感性和特异性。

第二节　曲普瑞林兴奋试验

一、试验目的

该试验可用于体质性青春期发育延迟和 IHH 的鉴别诊断。

二、试验原理

GnRH 类似物(如曲普瑞林)与受体结合能力更强,抗酶分解能力更强。曲普瑞林药物半衰期约为 12h,作用远超过 Gn-RH,可用来替代 GnRH。

三、试验方法

患者为空腹状态,在上午 8 时肌内注射曲普瑞林 100μg,注射时及注射后 60min 测定 LH 水平。

四、判读及临床意义

1. 对于男性,如 60min 时 LH≥12IU/L,提示下丘脑－垂体－性腺轴启动或青春期发育延迟;如 60min 时 LH≤4IU/L,提示性腺轴未启动,可诊断为 IHH;如 60min 时 LH 为 4~12IU/L,提示性腺轴功能部分受损,需要随访其变化。

2. 对于女性,如 60min 时 LH≥18IU/L,提示下丘脑－垂体－性腺轴启动;如 60min 时 LH≤6IU/L,提示性腺轴未启动,可诊断为 IHH;如 60min 时 LH 为 6~18IU/L,提示性腺轴功能部分受损。

3. 部分研究表明,兴奋后的 LH 反应低弱也可见于全垂体功能减退症、外周性早熟和接受 GnRHα 治疗等情况。

五、注意事项

在进行 GnRH 兴奋试验前 1 个月内,尽量避免应用干扰下丘脑－垂体－性腺轴的性激素相关药物。

第三节　人绒毛膜促性腺激素兴奋试验

一、试验目的

用于了解睾丸 Leydig 细胞的储备功能。

二、试验原理

人绒毛膜促性腺激素(HCG)的分子结构和生理作用与 LH 相似。肌内注射 HCG 后,睾酮分泌升高的程度反映了 Leydig 细胞的储备功能。

三、试验方法

1. 试验日上午 8~9 时肌内注射 HCG 2000IU,分别于注射前 15min、注射时和注射后 24h、48h、72h 静脉采血测定睾酮。

2. 肌内注射 HCG 2000IU,每周 2 次,连续 2 周,测定注射前和注射后第 4、7、10、14 天的睾酮水平。

四、判读及临床意义

1. 正常成年男性的睾酮峰值在注射后 48~72h 出现,峰值增加 2 倍(或 20nmol/L)以上。睾酮≥3.47nmol/L(100ng/dL)提示存在睾丸间质细胞;睾酮≥10.41nmol/L(300ng/dL)提示间质细胞功能良好。

2. 原发性性腺功能减退症,如无睾症、

睾酮合成酶缺陷症等的患者基础 Gn 水平偏高,由于 Leydig 细胞功能受损,兴奋试验结果为反应减弱或者完全无反应。克氏综合征的患者可有不同程度的反应,但一般低于正常人。

3. 继发性性腺功能减退症(如 IHH、垂体柄阻断综合征、腺垂体功能减退症等)患者的反应则取决于下丘脑或垂体受损前睾丸发育的程度。部分患者初始反应差,经过一段时间治疗后可能达到正常反应,此方法也有助于对睾丸功能恢复的预后做出评估。

4. HCG 激发试验中睾酮和 DHT 的比值有助于 5α - 还原酶 2 缺乏症的诊断。若 HCG 激发试验睾酮反应正常,而 DHT 升高不理想,睾酮/DHT 比值婴儿期 >8,儿童期 >10,则提示可能存在 5α - 还原酶 2 缺乏症。睾酮/雄烯二酮比值 <0.8,提示 17β - 羟类固醇脱氢酶缺乏可能。

五、注意事项

该试验可能存在假阴性,应结合临床慎重评估试验结果,必要时可经促 Gn 治疗后重新评估。

第18章　功能试验与疾病诊断

第一节　特发性低促性腺激素性性腺功能减退症

IHH 是由 GnRH 神经元功能受损,GnRH 合成、分泌或作用障碍,导致垂体促性腺激素分泌减少,进而引起的性腺功能不全。其中伴随嗅觉丧失或功能减退者为 Kallmann 综合征。目前,已发现超 40 个基因与 IHH 的发病有关,而且还不断有新的基因位点被发现。男性患病率为 1/29 000 ~ 1/8000,女性患病率为 1/130 000 ~ 1/40 000,男女患病率之比约为 5:1。

多数患者无青春期发育,男性表现为不变声、小喉结、小阴茎、隐睾或小睾丸、输精管缺如、乳腺发育、无精子生成。女性表现为乳腺不发育、幼稚外阴和原发闭经。患者骨骺闭合延迟,骨龄落后于实际年龄,体态异常,如指尖距大于身高,上部量/下部量 < 1,易患骨质疏松,可有嗅觉障碍、唇裂、腭裂、色盲、听力异常、视力异常、共济失调、连带运动、骨骼及肾脏畸形。

男性到骨龄 > 12 岁或实际年龄 18 岁尚无第二性征出现和睾丸体积增大,睾酮水平 ≤ 3.47nmol/L(100ng/dL),且 LH 和 FSH 水平正常或偏低;女性到实际年龄 14 岁尚无第二性征发育和月经初潮,E_2 水平低且 LH 和 FSH 水平正常或偏低,且除外慢性消耗性疾病、营养不良、下丘脑 – 垂体占位性病变、腺垂体功能减退症等,拟诊 IHH。

基础状态 LH 值为 0 ~ 0.7IU/L 时,IHH 的可能性较大,LH ≥ 0.7IU/L 提示体质性青春期发育延迟或部分性 IHH。IHH 和体质性青春期发育延迟因具有相似的临床表现和激素水平,在一定年龄范围内难以鉴别,最常用的鉴别方法为 GnRH 兴奋试验或曲普瑞林兴奋试验。GnRH 兴奋试验中注射后 60min,男性 LH < 8IU/L,女性 LH < 6IU/L;或曲普瑞林兴奋试验中注射后 60min,男性 LH < 4IU/L,女性 LH < 6IU/L,高度提示 IHH。明确诊断后根据患者年龄、生活状态和需求选择性激素、Gn 或 GnRH 脉冲式治疗。在治疗过程中,必须定期监测生长发育情况、性腺超声、性激素水平及精液分析等,对患者进行长期随诊。

第二节　闭经

闭经分为原发性、继发性和生理性。14 岁无第二性征发育亦无月经初潮，或 16 岁有第二性征发育但无月经初潮称为原发性闭经。月经周期已建立，停经 3 个周期或停经超过 6 个月称为继发性闭经。妊娠及绝经属于生理性闭经。闭经可分为下丘脑性、垂体性、卵巢性、子宫性及其他原因（甲状腺功能异常、高催乳素血症、高雄激素血症）。

下丘脑性闭经病变在下丘脑，可见于鞍上颅咽管瘤、视交叉神经胶质瘤、外伤、炎症、先天性缺陷、神经性厌食、过度运动及减重等。垂体性闭经病变在垂体，见于垂体瘤、颅咽管瘤、外伤、炎症、席汉综合征、空蝶鞍综合征、垂体发育不良等。两者实验室检查 E_2 显著降低，LH 和 FSH 可 < 5IU/L，进一步行 GnRH 兴奋试验。病变发生在下丘脑者，反应可正常或延迟；病变发生在垂体者，则无反应或反应低弱。因 E_2 水平低下，孕激素试验通常为阴性。需要进一步结合下丘脑、垂体的 MRI 辅助诊断。

卵巢性闭经可见于先天性卵巢发育不良、单纯性性腺发育不良、多 X 综合征、卵巢被破坏（手术、药物、放疗等）、17α - 羟化酶缺乏症、卵巢不敏感综合征、卵巢早衰等。实验室检查显示 E_2 显著降低，促性腺激素升高，雌激素试验阳性。

子宫性闭经的月经调节功能正常，但子宫内膜对卵巢的周期性活动无反应，可见于米勒管发育不全综合征、子宫内膜损伤综合征、子宫内膜发育不全及隐经等。实验室检查下丘脑 - 垂体 - 卵巢轴的功能一般正常，排除隐经后，雌激素试验后一般无撤退性出血。需要进一步借助超声、MRI、腹腔镜等了解子宫形态和内膜情况。

第三节　促性腺激素瘤

垂体瘤是临床中常见的颅内良性肿瘤，无功能性垂体瘤约占 80%。在无功能性垂体瘤中，病理及免疫组化结果提示无功能性促性腺激素瘤并不少见，而功能性促性腺激素瘤的发生率非常低。

儿童期功能性促性腺激素瘤极为罕见，可表现为第二性征发育提前、性腺发育、生长加速、占位效应带来的不适等，可出现 LH、FSH、E_2 和（或）睾酮的水平升高，垂体影像学多表现为大腺瘤，还需除外颅咽管瘤、生殖细胞瘤、下丘脑错构瘤等造成的性早熟。成年男性功能性促性腺激素瘤患者可出现 FSH 分泌过多,造成睾丸营养作用增强,导致曲细精管长度增加、睾丸增大。部分患者表现为性腺功能减退、占位效应带来的不适等。FSH 水平多升高,LH 和睾酮水平可升高、正常或下降,抑制素水平正常或轻度升高,垂体影像学多表现为大腺瘤。成年女性功能性促性腺激素瘤患者可出现月经稀发、点滴出血、继发性闭经、月经过多、占位效应带来的不适等。卵巢过度刺激综合征较常见于此类人群中,且可以作为首发症状出现。实验室检查结果以雌激素水平升高为主,可表现为轻度升高、显著升高或周期性波动。FSH 水平正常或轻度升高。LH 通常被抑制,部分患者 LH 水平可以正常或升高。PRL 水平升高较为常见,可能与雌激素水平升高或 PIF 传输障碍有关。垂体 MRI 多提示大腺瘤。确诊还需要术后病理及免疫组化结果的支持。

(李凤翔)

参考文献

1. 刘伟,李圣贤.男性低雄激素血症睾酮补充治疗的困境及其原因分析.中华内分泌代谢志,2019,35(2):93 - 98.

2. 刘梦思,张文婧,朱科盈,等.血清硫酸脱氢表雄酮在库欣综合征病因鉴别诊断中的应用.中华医学杂志,2020,100(36):2822 - 2827.

3. 夏曦,邓玉颖,顾俊健,等.超高压液相色谱－质谱联用技术联合分析血清睾酮和硫酸脱氢表雄酮提高多囊卵巢综合征的诊断率.中华内分泌代谢杂志,2018,34(2):136 - 140.

4. 叶雅萍,李萍.性激素结合球蛋白在生殖医学中的应用研究进展.生殖医学杂志,2022,31(2):273 - 277.

5. 唐海飞,王智文,郑雪松,等.雌激素功能研究进展.中华生殖与避孕杂志,2019,39(4):334 - 340.

6. 刘璐,姜雨佑,李书书.性激素及其受体在肝脏脂类代谢中的作用机制研究进展.中华内分泌代谢杂志,2020,36(3):267 - 272.

7. 杨雨阳,余鹏,谢德高,等.抗苗勒管激素与男性不育疾病相关性的研究进展.中国当代医药,2020,27(6):28 - 32.

8. 潘慧,史轶蘩,邓洁英,等.LHRH 兴奋试验早期鉴别诊断青少年的体质性青春发育延迟和男性低促性腺激素性功能低减的价值.中华内分泌代谢杂志,2003,19(2):110 - 114.

9. 伍学焱,聂敏,卢双玉,等.曲普瑞林兴奋试验在评价男性下丘脑－垂体－性腺轴功能中的价值.中华医学杂志,2011,91(10):679 - 682.

10. 丁艳霞,李志臻,王庆祝,等.曲普瑞林兴奋试验对青春发育延迟的诊断意义:128 例报告.中华内分泌代谢杂志,2014,30(6):482 - 485.

11. 中华医学会内分泌学分会性腺学组.特发性低促性腺激素性性腺功能减退症诊治专家共识.中华内科杂志,2015,54(8):739 - 743.

12. 中华医学会男科学分会.下丘脑促性腺激素释放激素脉冲泵在男科疾病中应用专家共识.中华男科学杂志,2022,28(3):273 - 280.

13. 中华医学会儿科学分会内分泌遗传代谢学组.中枢性性早熟诊断与治疗共识(2015).中华儿科杂志,2015,53(6):412 - 418.

14. 中华医学会儿科学分会内分泌遗传代谢学组.性发育异常的儿科内分泌诊断与治疗共识.中华儿科杂志,2019,57(6):410 - 418.

15. 刘敏,母义明.我国性腺疾病的诊疗现状.国际内分泌代谢杂志,2007,27(6):361 - 364.

16. 唐向亮,吴盛德,魏仪,等.性染色体型性发育异常的临床诊治.中华实用儿科临床杂志,

2017,32(8):582－584.

17. Hewitt J, Zacharin M. Hormone replacement in disorders of sex development: Current thinking. Best Pract Res Clin Endocrinol Metab,2015,29 (3):437－447.

18. 吕拥芬,李嫔.《性发育异常的儿科内分泌诊断与治疗共识》解读.重庆医科大学学报,2022,47(3):259－262.

19. 中华医学会儿科学分会内分泌遗传代谢学组.性发育异常的儿科内分泌诊断与治疗共识.中华儿科杂志,2019,57(6):410－418.

20. 中华医学会妇产科学分会内分泌学组.闭经诊断与治疗指南(试行).中华妇产科杂志,2011,46(9):712－716.

21. 潘周辉,周秀丽,卢慧杰.63 例成人无精子症

AZFc 缺失患者的临床特点及其与性激素水平相关性分析.中华内分泌代谢杂志,2021,37(1):52－55.

22. 朱晓斌,李铮.2013 新版 EAA/EMONY 染色体微缺失检测指南解读.中华医学杂志,2015,95(36):2900－2902.

23. 杨卓,郭野,李宏军,等. EAA/EMONY 染色体微缺失分子诊断应用指南解读.中华检验医学杂志,2015,38(7):454－456.

24. 刘智任,刘奇才,洪国舜.男性不育遗传因素相关检测的研究进展.中华检验医学杂志,2022,45(5):553－558.

25. 李磊,郭晖,杨润娇,等.功能性促性腺激素瘤的诊治.中华内分泌代谢杂志,2015,31(10):921－924.

第7篇

甲状旁腺激素及骨代谢疾病
功能试验

第19章 激素测定与生化指标

第一节 血钙和尿钙测定

钙是人体内含量最多的阳离子,正常成人体内含量为 25～30mol,90% 储存在骨骼和牙齿中。钙在人体内有 2 种存在形式:结合钙和离子钙。结合钙主要与白蛋白结合,因此,白蛋白水平会影响总钙的检测结果。离子钙在细胞和机体的生理和生化过程中起重要作用:在信号传导通路中作为第二信使,是神经元释放的神经传导介质,参与肌肉细胞收缩,是许多酶的辅酶和受精的辅助因子。

一、血清总钙的检测

血清总钙检测目前仍采用络合比色法,因此,血标本不能用螯合剂(如枸橼酸钠、草酸钾、EDTA－2Na 等)抗凝。有研究报道,一些 MR 造影剂(如钆双胺和钆胺)会导致假性低钙血症。测量所得总钙需要用白蛋白进行校正:血钙 = 测量值(mmol/L)－(白蛋白－40)/40。血清总钙正常范围为 2.15～2.55mmol/L。根据校正钙的水平将高钙血症分为轻度高血钙(2.75～3mmol/L)、中度高血钙(3～3.5mmol/L)、重度高血钙(＞3.5mmol/L)、高钙危象(＞3.75mmol/L)。血清钙离子浓度为 2～2.15mmol/L 属于轻度低血钙,1.75～2mmol/L 属于中度低血钙,＜1.75mmol/L 属于重度低血钙。对于有症状的低血钙,如总钙＜1.8mmol/L,建议静脉补钙治疗。

二、血清离子钙的检测

离子钙检测采用离子选择电极法。血清离子钙浓度受血 pH 值的影响。pH 值下降,使结合钙转为离子钙,此时即使血清总钙降低,也可不出现低血钙症状;碱中毒使血清离子钙浓度降低,即使血清总钙正常,也可以出现低血钙的临床表现。成人血清离子钙正常范围为 1.1～1.34mmol/L(pH 值为 7.4 时)。检测时需要空腹,不用止血带,因为饮食、静脉淤血、直立等可使血清离子钙升高。采样后需要尽快检测,不超过 1h。不能应用 EDTA、柠檬酸盐、草酸盐等抗凝剂,肝素抗凝时浓度不应过高(10IU/mL)。

三、尿钙的检测

在肾功能和肾小管功能正常情况下,尿钙可以反映体内钙的水平。目前,被认可的是 24h 尿钙的测定。虽然操作繁琐,但可以准确反映体内钙的储备。24h 尿钙的检查结果与 24h 尿量关系密切,因此,留取标本需要方法正确:起始时间排尿弃去,终止时间排尿保留。24h 尿钙正常范围: 2.7 ~ 7.5mmol。

第二节　血磷和尿磷测定

磷是人体必需的矿物质元素,在人体内含量仅次于碳、氢、氧、氮和钙,约占人体重量的 1% ,是构成牙齿和骨骼的必要物质。磷在自然界分布广泛,一般情况下很少出现磷缺乏。磷参与骨代谢,维持骨和牙齿健康;参与 DNA 和 RNA 的复制;参与能量代谢,调节分子活性等。

一、血磷

成人血磷值参考范围为 0.81 ~ 1.49mmol/L,儿童血磷水平比成人高,一般 15 岁时达到成人水平。在一些病理状态下会出现血磷降低,如甲状旁腺功能亢进、溶血性贫血、瘤源性骨软化、范科尼综合征等。低磷血症分为轻、中和重度。轻度低血磷,血磷值为 0.65 ~ 0.81mmol/L;中度低血磷,血磷值为 0.32 ~ 0.65mmol/L;重度低血磷,血磷值 < 0.32mmol/L,为低磷血症危象,需要紧急处理。高血磷最常见的原因是慢性肾功能不全。

二、尿磷

尿磷的检测方式有 24h 尿磷定量、空腹尿磷检测、空腹 2h 尿磷检测和尿磷与肌酐比值。目前,临床应用最多的是 24h 尿磷定量。尿磷正常值根据试验方法差异会有差别,一般为 23 ~ 48mmol/24h。尿磷排泄增多常见于甲状旁腺亢进症。

第三节　甲状旁腺激素测定

一、概述

甲状旁腺激素(PTH)是含有 84 个氨基酸的直链多肽,氨基端 1 ~ 27 个氨基酸决定了 PTH 活性,氨基端 34 个氨基酸残基肽片段具有与全长 PTH 相同的生物活性。

甲状旁腺主要分泌 PTH(1 - 84)和羧基端 PTH 片段,其比例依据血钙的变化而变化。甲状旁腺也分泌 PreProPTH、ProPTH 和其他片段,但基本没有或者很少有生物活性。

进入外周血循环的甲状旁腺分泌的完整 PTH(1 ~ 84)70% 在肝脏代谢,20% 在肾脏代谢,半衰期只有 2min,只有不到 1% 的 PTH 与受体结合发挥生物学效应。羧基端 PTH 通过肾小球滤过与 1 种膜蛋白结合从而被降解,这是羧基端 PTH 唯一的代谢途径。肾功能正常时,羧基端 PTH 的半衰期是 PTH(1~84)的 7 倍,因此,即使甲状旁腺主要分泌 PTH(1~84),但外周血中的羧基端 PTH 比例往往高于 PTH(1~84)。肾衰竭时血中羧基端 PTH 水平会显著升高。

二、PTH 的检测方法

PTH 检测方法有 3 代,第 2 代方法检测全长 PTH、PTH(7~84)和其他长的羧基端片段(没有活性或拮抗全长 PTH 的活性)。肾功能正常时,检测到的这部分片段不影响 PTH 的检测。第 2 代全长 PTH 检测方法不会与 PTH 相关肽有交叉反应,因此,可以较好鉴别甲状旁腺功能亢进症和肿瘤导致的高血钙。第 3 代检测方法可以检测全长 PTH,以及不可被第 2 代方法检测的翻译后修饰过的全长 PTH。肾衰竭时,第 3 代检测方法与第 2 代相比可以提高诊断的敏感性。PTH 正常范围为 15~65pg/mL 或 1.1~7.3pmol/L(1pg/mL = 0.11pmol/L)。

第四节　维生素 D 测定

目前,采用 25 羟维生素 D 检测水平来反映机体维生素 D 的营养状态。

一、维生素 D 的来源

1. 皮肤中 7-脱氢胆固醇经阳光中紫外线(290~315nm)照射后形成维生素 D 的前体,经体温加热后转化为维生素 D。

2. 饮食摄入维生素 D,如强化食品、鱼油等。维生素 D 以原型储存在脂肪细胞中,平均储存时间 2~3 周。

二、维生素 D 的运输和代谢

血液循环中的维生素 D 与维生素 D 结合蛋白(DBP)结合后转运到肝脏,在肝脏进行第 1 次羟化——25 羟化,形成 25 (OH)D。25(OH)D 是血液循环中维生素 D 的主要存在形式。补充普通维生素 D 是提高 25(OH)D 的最佳途径。25(OH)D 与 DBP 结合后转运到肾脏,在肾脏进行第 2 次羟化——1α 羟化,形成 1,25(OH)$_2$D。1,25(OH)$_2$D 与组织中的维生素 D 受体结合,发挥生物学作用,如维持矿物质的稳态(钙磷调节)、调节 PTH 浓度等。这是维生素 D 活化的经典途径。非经典的活化途径是指肾外 1α 羟化酶靶细胞直接从血液中摄取与 DBP 结合的 25(OH)D;仍经由 Megalin(LDL 受体超家族中的一员)介导 25(OH)D 的细胞内吞作用进入靶细胞,在细胞内经肾外 1α 羟化酶(CYP27B1)进行 1α 羟化,形成 1,25(OH)$_2$D,在细胞内发挥生物学作用,再经 24 羟化酶(CYP24A2)进行羟化,形成 1,24,25(OH)$_3$D,失活排出细胞,不影响血液循环中钙磷的代谢。因此,活性和普通维生素 D 的补充和治疗存在一定的临床差异。

三、维生素 D 的检测方法

维生素 D 的检测方法有放射免疫法、化学发光法、电化学发光法和色谱法,可以检测总维生素 D 或者维生素 D_3 水平。如果患者补充维生素 D_2 而检测方法是维生素 D_3 的检测法,会导致结果不能反映体内维生素 D 的真正水平,而采用总维生素 D 检测可以避免这种误差。

四、维生素 D 水平判断

根据临床循证医学研究结果,目前认为维生素 D 水平 <20ng/mL(50nmol/L)为维生素 D 缺乏;维生素 D 充足,>30ng/mL(75nmol/L);维生素 D 不足,20～30ng/mL(50～75nmol/L);维生素 D 中毒,>100ng/mL(250nmol/L)。

第五节　骨转换标志物测定

一、概述

骨组织在合成与分解代谢过程中产生许多代谢产物,并以不同浓度和结构分布于骨骼,也分布于血液、尿液或其他体液中。临床上可以通过检测血液或尿液中的骨代谢产物,间接推断骨骼的各种代谢状态。这些代谢产物就是骨转换标志物,骨转换标志物分为骨形成标志物和骨吸收标志物 2 大类。

骨形成标志物有:碱性磷酸酶(ALP)、骨源性碱性磷酸酶(NBAP)、骨钙素(OCN)、Ⅰ型原胶原 N 端前肽(PINP)、Ⅰ型原胶原 C 端前肽(PICP)。骨吸收标志物有:吡啶啉(PYD)、脱氧吡啶啉(DPD)、Ⅰ型胶原交联羧基端肽(CTX)、Ⅰ型胶原交联氨基端肽(NTX)、抗酒石酸酸性磷酸酶(TRAP)。目前,应用较广的骨形成标志物是 PINP,骨吸收标志物是 CTX。见表7－1。

表 7 - 1　骨转换标志物

标志物	英文缩写	是否经肾脏代谢
骨形成标志物		
碱性磷酸酶	ALP	否
骨源性碱性磷酸酶	NBAP	否
骨钙素	OCN	是
Ⅰ型原胶原 N 端前肽	PINP	否

(待续)

表 7 - 1(续表)

标志物	英文缩写	是否经肾脏代谢
Ⅰ型原胶原 C 端前肽	PICP	否
骨吸收标志物		
吡啶啉	PYD	是
脱氧吡啶啉	DPD	是
Ⅰ型胶原交联羧基端肽	CTX	是
Ⅰ型胶原交联氨基端肽	NTX	是
抗酒石酸酸性磷酸酶	TRAP	否

二、骨形成标志物

骨基质90%由Ⅰ型胶原组成。在形成Ⅰ型胶原过程中,Ⅰ型原胶原的氨基端和羧基端在多肽酶作用下被裂解下来,形成原胶原分子后形成Ⅰ型胶原。每形成1分子的Ⅰ型胶原即产生 1 分子的 PINP 和 PICP。由于 PINP 反映骨形成的临床证据较 PICP 多,因此,被认为是最佳的骨形成标志物,其具有特异性好,受生理节律影响小,室温下稳定,且不受饮食和肾功能影响等特点。

三、骨吸收标志物

在骨组织中,NTX 或 CTX 通过 PYD 或 DPD 将相邻 2 个Ⅰ型原胶原分子相连,而羟脯氨酸(HOP)在胶原分子内部通过氢键起稳定胶原纤维的作用。Ⅰ型胶原在赖氨酰氧化酶作用下降解后,释放出 HOP、PYD、DPD、NTX 和 CTX,因此,这 5 个标志物反映了骨吸收过程中的胶原降解水平。

常用的 CTX 是敏感而特异的骨吸收标志物。其受肝肾功能、进食和昼夜节律影响。

四、骨转换标志物检测的影响因素

影响骨转换标志物检测的不可控因素有年龄、性别、种族、疾病状态及近期骨折史等;可控因素有昼夜节律、月经周期、进食、运动和生活方式等。

1.导致其升高的因素有绝经,骨折,制动,吸烟,药物(芳香化酶抑制剂、抗惊厥药物、甲状旁腺素等促骨形成药物),妊娠期骨转换水平较妊娠前增加,冬季骨转换水平略高于其他季节。

2.导致其降低的因素有高龄,酗酒,药物(糖皮质激素、噻嗪类利尿剂、肝素、双膦酸盐和地舒单抗)等。

五、骨转换标志物的临床应用

(一)预测骨折风险

骨转换标志物在临床上可以帮助预测

骨折风险,预测骨丢失和骨微结构损害,帮助进行骨质疏松的鉴别,帮助判断骨质疏松患者对治疗药物的反应。正常情况下成年人骨转换活跃提示骨丢失增快、骨微结构受损和骨折风险增加。

(二)骨质疏松的鉴别诊断

诊断骨质疏松时,如果骨转换标志物较正常值升高 2 倍以上,预示着继发性骨质疏松症的可能。

(三)抗骨质疏松药物疗效的判断

1. 在骨质疏松治疗过程中,根据抗骨质疏松药物的种类,如果使用促骨形成药物,那么骨形成标志物较基线增加超过预期。以特立帕肽为例:PINP 较基线增加 50%~140%,或较基线增加 10ng/mL 为患者对治疗有反应。

2. 如果应用抑制骨形成的药物,那么骨吸收标志物受抑制超过预期为治疗有效。以地舒单抗为例,注射 60mg 地舒单抗后 3 天,CTX 下降约 85%;于注射后 1 个月左右,CTX 达到最大降幅。口服双膦酸盐药物,CTX 于用药后 3~6 个月降至最低;而静脉注射双膦酸盐后 1 个月 CTX 降至最低。

六、骨转换标志物结果判断的依据

由于不同骨转换标志物测量方法存在分析变异,同一测量方法也存在批内和批间变异。在分析结果时,需考虑检验变异的重要影响。2 次检验的结果差异需要超过最小有意义变化(LSC)值才被认为是有临床意义的变化。LSC 是实验室连续测量结果之间的最小差异,用于判断患者真实变化值的意义。LSC 计算方法:LSC = 骨转化指标测定的"精确度误差"(CV)×2.77。

第六节　降钙素测定

一、降钙素的结构

降钙素是单链多肽,由 32 个氨基酸组成。其氨基酸第 1 位和第 7 位的半胱氨酸形成 1 个二硫键,组成含有 7 个氨基酸的环状结构,羧基末端有酰胺化的脯氨酸。降钙素的生物学作用是由受体介导的,氨基端的环状结构与羧基末端参与其与受体结合和信号传导。

二、降钙素的来源

人体内的降钙素是由甲状腺 C 细胞分泌的,人类 C 细胞不仅存在于甲状腺,也存在于肺和胸腺。因此,甲状腺全切患者术后仍可以检测到降钙素水平。

三、降钙素分泌的调节

降钙素的分泌受血钙浓度调节。当血

钙浓度急性升高,降钙素水平会相应升高,血钙浓度迅速下降,降钙素水平会相应降低。但慢性高血钙或者低血钙对降钙素水平的影响还不十分清楚。

四、降钙素的生理作用

降钙素主要的生理作用是抑制破骨细胞活性和骨吸收,该作用主要通过破坏破骨细胞进行骨吸收所产生的酸性微环境而抑制破骨细胞对骨基质的降解。降钙素也作用于肾脏,减少尿钙的重吸收,同时也减少尿钠、钾、氯和磷的重吸收。降钙素还作用于中枢神经系统,可镇痛,引起胃酸分泌和厌食。

需要关注的是,甲状腺髓样癌患者体内降钙素水平很高,患者并未出现低血钙或者骨转化降低、骨硬化的表现。另一方面,甲状腺全切的患者也并未出现高血钙和骨量的变化。因此,降钙素对人体钙平衡和骨代谢的影响尚不十分清楚。

五、降钙素的测定方法

降钙素的检测方法有生物分析法、放射免疫分析法和夹心放射免疫分析法。后者的敏感性、特异性和稳定性都比较高,且完成反应时间短,是目前常用的检测方法,正常值 <10pg/mL。

第七节　成纤维细胞生长因子23测定

一、概述

成纤维细胞生长因子(FGF)属于多肽生长因子,具有多种生物活性。FGF23 是促进尿磷排泄的激素,主要由骨细胞和成骨细胞分泌,同时唾液腺和胃也表达该激素,其他组织包括骨骼肌、脑、乳腺、肝脏和心脏也有很低水平的表达。

二、成纤维细胞生长因子23的生理作用

FGF23 是一种内分泌激素,调节矿物质代谢。为了维持正常血磷水平,作为生理反应 FGF23 浓度会增加,从而使肾脏尿磷排出增加。钙磷的平衡受一组激素调节,包括 PTH、维生素 D 和 FGF23。FGF23 作为肾脏-骨骼轴的一部分可以影响维生素 D 的代谢,也被认为是一种磷调节激素。磷和 $1,25(OH)_2D$ 调节 FGF23 的表达。$1,25(OH)_2D$ 刺激 FGF23 的产生,同时出现负反馈抑制自身的合成。

三、影响成纤维细胞生长因子23作用的因素

FGF23 也受其他因素影响:骨矿化和再建,磷、钙、瘦素、雌激素、糖皮质激素和铁代谢。

FGF23 与成纤维细胞生长因子受体结

合发挥生物学效应,但 FGF23 与受体结合力很弱,需要另一种辅助因子 α - Klotho 存在才能与受体结合。Klotho 基因表达的异常会导致不孕、动脉硬化、皮肤萎缩和寿命缩短。这暗示 Klotho 在 FGF23 作用中发挥重要影响。

四、检测方法

FGF23 的检测目前最常用的是酶联免疫吸附测定法(ELISA):检测 FGF23 全长和全长 + FGF23 羧基端片段。最近出现的自动化学发光法检测 FGF23 全长较 ELISA 法用时短,且用血量少。但无论哪种方法,目前均未经过临床认证,所以,仅能用于研究。

健康人血浆全长 FGF23 浓度有明显的日间变化,早晨有峰值出现,而 FGF23 羧基端则没有明显的峰值出现。因此,检测时采血时间要明确。一般认为检测全长 FGF23 晨起空腹最佳。全长和羧基端 FGF23 检测方法不同,所得结果不能互相比较。而且有研究显示血浆全长 FGF23 和羧基端 FGF23 检测得到浓度的一致性较差,两者检测结果也没有相关性。

与检测 FGF23 全长相比,检测其羧基端片段有一些优势,如日间波动小;有更理想的变异特征,个体间变异大于个体内变异;与全因死亡相关性更好;可以更好地预测慢性肾衰竭进展、动脉硬化相关的心血管疾病和心力衰竭。

第20章 功能试验

第一节 钙负荷试验

一、原理

升高的血钙抑制PTH分泌。PTH分泌减少，尿磷排泄降低，血磷升高。甲状旁腺功能亢进时，由于PTH自主分泌，升高的血钙不能抑制PTH的分泌。

二、方法

钙磷定量饮食5天，第3天开始试验。试验前1天留24h尿，测定尿钙和尿磷。试验当天，静脉滴注钙15mg/kg（相当于10%葡萄糖酸钙1.65mL/kg）溶于500mL生理盐水中，4h滴注完，并留24h尿，测定尿钙和尿磷。钙剂滴注前、中和后各采血1次，测血钙和血磷。试验完毕次日，再留24h尿，测定尿钙和尿磷。

三、结果

1. 正常人血磷、血钙升高，尿磷减少。24h尿磷较对照日减少30%以上。

2. 甲状旁腺功能亢进症患者血磷升高，尿磷减少，但不如正常人显著，减少不会>25%。甲状旁腺功能减退症患者血磷下降，尿磷增加。

3. 检测PTH水平，血钙升高情况下，PTH仍高于正常上限，提示甲状旁腺功能亢进症。

注意：血钙>3.25mmol或者存在低血钾、肾功能不全和酸中毒时，不宜进行此试验。

第二节 肾小管磷重吸收试验

一、原理

PTH通过抑制肾小管磷重吸收促进肾脏磷的排泄。肾功能正常时计算磷重吸收率对诊断甲状旁腺功能亢进症有一定帮助。

二、方法

钙磷定量饮食5天，第3天晚上7时到次日清晨7时留12h尿，测尿肌酐、尿磷。晚上7时留尿前和次日空腹采血，测血肌酐和血磷。第4日重复上述试验1次。计算内生肌酐清除率/12h,校正后得出肾小球滤过率。肾小管重吸收磷百分率(TRP)=肾小管重吸收磷(mg/h)/肾小球滤过磷(mg/h);肾小管重吸收磷(mg/h)=肾小球滤过磷(mg/h)−尿磷排泄率(mg/h);肾小球滤过磷(mg/h)=血清磷浓度(mg/mL)×肌酐清除率(mg/h)。简化公式 TRP=1−尿磷×血肌酐/血磷×尿肌酐。

三、结果

正常人 TRP 为 85%～95%。甲状旁腺功能亢进症患者为 76%～83%,甲状旁腺功能减退症患者 TRP 为正常偏高值,一般 >90%。

注意:患者偏胖或者偏瘦时,计算 TRP 需要用标准体表面积(1.73m²)校正。

第三节 磷廓清试验

一、原理

对于诊断甲状旁腺功能减退症,磷廓清试验的敏感性更高。正常人与甲状旁腺功能减退症患者的 TRP 易发生重叠。

二、方法

磷廓清率(mL/min)=尿磷排泄率(mg/min)/血磷浓度(mg/mL)。

三、结果

正常人为 6.3～15.5mL/min;甲状旁腺功能亢进症患者为 16～40mL/min;甲状旁腺功能减退症患者为 1.7～7.3mL/min,平均 5mL/min。

注意:饮食中磷的含量对正常人磷廓清率有显著影响。

第四节 甲状旁腺激素试验

甲状旁腺激素试验是用于鉴别甲状旁腺功能减退症和假性甲状旁腺功能减退症的功能试验。

一、方法

静脉注射 PTH 250U,然后每小时测定尿磷的排出量并与注射前比较。

二、结果

1. 正常人注射 PTH 后,TRP 下降,尿磷排出量增加。

2. 甲状旁腺功能减退症患者对 PTH 反应明显:注射后最大一次尿磷排出量(1h 内)较注射前增加 25% 以上。

3.假性甲状旁腺功能减退症患者尿磷排出量无变化或者变化不显著。

注意:该试验的敏感性和特异性均不高,目前临床很少应用。

第五节 尿环磷酸腺苷的测定

一、原理

PTH 通过 Gs/cAMP/PKA 信号通路发挥生理作用。因此,检测尿环磷酸腺苷(cAMP)能间接反映 PTH 的作用。甲状旁腺功能亢进症患者的 24h 尿 cAMP 含量升高。前面提到的功能试验中,观测尿 cAMP 含量的变化比检测尿磷更可靠。但由于机体内 cAMP 的含量极低,为 pmol/L 级别,用一般的分析方法无法测定,影响了其在临床实践中的应用。New East Biosciences(纽斯特)公司在 10 多年前成功构建了世界上唯一的基于单抗的 cAMP 和 cGMP

ELISA 检测试剂盒,提高了 cAMP(cGMP)检测的敏感性和特异性,提供了长久有效的可重复性检测。

二、结果

由于 PTH 检测在临床的广泛应用,尿 cAMP 检测对于鉴别假性甲状旁腺功能减退症(PHP)的临床分型也具有一定意义。PHP Ⅰa,b,c 型患者 PTH 注射后血及尿 cAMP 和尿磷均降低;PHP Ⅱ型患者 PTH 注射后 cAMP 可有变化,但尿磷排泄不增加。

第六节 钙肌酐清除比

一、结果判断

钙肌酐清除比(CCCR)主要用于原发性甲状旁腺功能亢进症和家族性低尿钙性高血钙的鉴别诊断。目前,认为切点值为 0.01,有研究显示 CCCR 0.0115 诊断的特异性和敏感性分别为 88% 和 80%。因此,建议如果切点值为 0.02,需要进一步进行

钙敏感受体基因分析协助诊断。

二、标本留取和计算公式

留取标本的方法为留取 24h 尿,检测肌酐和尿钙,次日清晨空腹采血,化验血肌酐和血钙。

$$CCCR = \frac{尿钙 \times 血肌酐}{血钙 \times 尿肌酐}。$$

第七节　肾小管功能评估

一、概述

肾功能包括肾小球和肾小管功能,一般血液检测往往反映肾小球功能。近曲小管有强大的重吸收作用,对于维持身体内环境稳态非常重要,远曲小管有泌氢泌氨作用,参与体内酸碱平衡的调控。

二、检测方法

1. 通过葡萄糖负荷试验,分时间段检测血糖水平和尿糖定性;糖代谢正常患者进行 24 小时尿糖检测。

2. 24 小时尿氨基酸分析。

3. 肾脏磷重吸收率:见第 20 章第二节。

4. 通过同时检测血和24h 尿电解质以及尿酸,也可以评估肾小管的重吸收功能是否正常。

第 1～3 项可以反映近曲小管葡萄糖、氨基酸和磷重吸收功能是否正常。

第21章 功能试验与疾病诊断

第一节 甲状旁腺功能亢进症

一、概述

通过检测血钙、血磷、白蛋白、25羟维生素D、甲状旁腺激素水平、肾小球滤过率和24h尿钙排泄量,即可诊断甲状旁腺功能亢进症。同时应做骨密度和肾脏超声。

二、甲状旁腺功能亢进症分类与诊断

甲状旁腺功能亢进症分为原发性和继发性。非甲状旁腺组织分泌PTH被称为异位甲状旁腺激素分泌,偶见于终末期的恶性肿瘤。

(一)原发性甲状旁腺功能亢进症

原发性甲状旁腺功能亢进症分为正常血钙甲状旁腺功能亢进症、无症状甲状旁腺功能亢进症和经典甲状旁腺功能亢进症。

1. 正常血钙甲状旁腺功能亢进症患者离子钙、维生素D水平、尿钙排泄和肾功能均正常,以此与继发性甲状旁腺功能亢进症鉴别。

2. 无症状甲状旁腺功能亢进症这个概念最初被提出是基于患者缺乏经典甲状旁腺功能亢进症患者骨骼和肾脏受累的表现。目前,在美国和西欧80%的原发性甲状旁腺功能亢进症患者为无症状甲状旁腺功能亢进症。其定义为血钙轻度升高,一般 < 正常上限 + 1mg/dL(0.25mmol/L),PTH水平一般 < 2倍正常上限,血磷在正常低值,碱性磷酸酶可以高于正常,但大多数情况下是正常的。25羟维生素D不足,$1,25(OH)_2D$在正常上限或高于正常。

3. 经典原发性甲状旁腺功能亢进症在中东、亚洲和南非仍为主要类型。患者出现明显高血钙(2.8~4.2mmol/L)、PTH升高、低血磷、碱性磷酸酶升高、高尿钙和尿磷升高。骨转换标志物可以正常或升高,但不作为诊断甲状旁腺功能亢进症的依据。

(二)继发性甲状旁腺功能亢进症

继发性甲状旁腺功能亢进症最常见于维生素D缺乏、吸收不良综合征、肾功能不全和高尿钙患者。维生素D缺乏会

刺激 PTH 的分泌,有研究显示维生素 D 水平与 PTH 是负相关的。随着甲状腺超声检查的普及,近年来发现一些年轻人出现甲状旁腺增生,甲状旁腺激素正常或者轻度升高伴随维生素 D 缺乏。是否是长期维生素 D 缺乏导致甲状旁腺增生? 如果这一病理过程不被纠正,是否会导致甲状旁腺功能亢进症? 国外有研究显示原发甲状旁腺功能亢进症患者补充维生素 D 可以降低 PTH 水平。对于疑似维生素 D 缺乏导致的继发甲状旁腺功能亢进症患者,补充维生素 D 和钙负荷试验有助于明确诊断。

(三)家族性低尿钙性高血钙

家族性低尿钙性高血钙也是需要进行鉴别的一种疾病。此类患者血钙轻度升高,PTH 正常高限或高于正常,尿钙肌酐清除比 <1%,血缘亲属如果发现血钙升高有助于本病诊断。基因检测可以协助确诊。

第二节　甲状旁腺功能减退症

一、概述

甲状旁腺功能减退症的主要临床表现为手足搐搦、癫痫、不明原因早发白内障、颅内异位钙化。主要生化异常是低血钙、高血磷,PTH 水平异常(低于正常或者在正常范围内),同时需要检查血镁。

二、甲状旁腺功能减退症的分型与诊断

(一)PTH 产生异常

PTH 产生异常一般见于:①甲状腺手术后;②放射性碘治疗、恶性肿瘤转移浸润、地中海贫血、血色病导致的铁沉积和 Wilson 病导致的铜沉积等;③可逆性甲状旁腺功能减退症,如营养不良、吸收障碍和酗酒导致的镁缺乏,大剂量质子泵抑制剂的应用等;④基因异常见表 7-2。

(二)PTH 作用异常

PTH 作用异常为假性甲状旁腺功能减退症,这是一组以靶器官对甲状旁腺激素抵抗为特征的、少见的、相关的、高度异质性的疾病。病因多为基因或表观遗传改变抑制 cAMP 的产生,这些改变多与 GNAS 基因(编码激活性 G 蛋白 α 亚基,Gsα)有关。各型临床特征见表 7-3。

表7-2 基因异常

病因	基因/染色体位置
特发性甲状旁腺功能减退症	
常染色体隐性	PTH/11p15,GCMB/6p24.2
常染色体显性	PTH/11p15,CaSR/3q21.1GCMB/6p24.2
X 连锁	SOX3/Xq26-27
甲状旁腺功能减退症合并其他特征	
多腺体自身免疫综合征	AIRE/21q22.3
DiGeorge 综合征	TBX1/22q11
甲状旁腺功能减退症-发育延迟畸形综合征(HRD)	TBCE/1q42-43
甲状旁腺功能减退症-耳聋-肾发育不良综合征	GATA3/10p13-14
线粒体功能异常相关的甲状旁腺功能减退症	
Kearns-Sayre 综合征	线粒体基因组
线粒体脑肌病伴高乳酸血症和卒中样发作	线粒体基因组
线粒体三功能蛋白缺乏症	线粒体基因组

表7-3 假性甲状旁腺功能减退症分型与临床表现

分型	AHO	激素抵抗	钙化部位	PTH 注射反应
PHP Ⅰa	有	多种:PTH,TSH,GN,GHRH	有,表面	cAMP 下降,尿磷降低
PPHP	有	无	有,表面	正常
PHP Ⅰb	无	PTH,TSH	无	cAMP 下降,尿磷降低
PHP Ⅰc	有	多种:PTH,TSH,GN	有,表面	cAMP 下降,尿磷降低
POH	无	无	有,深部	NA

AHO,Albright 遗传性骨营养不良;PTH,甲状旁腺激素;PHP,假性甲状旁腺功能减退症;TSH,促甲状腺激素;GN,促性腺激素;GHRH,生长激素释放激素;cAMP,尿环磷酸腺苷;PPHP,假假性甲状旁腺功能减退症;POH,进行性骨发育异常;NA,不可用。

第三节　骨质疏松症

一、定义和分型

(一)定义

骨质疏松症(osteoporosis)是一种以骨量低下,骨组织微结构损坏,导致骨脆性增加,易发生骨折为特征的全身性骨病。

(二)分型

骨质疏松症分为原发性和继发性两大类。原发性骨质疏松症包括绝经后骨质疏松症(Ⅰ型)、老年骨质疏松症(Ⅱ型)和特发性骨质疏松症(青少年型)。绝经后骨质疏松症一般发生在女性绝经后 5~10 年;老年骨质疏松症一般指 70 岁以后发生的骨质疏松;特发性骨质疏松症主要见于青少年,病因尚未明确。继发性骨质疏松症指由影响骨代谢的疾病或药物或其他明确病因导致的骨质疏松。

二、诊断

骨质疏松症的诊断标准是 DXA 骨密度和(或)脆性骨折。

(一)基于骨密度的诊断

对于绝经后女性、>50 岁的男性,骨密度 DXA 测量的中轴骨(腰椎 1~4、股骨颈或全髋部)骨密度或桡骨远端 1/3 骨密度的 T 值≤ -2.5 为骨质疏松症的诊断标准。对于儿童、绝经前女性和<50 岁的男性,将 Z 值≤ -2.0 视为“低于同年龄段预期范围”或低骨量。

(二)基于脆性骨折的诊断

髋部或椎体脆性骨折,临床上不依赖于骨密度测定即可诊断骨质疏松症;肱骨近端、骨盆或前臂远端的脆性骨折,且骨密度测定显示骨量减少(-2.5<T 值< -1.0),即可诊断骨质疏松症。

三、实验室检查

(一)一般检查

骨质疏松症实验室检查一般检查项目包括血常规、尿常规、血沉、肝和肾功能、血钙、血磷、血碱性磷酸酶、25 羟维生素 D 和甲状旁腺激素水平、尿钙、尿磷等。

(二)特殊检查

1. 骨转换标志物不能用于骨质疏松症的诊断,但在骨质疏松症的鉴别诊断、监测治疗依从性及药物疗效评估等多个方面发挥重要作用。原发性骨质疏松症患者的骨转换标志物水平通常正常或轻度升高。如果骨转换标志物水平显著升高,需排除继

发性骨质疏松症或其他代谢性骨病的可能,如甲状旁腺功能亢进症、畸形性骨炎及

恶性肿瘤骨转移等。

2.其他系统检查,如免疫固定电泳等。

第四节 骨软化症

一、骨软化症的诊断

(一)定义

骨软化症为维生素 D 缺乏或者代谢障碍,影响体内钙磷水平,使体内新形成的骨基质不能正常矿化,从而影响骨骼发育和功能,导致骨骼变形的一种代谢性骨病。发生在骨骺闭合前称佝偻病,发生在成人称骨软化症。

(二)实验室检查

骨软化症患者生化检查:血钙可以正常或者降低,血磷降低,碱性磷酸酶升高,PTH 正常或升高,25 羟维生素 D 降低或者正常,24h 尿钙降低,尿磷正常、降低或者升高。

(三)影像学检查

骨骼 X 线片可见骨骼变形(骨小梁模糊、骨皮质变薄)等,特征性变化为假骨折线的出现。假骨折线也称为 Looser 带或 Milkman 骨折,常呈对称性,常见部位为股骨颈、股骨干、耻骨支、坐骨支、锁骨、肋骨、尺骨、桡骨和肩胛骨等。

(四)其他检查

相关的基因检测有助于诊断。

二、骨软化症的分类

(一)维生素 D 异常

1.维生素 D 缺乏。

2.维生素 D 代谢异常:肝脏疾患,肾衰竭,维生素 D 依赖性骨软化症 I 型,瘤源性骨软化症,性连锁低血磷骨软化症,慢性酸中毒,抗癫痫药物的应用。

3.维生素 D 靶组织反应异常:维生素 D 依赖性骨软化症 II 型。

(二)磷酸盐平衡紊乱

1.肠道吸收障碍。

2.肾脏丢失增加。

(三)缺钙

(四)原发性骨基质紊乱

1.磷酸盐缺乏。

2.骨纤维发育不良。

3.中轴骨软化症。

(五)骨矿化抑制剂作用

铝、氟化物和双膦酸盐作用等。

三、低血磷骨软化症的诊断与功能试验

常见的低血磷除了吸收不良外可分

为 2 大类:一类是单纯性肾脏漏磷,如 X 连锁低磷骨软化(XLH)、常染色体显性/隐性遗传低磷骨软化(ADHR/ARHR)、瘤源性骨软化(TIO)、多骨纤维增殖不良、遗传性高尿钙性低磷骨软化(HHRH)等;另一类是肾脏漏磷同时合并肾小管功能异常,如低血磷合并远曲肾小管酸中毒、范科尼综合征等。肾脏磷重吸收率,肾磷阈值测定和肾小管功能评估可以协助鉴别上述 2 种类型的骨软化症。基因检测和 FGF23 测定可以鉴别单纯性肾脏漏磷(表 7 − 4)。

表 7 − 4 基因检测和 FGF23 测定

疾病	基因	FGF23
XLH	PHEX 失活突变	升高
ADHR	FGF23 活化突变	升高
ARHR	DMP1 失活突变	升高
TIO	−	升高(肿瘤产生)
HHRH	Na − Pi2c 转运子(SLC34A3)失活突变	降低

PHEX,X 染色体内肽酶同源性的磷酸调节基因;DMP − 1,牙本质基质蛋白 − 1。

(戴晨琳)

参考文献

1. 中华医学会骨质疏松和骨矿盐疾病分会. 骨转换生化标志物临床应用指南. 中华骨质疏松和骨矿盐疾病杂志,2021,14(4):321 − 336.

2. Srinivasan A, Wong FK, Karponis D. Caicitonin:A useful old friend. J Musculoskelet Neuronal Interact, 2020,20(4):600 − 609.

3. Kurpas A, Supet K, Idzikowska K, et al. FGF23:A Review of Its Role in Mineral Metabolism and Renal and Cardiovascular Disease. Dis Markers, 2021,2021:8821292. doi:10. 1155/ 2021/8821292. eCollection 2021.

4. 朱宪彝. 临床内分泌学. 天津:天津科学技术出版社,1993.8.

5. Mantovani G. Pseudohypoparathyroidism:Diagnosis and Treatment. J Clin Endocrinol Metab, 2011,96:3020 − 3030.

6. Christensen SE, Nissen PH, Vestergaard P, et al. Discriminative power of three indices of renal calcium excretion for the distinction between familial hypocalciuric hypercalcaemia and primary hyperparathyroidism:a follow-up study on methods. Clin Endocrinol (Oxf), 2008, 69 (5): 713 − 720.

7. Christakos S, Ajibade DV, Dhawan P, et al. Vitamin D:Metabolism. Endocrinol Metab Clin North Am, 2010,39(2):243 − 253.

8. Walker MD, Silverberg SJ. Primary hyperparathy-roidism. Nat Rev Endocrinol, 2018, 14(2):115-125.

9. 中华医学会骨质疏松和骨矿盐疾病分会. 原发性骨质疏松症诊疗指南(2022). 中华骨质疏松和骨矿盐疾病杂志,2022,15(6):573-611.

10. 邱明才,戴晨琳. 代谢性骨病学. 北京:人民卫生出版社,2012.2.

第 8 篇

肾素－血管紧张素－醛固酮与嗜铬细胞瘤相关功能试验

第 22 章　激素测定

第一节　肾素－血管紧张素－醛固酮测定

一、肾素－血管紧张素－醛固酮的分泌与调控

（一）肾素－血管紧张素－醛固酮来源与结构

肾素－血管紧张素－醛固酮系统（RAAS）是激素的级联反应系统，由肾素、血管紧张素原（AGT）、血管紧张素I（Ag－I）、血管紧张素转换酶（ACE）、血管紧张素Ⅱ（Ag－Ⅱ）及血管紧张素受体6大部分组成。近期有学者报道，肾素原及其受体亦是RAAS的组成部分。

肾素，又称血管紧张素原酶，是肾脏产生的一种酸性蛋白水解酶，AGT是其唯一已知底物。肾素绝大部分由球旁细胞产生，该细胞为入球小动脉壁上的平滑肌细胞衍化而来，与致密斑、球外系膜细胞共称肾小球旁器。球旁细胞合成前肾素原，然后去除一段20个氨基酸的信号肽后生成肾素原。肾素原含有406个氨基酸残基，N端包含1个43氨基酸多肽（称为前段），该前段遮盖了肾素与AGT的作用位点，因此，肾素原无酶活性。肾素原一部分进入血液循环，另一部分在球旁细胞内，经胰蛋白酶样活化酶解离前段而转化成为活性肾素。肾素和肾素原共同贮存在球旁细胞内或进入血液循环，血液中肾素原水平比肾素水平高约10倍。除了水解性活化外，肾素原在低pH值及低温（冷激活）环境下也会导致前段打开而活化。血中肾素原包括有活性的肾素原和无活性的肾素原。活性肾素包括有活性的肾素原和肾素。

AGT主要在肝脏合成，其他肝外组织如脑、肾、肾上腺和脂肪组织亦有合成。活性肾素作用于AGT，使其转化为Ag－I（十肽），Ag－I在肺内ACE的作用下形成Ag－Ⅱ（八肽）。Ag－Ⅱ在氨基肽酶的作用下转化为AT－Ⅲ（七肽）。Ag－Ⅱ与Ag－Ⅲ都能刺激肾上腺皮质球状带分泌醛固酮（ALD），并对血管有收缩作用。AGT和ACE等经常存在于血浆中，肾素的释放是RAAS系统激活的关键条件（图8－1）。

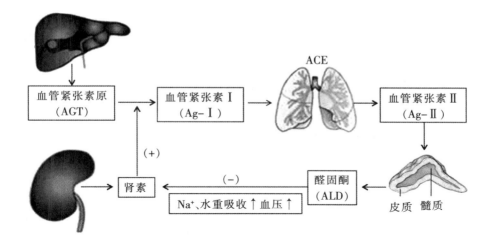

图 8 - 1　RAAS 系统组成简图。

ALD 是盐皮质激素家族中的一种类固醇类激素,血液循环中的 ALD 大部分由肾上腺皮质球状带产生。胆固醇在球状带细胞线粒体内由胆固醇碳链酶(P450scc)催化转化为孕烯醇酮,孕烯醇酮在 3β－羟类固醇脱氢酶(HSD3B2)的作用下形成孕酮。孕酮在 21－羟化酶(CYP21A2)作用下羟化成 11－去氧皮质酮,再经 11β－羟化酶(CYP11B1)羟化形成皮质酮。皮质酮在醛固酮合成酶(CYP11B2)作用下形成 ALD。人类肾上腺皮质有 2 种细胞色素 P450 同工酶(CYP11B1、CYP11B2),均具有 11β－羟化酶活性。CYP11B1 基因在束状带呈高表达,使 11－去氧皮质醇 11β－羟化形成皮质醇,受促肾上腺皮质激素(ACTH)调节。CYP11B2 基因主要在球状带表达,受肾素－血管紧张素系统(RAS)调控。

CYP11B1 和 CYP11B2 均定位于 8 号染色体长臂 8q21 - 22 上,其氨基酸序列有95% 的同源性。CYP11B1 基因启动子与 CYP11B2 基因的结构区融合后产生嵌合基因,该基因使球状带对 ACTH 敏感而不再受 RAS 的调节。在 ACTH 作用下,球状带分泌过量的 ALD、18－羟皮质醇和18－氧皮质醇,从而引起糖皮质激素可抑制性醛固酮增多症(GRA),又称 ACTH 依赖性醛固酮增多症。给予糖皮质激素抑制垂体 ACTH 的释放,可以抑制 GRA 患者 ALD 过度分泌(图 8 - 2)。

ALD 的日间分泌量为 10 ~ 150μg,其分泌入血后,一部分和血浆蛋白结合,为结合型,没有生物活性;另一部分以游离的形式存在,为游离型,有生物活性,两者可互相转化,结合型是一种储存形式。血中游离 ALD 占 30% ~ 50%,ALD

的半衰期很短,为 15～20min。ALD 主要在肝脏代谢,大部分被还原为四氢醛固酮而被灭活。5%～10% 的 ALD 在肾脏结合成葡萄糖醛酸酯而被灭活。尿液中 ALD 可存在 3 种形式,游离 ALD(约 0.5%)、18－葡萄糖醛酸醛固酮(5%～15%)和 3α－5β－四氢醛固酮(15%～40%)。

(二) 肾素－血管紧张素－醛固酮分泌调控

肾素的分泌受交感神经、压力感受器和体内钠量的调节,此外,还受血浆 Ag－Ⅱ、ALD 和 ADH 水平的负反馈调节。肾小球旁器细胞本身为压力感受器,通过感知入球小动脉和肾实质的压力,调节肾素分泌,致密斑则通过感受肾小管 Na⁺ 浓度来调节肾素分泌。当血容量减低,肾动脉压下降,交感神经兴奋,致密斑的钠负荷减少,前列腺素增加,低血钾时均可刺激肾小球旁器,使肾素分泌增加。Ag－Ⅱ通过短环负反馈直接抑制肾素分泌;ALD 通过增加 Na⁺ 的重吸收,扩张血容量,间接抑制肾素的分泌;ADH 通过增加水的重吸收间接抑制肾素分泌。

ALD 分泌主要受 RAS 的调节,也受到血钾的调节。此外,ACTH 对 ALD 分泌也起到十分重要的作用,尤其是 GRA 患者。当人体出现血压下降、钠量减少时,就会刺

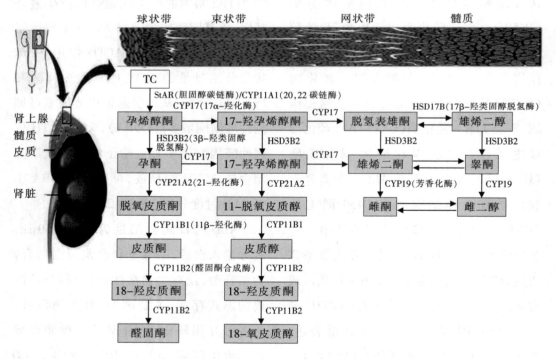

图 8－2　肾上腺皮质激素合成过程。

激肾小球旁细胞分泌肾素,从而激活 RAAS 使 ALD 分泌增加,使 Na^+、水重吸收增加,细胞外液量增加。相反,如果体内 Na^+ 升高,细胞外液增加,会刺激肾小球旁细胞分泌肾素减少,ALD 分泌减少,Na^+、水排出增多,血容量下降。血钾是调控 ALD 合成的另一重要因素。K^+ 可直接促进细胞膜去极化,使 Ca^{2+} 通道开放,增加 ALD 合成;ALD 可促进肾排泄 K^+ 来调节血钾浓度。正常人 ALD 的分泌主要受 RAS 的调节,而原发性醛固酮增多症(PA)患者由于肾素分泌长期受到高度抑制,ALD 分泌主要受 ACTH 的调节,因此,ALD 的分泌也有类似皮质醇的节律,上午 8 时为最高峰,且对肾素升高最敏感。GRA 患者 CYP11B1 基因启动子与 CYP11B2 基因的结构区融合后产生的嵌合基因对 ACTH 敏感,而不再受 RAS 的调节。

二、醛固酮受体

肾脏内有 2 种可结合 ALD 受体:高亲和力的 I 型受体和低亲和力的 II 型受体。I 型受体即盐皮质激素受体(MR),II 型受体是糖皮质激素受体(GR)。MR 是核受体超家族的一员,与 GR 同属于皮质受体亚家族,位于 4 号染色体,MR 与 GR 之间有显著同源性,糖皮质激素亦可与 MR 结合。肾脏中糖皮质激素浓度是盐皮质激素的 100~1000 倍,但体内却没有 MR 过度激活的现象,原因是肾小管有高度密集的

2 型 11β－羟类固醇脱氢酶(11β－HSD2),使皮质醇转变成皮质素,后者与 MR 的亲和力仅为皮质醇的 0.3%。11β－HSD2 的缺陷和变异可导致表观盐皮质激素增多症(AME)。另外,一些药物如甘草和甘珀酸钠(生胃酮)通过抑制 11β－HSD2 活性,可以导致过多糖皮质激素激活 MR 而引起 AME。

ALD 与 MR 结合后,以受体二聚体形式与 DNA 上的反应元件结合;MR 拮抗剂(螺内酯、依普利酮)与 MR 结合后,诱导受体分子变构,拮抗 ALD 的作用。

三、肾素－血管紧张素－醛固酮生理作用

RAAS 对人体的血压、水和电解质平衡起调节作用。RAAS 为体内的升压调节体系,引起血管平滑肌收缩及水、钠潴留,产生升压作用。ALD 作用于远曲小管和集合管,生理作用为保持细胞外液容量和机体含钠量,ALD 分泌过多使远曲小管 Na^+ 重吸收增加及 K^+ 排出过多,导致血容量增加和低血钾。因 Na^+ 重吸收的同时伴有水的重吸收,血钠的浓度保持正常。长时间的过量盐皮质激素作用会有"脱逸"现象,可能是代偿性心钠素分泌增加的结果。因此,PA 引起的高血压并不只是容量依赖性的,外周血管阻力增加也是原因之一。ALD 亦作用于髓质集合管,促进 H^+ 排泄,引起代谢性

碱中毒。

四、肾素－血管紧张素－醛固酮测定

（一）肾素－血管紧张素－醛固酮测定要求

PA 患者血浆 ALD 升高与反馈性血浆肾素活性（PRA）和血浆肾素浓度（PRC）降低并存，血浆 ALD/肾素比值（ARR）明显升高。自 1981 年 Hiramatsu K 首次提出以 ARR 作为筛查指标以来，PA 的检出率大幅度提高，对于血钾正常的 PA 患者也能做出早期诊断。目前，国内外指南均建议 ARR 作为 PA 的首选筛查指标，包括血浆 ALD/PRA 及血浆 ALD/PRC。ARR 切点值：当检测的 PRA 和 ALD 浓度单位分别是 ng/（mL·h）和 ng/dL（1ng/dL = 0.0277nmol/L）时，最常用的切点为 30；当检测的 PRC 和 ALD 浓度单位分别是 mU/L 和 ng/dL 时，最常用的切点为 3.7。ARR 存在一定的局限性，如果患者肾素水平低，ALD 水平也低，得出的 ARR 结果会明显升高，这种情况不符合 PA 的诊断。因此，一些研究者在筛查标准中加入了 ALD > 15ng/mL 的条件。对于 ARR 阳性患者，推荐进行 ≥1 种确诊试验。

ARR 受较多因素影响，年龄（肾素、ALD 浓度在新生儿时期最高，儿童期降至成人水平，随着年龄增长，血浆 ALD 和血浆肾素分泌逐渐减少，且以肾素减少为主）、性别（女性生理周期中，黄体期肾素浓度最高，排卵期及月经期肾素浓度最低，因此，月经期及排卵期 ARR 较同年龄男性高）、饮食（盐摄入过多抑制肾素分泌，摄入过少会增加肾素分泌；保持正常钠盐饮食可能会提高 ARR 敏感性）、服用药物、体位（立位时，下肢血流量增加，球旁细胞血流量灌注减少而增加肾素分泌，同时交感神经激活，进一步升高肾素；卧位时肾素活性是立位时的 50%；坐位时肾素活性是立位时的 75%）、采血时间、采血方法、血钾、心功能、昼夜节律及肾功能等都有可能影响 ARR 数值，导致假阳性或假阴性结果。ARR 影响因素见表 8 – 1。

指南推荐测定 ARR 时要严格控制体位、药物及采血时间等影响因素，初始结果不确定或难以解释时需要重复 ARR 检测。同一状态下，清晨 2 ~ 8 时肾素分泌量最高，下午 12 ~ 18 时分泌量最低。国内大多数医院采用上午 8 时测量卧位 ARR，上午 10 时测量立位 ARR 的标准化方法进行测量。过去认为卧位 ARR 是首选的筛查指标，而目前认为立位 ARR 可靠性更强。

表 8-1 导致 ARR 假阳性或假阴性的因素

因素	对 ALD 影响	对肾素影响	对 ARR 影响
药物因素			
β-受体阻滞剂	↓	↓	↑（假阳性）
中枢 α_2-受体阻滞剂	↓	↓	↑（假阳性）
非甾体抗炎药	↓	↓	↑（假阳性）
排钾利尿剂	→↑	↑	↓（假阴性）
潴钾利尿剂	↑	↑	↓（假阴性）
ACEI	↓	↑	↓（假阴性）
ARB	↓	↑	↓（假阴性）
二氢吡啶类 CCB	→↓	↑	↓（假阴性）
雌激素类药物	→	↓（仅 PRC）	↑（假阳性）
SGLT2 抑制剂	→	↑	↓（假阴性）
血钾状态			
低血钾	↓	→↑	↓（假阴性）
高血钾	↑	→↓	↑（假阳性）
钠盐摄入			
低钠饮食	↑	↑	↓（假阴性）
高钠饮食	↓	↓	↑（假阳性）
年龄增长	↓	↓	↑（假阳性）
其他因素			
肾功能不全	→	↓	↑（假阳性）
妊娠	↑	↑	↓（假阴性）
肾血管性高血压	↑	↑	↓（假阴性）
恶性高血压	↑	↑	↓（假阴性）

ALD,醛固酮；ARR,血浆醛固酮/肾素比值；ACEI,血管紧张素转化酶抑制剂；ARB,血管紧张素 Ⅱ 受体阻滞剂；CCB,钙通道阻滞剂；SGLT2,钠－葡萄糖协同转运蛋白 2；PRC,血浆肾素浓度。

筛查前应尽量将患者血钾纠正至正常范围（血钾 <3mmol/L 时会抑制 ALD 分泌,应积极补钾至血钾 >4mmol/L）,维持正常钠盐摄入。筛查前是否需停用所有影响 RAAS 的降压药物一直存在争议,目前,国内外指南建议停用对 ARR 影响较大的药物 2~4 周,包括 MR 拮抗剂（螺内酯、依普利酮）、保钾利尿剂（氨苯蝶啶、阿米洛利）、排钾利尿剂（呋塞米、氢氯噻嗪、托拉塞米）和甘草提取物停用 4 周；ACEI、ARB

和 CCB 类药物至少停用 2 周。有文献报道 SGLT2 对 RAAS 的影响主要在用药后 6 个月之内，临床上可根据患者用药时间长短决定是否停用。

如服用 ACEI、CCB、ARB、MR 拮抗剂等致 ARR 假阴性的药物时，PRA 仍 < 1.0ng/（mL·h）或低于正常检测下限，同时合并 ARR 升高，考虑 PA 可能较大，可维持原有药物治疗。如血压控制不佳，建议使用 α_1 受体阻滞剂（哌唑嗪、多沙唑嗪和特拉唑嗪，此类药物均小剂量起始，逐渐加量。用药期间注意直立性低血压）、血管扩张剂（肼屈嗪，又称肼苯达嗪，小剂量起始）及非二氢吡啶类 CCB（维拉帕米缓释片），根据患者血压情况决定是单药治疗还是不同作用机制的药物联合应用。如果患者因冠心病或心律失常等原因长期服用 β – 受体阻滞剂，建议根据患者的情况决定是否停药。口服避孕药及人工激素替代治疗可继续使用，除非有更可靠的避孕措施，如可停用，避孕药需停 12 周。

清晨起床后保持非卧位状态（坐位、站立或行走）至少 2h，静坐 5 ~ 15min 后采血，测血浆 ALD 和 PRA 或 PRC。采血需小心（忌用真空负压吸引器或握拳加压），止血带解压 5s 后再采血，尽量避免溶血。若实验室测定的为 PRA，标本送检过程中需要保持冰浴，而若测定的为 PRC，送检过程中保持室温，标本采血后 30min 内分离离心，然后即刻将血浆冷冻保存。

（二）肾素 – 血管紧张素 – 醛固酮的测定

1. 肾素检测

目前，肾素检测存在 2 种方法体系：PRA 和 PRC。

（1）PRA 测定是传统的肾素检测方法，通过放射免疫法检测肾素活性间接反映血浆中的活性肾素的水平，而不是直接测肾素的分泌量。血浆样本内的肾素在一定 pH 值和时间内，将样本中的 AGT 转化为 Ag – Ⅰ，然后根据单位时间内生成 Ag – Ⅰ 浓度的不同，来计算样本中肾素的活性。此方法在国内使用多年，但是 PRA 检测为酶促反应，不仅受肾素浓度影响，还受底物 AGT 浓度影响，而不同病理生理条件下，AGT 浓度会有差异。PRA 检测操作复杂、检测时间过长（常需过夜）、重复性差，不同实验室结果无法对照，难以标准化。

（2）PRC 测定是用化学发光免疫分析法直接测定血浆中的肾素。随着单克隆抗体（单克隆抗体识别肾素分子的特定表位）技术的发展，肾素检测逐步从传统的 PRA 的间接检测转变为 PRC 的直接检测。该方法不仅与 PRA 检测相关性良好，而且具有更灵敏、更快速、可自动化的优势，且更不受 AGT 水平、孵育时间、pH 的影响，结果稳定，重复性好，可溯源至国际标准，方便实验室间对比。

2.醛固酮常规检测

ALD 的常规检测方法主要为放射免疫分析法与化学发光免疫分析法。与放射免疫分析法相比,化学发光免疫分析法无放射免疫污染,操作简便,易自动化。基于抗原抗体特异性结合的工作原理,两者均易受交叉抗原抗体反应干扰,检测结果偏高,尤其是当血浆 ALD 浓度 <200pmol/L 时,检测值比实际值高 50%~100%。造成结果偏高的原因是抗体特异性不足,ALD 结构类似物、ALD 代谢产物均可与 ALD 抗体结合,检测得到的 ALD 含量实际为 ALD 与其代谢产物含量之和。质谱方法检测的对象则为纯 ALD,此法检测得到的 ALD 值比免疫法低。

尿 ALD 检测:ARR 受到诸多因素影响,且文献报道中 ARR 的切点差异较大,24h 尿 ALD 可避免因体位变化、昼夜节律及检测时间导致的变异,且较血浆 ALD 更为稳定,近年来受到国内外学者的关注。但仅以尿 ALD 作为 PA 的筛查指标,其筛查效率不及 ARR。近年来国内外学者提出以尿 ALD 与血浆肾素活性的比值 uAR 作为 PA 的筛查指标,但关于其筛查价值的研究结论目前尚不统一。

第二节　儿茶酚胺与儿茶酚胺代谢产物测定

一、儿茶酚胺与儿茶酚胺代谢产物的分泌与调控

(一)儿茶酚胺及儿茶酚胺代谢产物来源与结构

儿茶酚胺(CA)是一种含有儿茶酚和胺基的神经类物质,包括肾上腺素(E)、去甲肾上腺素(NE)和多巴胺(DA)。E 和 NE 既是肾上腺髓质分泌的激素,又是交感神经和中枢神经系统中去甲肾上腺素能纤维的单胺类神经介质。E 主要由肾上腺髓质分泌,肾上腺以外的嗜铬组织也能少量分泌,交感神经一般不分泌。NE 主要由周围神经中的交感神经大量分泌,肾上腺髓质合成和分泌的较少,只占 CA 总量的 15%~20%。DA 是 NE 的前体物质,在脑组织中含量很高,尤其在交感神经、颈动脉体的中间神经元,在肾上腺髓质也有存在。

E、NE 和 DA 均由酪氨酸转化而来,酪氨酸首先在酪氨酸羟化酶作用下生成多巴。多巴在多巴脱羧酶(AADC)催化下转变为 DA。

DA 经 DAβ-羟化酶(DBH)催化转变为 NE。NE 再在苯乙醇胺 N-甲基转移酶(PNMT)的催化下,由 S-腺苷蛋氨酸提供甲基,使 NE 甲基化而成为 E。催化 NE 转化为 E 的 PNMT 需要高浓度的糖皮质激素(常需达到正常血浆浓度的 100 倍以上)使其激活,而肾上腺素能神经元无较高浓度的糖皮质激

素。因此,肾上腺素能神经元的 CA 类终产物主要是 NE。DA 主要存在于中枢,包括黑质 - 纹状体、中脑边缘 - 前脑、结节 - 漏斗 3 条通路,主要参与对躯体运动、精神情绪、垂体内分泌和心血管活动的调节。

儿茶酚 - O - 甲基转移酶(COMT)和单胺氧化酶(MAO)是催化 CA 分解的主要酶,COMT 使 NE 转化为 3 - 甲氧基去甲肾上腺素(NMN);E 转化为 3 - 甲氧基肾上腺素(MN);3,4 - 二羟基杏仁酸转化成 3 - 甲氧基 - 4 - 羟基苦杏仁酸,即香草扁桃酸(VMA);DA 转化成 3 - 甲基酪胺(3 - MT);3,4 - 二羟基苯乙酸转化成高香草酸(HVA)。NMN 和 MN 为 NE 和 E 的中间代谢产物,而 VMA 为主要终末代谢产物。3 - MT 是 DA 的中间代谢产物,HVA 是其终末代谢产物。大多数 CA 以 VMA、HVA 的形式排出,少部分以原型或 MN 和 NMN 的形式排出,血浆中 CA 的半衰期仅为 1 ~ 2min(图 8 - 3)。

血 MN 主要来源于肿瘤细胞中的 CA,而非释放入血的 CA 的代谢产物。血 MN 水平的增加和 CA 的长期分泌增加有关,而与 CA 短期分泌变化无关,交感神经兴奋虽可使 CA 分泌增加,但对血 MN 几乎无影响;药物对 MN 影响较小;血 MN 半衰期较 CA 长,波动小,可在任何时间采血。MN 仅在肾上腺髓质、嗜铬细胞瘤和副神经节瘤(PPGL)内代谢生成,并且以高浓度水平持续存在,是 PPGL 的特异性标记物。

(二)分泌调控

与其他激素相比,CA 的特殊之处是不论从肾上腺髓质还是从交感神经末梢分泌,均受中枢神经系统的直接控制。应激时交感 - 肾上腺髓质系统的中枢效应主要是上述脑区中去甲肾上腺素释放增多引起的兴奋、警觉、紧张、焦虑等情绪反应。而外周效应主要表现为血浆的 CA 类激素(主要是 E 和 NE)浓度迅速升高。

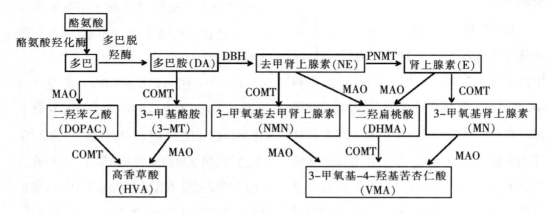

图 8 - 3 儿茶酚胺合成和降解代谢。

二、受体

肾上腺素能受体为 G－蛋白偶联型，可依其对 CA 的效应不同而加以区分。受体表现出的效价大小依次为 NE＞E＞异丙肾上腺素者，称 α 受体；受体效价大小依次为异丙肾上腺素＞E＞NE 者，称 β 受体。只对 DA 有反应的受体为 DA 受体。

α 受体分 α_1 受体和 α_2 受体。α_1 受体分布在突触前膜和血管平滑肌上，兴奋时主要引起血管收缩，α_1 受体阻断剂有哌唑嗪；α_2 受体主要分布在去甲肾上腺素能神经的突触前膜上，兴奋时对 NE 的分泌产生负反馈调节抑制作用，α_2 受体阻断剂有育亨宾。

β 受体分 β_1 受体、β_2 受体和 β_3 受体。β_1 受体和 β_3 受体主要分布在心肌细胞上，β_1 受体激动后可对心肌产生正性作用，导致心肌兴奋产生一系列反应，如收缩加剧、心脏射血速度加快、心率上升等，如阻断剂普萘洛尔、阿替洛尔；β_3 受体激动后可产生负性肌力作用，可能参与了心力衰竭的病理生理过程。β_2 受体主要分布在平滑肌上，如血管平滑肌、消化道平滑肌、支气管平滑肌等，该受体激动后可引起平滑肌舒张，β_2 受体阻断剂有纳多洛尔。

三、生理作用

（一）儿茶酚胺的主要生理作用

CA 的主要生理作用是兴奋血管的 α 受体，使血管收缩，主要是使小动脉和小静脉收缩，皮肤和黏膜比较明显；其次是使肾脏的血管收缩，此外对脑、肝、肠系膜、骨骼肌血管都有收缩作用；对心脏冠状动脉有舒张作用。

（二）对心血管系统的作用

CA 通过 β_1 受体作用于心脏，使心率加快，收缩力增强，传导速度增快，心输出量增加。

（三）对内脏的作用

CA 通过 β_2 受体使平滑肌松弛，通过 α_1 受体使平滑肌收缩。

（四）对代谢的作用

CA 参与生热作用的调节，通过 β 受体增加氧耗量而产热，并可促进机体内储备能量物质的分解。

（五）对机体内环境及代谢的作用

CA 对细胞外液容量和构成及水、电解质的代谢有重要的调节作用。

（六）对激素分泌的作用

CA 可引起肾素、胰岛素、胰高血糖素、甲状腺激素、降钙素等多种激素分泌的变化。

四、测定

（一）儿茶酚胺的测定要求

患者必须去除干扰因素，如剧烈运动、应激状态、吸烟、饮酒、饮用咖啡、药物和体位，以增加测定的敏感性。

三环类抗抑郁药、钙离子通道阻滞剂、拟交感神经药、单胺氧化酶抑制剂等可升高 CA 和 MN 水平,如果患者服用这些药物则测定前应停用。另外,NMN 随年龄增加而升高,而 MN 不随年龄变化,故需按照年龄调整 NMN 的正常参考上限,以降低假阳性率。

从仰卧位到直立位时,血浆 CA 和 MN 可升高 2～3 倍。坐位 NMN 水平的参考值上限是仰卧位的 2 倍。建议患者测定前应取仰卧位或坐位至少休息 30min 后再采血,判断结果时采用相同体位的参考值。测定 24h 尿 MN 时需保持尿量准确,且尿液酸化至 pH 值 4.0,以防止 CA 降解,但 pH 值 <2.0 会增加游离 CA 水平。既往的生物分析法、比色法、荧光法、化学发光法及液相色谱法与电化学连用的 CA 及其代谢产物的检测方法不能很好地满足临床需要,液相色谱串联质谱法(LC－MS/MS)因其灵敏度高、特异性强而被推荐为诊断 PPGL 的首选检测方法。如无质谱仪,则建议用液相色谱电化学检测法(LC-ECD)测定 MN;高效液相色谱电化学检测法(HPLC-ECD)测定 NE、E 和 DA。

CA 样品要求:采血管用 EDTA 或肝素抗凝,血样置于冰水中运输,采血后 30min 内 4℃ 离心(离心前加入抗氧化剂),血浆在 -20℃ 或 -80℃ 环境中保存。尿液采集中加入 $Na_2EDTA/Na_2S_2O_5$,收到尿样用盐酸酸化至 pH 4.0。MN 比 CA 稳定,在室温下存储 7 天,尿液中游离 NMN、MN 浓度均保持稳定,不受 pH 值和防腐剂的影响。

(二)儿茶酚胺测定

1. 血、尿 CA 测定

当检测血或尿 MN 水平不能完全除外 PPGL 时,测定 CA 有助于诊断,推荐使用 LC-MS/MS 或 HPLC-ECD 测定方法。目前,国内外关于 CA 及其代谢产物的测定还没有实现检测标准化,各个实验室之间的结果存在很大差异。

血浆 CA 浓度测定:空腹,卧位休息 30min 后采血,正常人在平卧及安静状态下血浆 NE < 600pg/mL(3.5nmol/L),E < 100pg/mL(545pmol/L);大多数 PPGL 患者血浆 NE > 1500pg/mL(9nmol/L),E > 300pg/mL(1.6nmol/L)。非发作期的血浆 CA 测定常无价值。

正常人尿 CA 排泄量呈昼夜周期性变化,在活动时排泄量增多。尿 CA(NE + E)正常排泄量为 591～890nmol/d(100～150μg/d),其中 80% 为 NE,20% 为 E。大多数 PPGL 患者尿 CA 明显高于正常人,但阵发性高血压发作的 PPGL 患者在发作日尿排泄量高于正常;发作间期较短者仅轻度高于正常;不发作时尿 CA 水平可正常。

采用 CA 水平诊断 PPGL 的敏感性为 69%～92%,特异性为 72%～96%,假阴性率为 1%～21%。尿 CA 诊断阳性率为 76%。

2. 24h 尿 VMA 测定和 HVA 测定

24h 尿 VMA 正常值 <35μmol/d(7mg/d)，诊断 PPGL 敏感性为 46%~77%，特异性为 86%~99%，假阴性率为 10%~29%。但应同时检测血、尿 CA 和 MN 水平。

24h 尿 HVA 正常值 <45μmol/d(7mg/d)，神经母细胞瘤筛查诊断检测的主要代谢产物为 HVA 和 VMA。

3. 3 – MT 测定

3 – MT 测定可提高头颈部 PPGL 诊断的敏感性，PPGL 患者血浆 DA 及 3 – MT 明显升高则高度提示转移性肿瘤。

4. 血、尿 MN 测定

首选使用 LC-MS/MS，如无质谱仪，则建议用 LC-ECD 测定。国内外报道正常参考值上限：血浆游离 NMN 浓度为 0.6 ~ 0.9mmol/L，MN 浓度为 0.3 ~ 0.6mmol/L；其诊断 PPGL 敏感性为 89.5%~100%，特异性为 79.4% ~ 97.6%；尿 MN 浓度为 1.2 ~ 1.9μmol/L，尿 NMN 浓度为 3.0 ~ 3.8μmol/L；敏感性为 85.7% ~ 97.1%，特异性为 68.6% ~ 95.1%。MN 的假阴性率 <5%。

5. 嗜铬粒蛋白 A(CgA)

伴随 NE 在交感神经末梢颗粒中合成、储存和释放。PPGL 患者的 CgA 水平升高。其诊断 PPGL 敏感性为 83%，特异性为 96%。

6. 神经元特异性烯醇化酶(NSE)

良性 PPGL 患者的血浆 NSE 水平升高，而半数恶性 PPGL 患者血浆 NSE 水平明显升高。测定 NSE 水平有助于 PPGL 良恶性的鉴别。

7. 肾素 – 血管紧张素 – 醛固酮的测定

PPGL 患者中 CA 升高，继而促进肾素分泌，引起继发性醛固酮增多症。

测定血浆和尿液中 CA 及其中间代谢产物、最终代谢产物对 PPGL 定性诊断的敏感性和特异性不同，MN 的敏感性和特异性优于 CA 和 VMA。在上述各种测定中，虽然 24h 尿 CA 或 MN 水平有较高的敏感性和特异性，但没有单一的测定手段可 100% 地确诊 PPGL。如能同时或多次测定基础状态下及高血压发作时的血或尿 CA 及其代谢产物浓度，则可显著提高嗜铬细胞瘤诊断符合率。当疑诊患者血浆或尿 CA 和 MN 水平高于正常参考值上限 1.5 ~ 2 倍时，可提示 PPGL 诊断；但如果稍高于正常参考值上限，则应多次复查并做进一步检查以帮助诊断。

第23章 功能试验

第一节 肾素-血管紧张素-醛固酮功能试验

一、确诊试验

对于 ARR 阳性患者,《原发性醛固酮增多症诊断治疗的专家共识(2020 版)》推荐进行≥1 种确诊试验以明确诊断,不建议在明确诊断前直接进行疾病亚型分类。但对于合并自发性低钾血症,PRA 或 PRC 低于可检测水平且 ALD > 20ng/dL(0.554nmol/L)的患者,建议直接诊断 PA,而不需要再进行确诊试验。

(一)高钠饮食负荷试验

1. 试验目的

PA 确诊试验。

2. 试验原理

正常人及一般高血压的患者高钠饮食后 ALD 分泌受抑制,肾远曲小管对钠的重吸收减少;而 PA 患者由于腺瘤能自主分泌 ALD,即使提高钠摄入,ALD 分泌也不受抑制,肾小管对钠的重吸收仍很高,通过钠钾交换,使钾丢失,低血钾加重。

3. 试验方法

3 日内将每日钠摄入量提高至 > 200mmol(相当于氯化钠 6g),同时补钾使血钾维持在正常范围,收集第 3 天至第 4 天 24h 尿液,测定尿 ALD。

4. 判读及临床意义

尿 ALD < 10μg/24h,排除 PA;> 12μg/24h,PA 诊断明确。

5. 注意事项及试验前准备

高钠饮食负荷试验不宜应用于严重高血压、肾功能不全、心功能不全、心律失常和严重低钾血症患者。

(二)氟氢可的松试验

1. 试验目的

PA 确诊试验。

2. 试验原理

氟氢可的松具有盐皮质激素保钠、保水的作用,口服 4 天后,充分发挥其盐皮质激素作用,正常人或继发性 ALD 升高者 ALD 分泌受抑制,而 PA 患者 ALD 不下降,或下降程度过低。

3. 试验方法

氟氢可的松 0.1mg q6h×4d,同时补钾治疗(血钾达到 4mmol/L)、高钠饮食(每日三餐分别补充 30mmol,每天尿钠排出 <

3mmol/kg），第 4 天上午 10 时采血，测 ALD、PRA 或 PRC，清晨 7 时和 10 时采血，测血皮质醇。

4. 判读及临床意义

第 4 天上午 10 时血 ALD > 6μg/dL（166.2nmol/L），PA 诊断明确。

5. 注意事项及试验前准备

此试验是确诊 PA 最敏感的试验，但由于操作复杂，准备时间长，且国内无药，目前在临床很少开展。

（三）生理盐水试验

1. 试验目的

PA 确诊试验。

2. 试验原理

正常情况下，输注盐水后，血钠及血容量增加，抑制肾素分泌，从而抑制 ALD 分泌。而对于 PA 患者，ALD 分泌不受抑制。

3. 试验方法

试验前嘱患者卧床休息 1h，4h 静滴 2L 0.9% 氯化钠溶液，试验在清晨 8～9 时开始，整个过程监测血压、心率变化，在输注前和输注后分别采血，测血 PRA 或 PRC、血 ALD、血皮质醇及血钾。

4. 判读及临床意义

试验后血 ALD > 10μg/dL（277nmol/L），PA 诊断明确；< 5μg/dL（138.5nmol/L），可排除 PA。5μg/dL（138.5nmol/L）< 血 ALD < 10μg/dL（277nmol/L），需要根据患者的临床表现、实验室及影像学检查综合评价。

5. 注意事项及试验前准备

对于血压难以控制、心功能不全及低钾血症的患者不宜进行此试验。近年来有文章报道坐位较卧位生理盐水试验诊断 PA 的灵敏度高。

（四）卡托普利试验

1. 试验目的

PA 确诊试验。

2. 试验原理

卡托普利是 ACE 抑制剂，可抑制 Ag－Ⅰ向 Ag－Ⅱ转化，进而抑制 ALD 的分泌。

3. 试验方法

嘱患者坐位或站位 1h 后口服 50mg 卡托普利，服药前及服药后 1h、2h 测定 PRA 或 PRC、血 ALD、皮质醇，试验期间患者需始终保持坐位。

4. 判读及临床意义

正常人试验后血 ALD 浓度下降 > 30%，肾素活性升高。而 PA 患者血 ALD 不受抑制，抑制率 < 30%。国内学者提出，试验后 2h ALD 最佳切点值为 11ng/dL（0.3047nmol/L），敏感性和特异性均为 90%。

5. 注意事项及试验前准备

此试验操作较为简便、安全性好，但相较于其他 3 项试验敏感性和特异性低，并存在一定的假阴性可能。建议心功能不全、严重低钾血症及难以控制的高血压患者进行此试验。

二、分型诊断

(一)肾上腺静脉取血

肾上腺静脉取血(AVS)是区分单侧或双侧分泌最可靠、最准确的方法,是 PA 分型诊断的"金标准",其诊断的准确性优于肾上腺影像,其敏感性和特异性超过 90%,且不受年龄、性别、影像学等因素影响。《原发性醛固酮增多症诊断治疗的专家共识(2020 版)》推荐如患者愿意手术治疗且手术可行,肾上腺 CT 提示有单侧或双侧肾上腺形态异常(包括增生或腺瘤),需进一步行双侧 AVS 明确有无优势分泌。《原发性醛固酮增多症诊断治疗的功能分型诊断:肾上腺静脉采血专家共识(2020 版)》提出,对于影像学提示单侧腺瘤、症状典型的年轻(<40 岁)PA 患者;对于拒绝手术、因手术风险过高而不适合手术以及影像学怀疑肾上腺恶性肿瘤的 PA 患者可不行 AVS。对于具有高血压家族史的年轻患者或 50 岁前出现高血压卒中的患者在 AVS 前推荐行基因检测,排除家族性醛固酮增多症(FH),Ⅰ 型和 Ⅲ 型 FA 不必行 AVS。除上述情况外,建议 PA 患者行 AVS。

1. 试验目的

明确双侧肾上腺有无优势分泌,鉴别醛固酮瘤(APA)和特发性醛固酮增多症(IHA,简称"特醛症")及 GRA。

2. 试验原理

患者 APA 所在一侧肾上腺分泌的 ALD 较对侧肾上腺明显升高,而 IHA 和 GRA 患者双侧 ALD 分泌均较高,无明显差异。

3. 试验方法

整个过程在数字减影血管造影(DSA)引导下进行,患者保持卧位 1h。①自股静脉行双侧肾上腺静脉插管,用静脉造影证实插管无误;②采样,检测血皮质醇和 ALD。外周采血取肘静脉或髂静脉。肾上腺静脉皮质醇与外周静脉皮质醇比值是评价插管成功的标准。

4. 判读及临床意义

《原发性醛固酮增多症的功能分型诊断:肾上腺静脉采血专家共识》推荐在未使用促皮质激素时,选择性指数(SI,肾上腺静脉与腔静脉的皮质醇水平之比)≥2 作为判断采血成功与否的临界值,偏侧化指数(LI)≥2 作为判断优势侧的标准;在使用促皮质激素时,SI≥3.0 作为判断采血成功与否的临界值,LI≥4 作为判断优势侧的标准。

5. 注意事项及试验前准备

《原发性醛固酮增多症的功能分型诊断:肾上腺静脉采血专家共识》推荐双侧肾上腺静脉同时采血或促皮质激素刺激下序贯采血。建议在采血前纠正低钾血症;停用 ALD 受体拮抗剂、ACEI、ARB、利尿剂及 β 受体阻滞剂,推荐调整为外周 $α_1$ - 受体阻滞剂与长效二氢吡啶类或非二氢吡啶类 CCB;采血前避免情绪激动及疼痛应激。

（二）1mg 地塞米松联合促肾上腺皮质激素兴奋试验

1.试验目的

区分单侧及双侧 PA。

2.试验原理

APA 和 IHA 对 ACTH 刺激的反应不同：APA 细胞过表达 ACTH 受体，其 ALD 分泌更多受 ACTH 调节，而 IHA 细胞 ACTH 受体与肾上腺组织无差异，ALD 分泌则更多受肾素与钾离子调节。1mg 地塞米松抑制内源性 ACTH 的分泌，尽量减少内源性 ACTH 的影响，给予外源性 ACTH 后，APA 患者的 ALD 增加，IHA 患者 ALD 无明显变化。

3.试验方法

嘱患者于试验前 1 天晚上 11 时口服 1mg 地塞米松。次晨 8 时空腹采血后静推 ACTH，于注射后 30min、60min、90min、120min 采血，测定血浆醛固酮浓度（PAC）。ACTH 的剂量最初为 0.25mg（25U），国内学者建议 ACTH 剂量为 0.5mg（50U）。

4.判读及临床意义

ACTH 为 25U 时，给药后 90min PAC 切点值为 37.9ng/dL（1.0498nmol/L），敏感性为 91.3%，特异性为 80.6%。ACTH 为 50U 时，给药后 120min PAC 切点值为 77.9ng/dL（2.1578nmol/L），敏感性为 76.8%，特异性为 87.2%。

5.注意事项及试验前准备

停服所有对试验有影响的药物，避免应激和情绪激动。

（三）体位试验

1.试验目的

鉴别 APA 和 IHA。

2.试验原理

正常人在卧床过夜后，血浆 ALD 浓度下降与 ACTH、皮质醇下降一致。由卧位变为立位时，回心血量减少、心搏量减少、动脉血压降低导致 RAS 激活，PRA、PRC 和 Ag－Ⅱ水平明显升高，ALD 则受其影响出现相应程度的升高。APA 患者腺瘤本身能自主分泌大量 ALD，不受 RAS 影响，取站立体位或使用呋塞米后血 ALD 不升高。IHA 患者非自主性分泌醛固酮，且对 RAS 反应增强，取立位后由于肾素升高，血 ALD 进一步升高。此试验敏感性为 85%，特异性为 80%。

体位试验包括标准体位试验和呋塞米激发体位试验。根据国内外相关文献报道，两者敏感性及诊断价值差异无统计学意义。

3.试验方法

（1）标准体位试验：嘱患者取卧位过夜，于次日清晨 8 时静息、平卧、空腹状态下采血，测定 PRA 或 PRC 和 ALD 水平。站立位活动 4h 后，取立位采血测定上述指标。

（2）呋塞米激发体位试验：嘱患者取卧位过夜，于次日清晨 8 时静息、平卧、空腹状态下采血，测定 PRA 或 PRC 和 ALD 水平。肌内注射呋塞米 40 mg,再站立位活动 2h 后采血测定上述指标。呋塞米激发体位试验优点是可以缩短试验时间,可减少因站立时间过长而出现意外情况的风险。

4.判读及临床意义

(1)正常人:清晨 8 时至中午 12 时,血浆 ALD 水平下降,与皮质醇一致;若立位 4h 后 ALD 水平升高 30%~33%,则肾素活性轻度升高。

(2)多数 APA 及原发性肾上腺皮质增生[又称单侧肾上腺增生(PAH/UAH)]患者:基础血浆 ALD 明显升高,立位 4h 后 ALD 水平未见明显升高(<30%)或反而下降。

(3)IHA 及对肾素有反应的 APA 患者:基础血浆 ALD 轻度升高,立位 4h 后 ALD 水平升高 >30%。

5.注意事项及试验前准备

呋塞米激发体位试验在肌内注射呋塞米后会带来排尿次数增加、血容量减少、血钾进一步降低等不良反应,对于体弱、老年患者进行试验时应注意。

(四)血浆 18 - 羟皮质酮

18 - 羟皮质酮(18 - OHB)由皮质酮在 C18 上发生羟基化而形成。APA 患者清晨 8 时卧位血浆 18 - OHB 水平通常 >100ng/dL(2.7mmol/L),而 IHA 患者通常 <100ng/dL(2.7mmol/L)。

第二节　儿茶酚胺功能试验

一、激发试验

该试验适用于临床上疑诊嗜铬细胞瘤的阵发性高血压患者,尤其是血压正常时或较长时间未能观察到症状发作而不能排除或确诊的患者。试验前应充分告知患者试验的目的、意义和风险,并签署知情同意书。

(一)冷加压试验和组胺试验

1.试验目的

本试验适用于临床上疑为 PPGL 的阵发性高血压患者,鉴别原发性高血压和嗜铬细胞瘤。

2.试验原理

原发性高血压患者和 PPGL 患者对凉水刺激反应不同,PPGL 患者对凉水刺激更敏感,血压上升幅度更大。

3.试验方法

(1)冷加压试验:试验日嘱患者先安静卧床 30min,然后每隔 5min 测血压 1 次,待血压平稳后,将患者左手腕关节以下浸入 4℃冷水中,1min 后取出。自左手浸入冷水时开始计时,分别于 30s、60s、90s、120s、3min、5min、10min、20min 各测右臂血压 1 次。

(2)组胺试验:冷加压试验后,当患者

血压下降到试验前水平时，排尿并记录时间，开始快速静脉推注组胺基质 0.05mg（磷酸组胺 0.14mg 溶于 0.5mL 生理盐水），注射后 3min 内每 30s 测 1 次血压和心率，随后每分钟测 1 次，直至 10min。注射组胺后 30s 内，血压先下降，然后急剧上升，如血压升高 >60/40mmHg 或较冷加压试验的最高值高 20/10mmHg，并伴有 PPGL 典型发作症状，持续 5min 以上者则为阳性反应，提示 PPGL 的诊断。此时应立即采血测定血 CA，并留 4h 尿送检，测定尿 CA 及其代谢产物。在采血后，应立即静脉推注酚妥拉明 5mg 以缩短发作时间、降低血压，防止心、脑血管意外发生。此试验阳性率为 80%。

4. 判读及临床意义

（1）正常人浸冷水后，血压平均较对照值升高 12/11mmHg，正常反应较强者可升高 30/25mmHg。

（2）血压升高 >60/40mmHg 或较冷加压试验的最高值高 20/10mmHg，并伴有 PPGL 典型发作症状，持续 5min 以上者则为阳性反应，提示 PPGL 的诊断。

5. 注意事项及试验前准备

（1）试验前停用降压药物 1 周，停服镇静剂至少 48h。

（2）试验前建立静脉通路，并备酚妥拉明。

（3）对于持续性血压 >170/110mmHg、已有血和尿 CA 及其代谢产物测定明显升

高的患者禁止进行此试验。

（4）对于心脏有器质性疾病、年龄较大或耐受能力差的患者不宜进行此试验。

（二）胰高血糖素试验

1. 试验目的

当临床高度怀疑为嗜铬细胞瘤而生化检查不能提供诊断依据时，宜选用此试验鉴别 PPGL 和原发性高血压及其他原因引起的高血压。

2. 试验原理

胰高血糖素仅刺激嗜铬细胞瘤分泌 CA，对正常肾上腺髓质无此作用。

3. 试验方法

先做冷加压试验，在冷加压试验后患者血压下降至冷加压试验前的基础值时，于一侧上臂测血压，另一侧静脉滴注生理盐水以保持静脉通路，待血压稳定后，快速静脉推注胰高血糖素 1mg（如无反应而高度怀疑为本病，可重复试验，并将胰高血糖素增加至 5~10mg），注射前及注射后 3min 分别采血，并在注射后 10min 内每分钟测 1 次血压和心率。

4. 判读及临床意义

PPGL 患者在给药后 3min 内，血压较冷加压试验最高值升高 20/15mmHg 以上；CA 升高 3 倍以上或其值≥12nmol/L 为阳性。此试验的敏感性为 83%，特异性为 96%。

5. 注意事项及试验前准备

（1）嘱患者试验前空腹 10h 以上，停服

所有药物。

（2）对于血压＞170/110mmHg 的患者不宜进行此试验。

（3）备好酚妥拉明，如注射胰高血糖素后血压迅速升高，则立即注射酚妥拉明5mg 以阻断高血压发作。

二、抑制试验

（一）可乐定抑制试验

1. 试验目的

鉴别非嗜铬细胞瘤的高血压与嗜铬细胞瘤，适用于基础 CA 水平异常升高的患者。

2. 试验原理

可乐定可激活中枢的 α_2 肾上腺素能受体，使神经元的 CA 释放减少，但肿瘤的 CA 分泌不受影响。正常人和非嗜铬细胞瘤的高血压患者在紧张、焦虑时，交感神经兴奋性升高，血浆 CA 和 MN 增高，能被可乐定抑制。而嗜铬细胞瘤患者肿瘤分泌大量 CA 入血，与 CA 释放无关，故不能被可乐定抑制。

3. 试验方法

嘱患者安静平卧，先置静脉留置针。于服药前 30min、服药后 1h、2h、3h 分别采血，测定血 CA 和 MN。

4. 判读及临床意义

正常人和原发性高血压患者的血浆 CA 可被抑制到正常范围（敏感性为 87%，

特异性为 93%）或至少抑制 50%（敏感性为 97%，特异性为 67%），大多数 PPGL 患者血浆 CA 不受影响。可乐定试验的敏感性高，但特异性差，许多非嗜铬细胞瘤患者可出现阳性结果，而胰高血糖素试验特异性高，敏感性差。因此，可乐定抑制试验和胰高血糖素激发试验常联合应用，两者均为阴性时，可基本排除 PPGL。

5. 注意事项及试验前准备

（1）试验前停用降压药或抗抑郁药。

（2）试验过程中严密监测血压，血压明显下降时，及时处理。

（二）酚妥拉明试验

1. 试验目的

鉴别嗜铬细胞瘤和其他原因引起的高血压。当患者血压＞170/110mmHg 时，可进行此试验。

2. 试验原理

酚妥拉明是短效 α 肾上腺素能受体阻断剂，可阻断 CA 在组织中的作用。

3. 试验方法

（1）嘱患者安静平卧 20～30min，置静脉留置针，滴注生理盐水以保持静脉通路，同时每 2～5min 测 1 次血压和心率。

（2）如果血压持续 ≥170/110mmHg，静脉快速注射酚妥拉明 5mg。

（3）给药后每 30s 测 1 次血压、心率至 3min，之后每 1min 测 1 次血压、心率至 10min，15min、20min 时再测 1 次血压、心率。

4. 判读及临床意义

如注射酚妥拉明后 3min 内血压较基础降低 35/25mmHg，且持续 3～5min 则为阳性，高度提示嗜铬细胞瘤诊断，但阳性率为 80%。如能同时测血或尿 CA 水平，则更能明确诊断。

5. 注意事项及试验前准备

（1）试验前停用所有降压、镇静、催眠药物至少 48h，也有学者建议停用 1 周。

（2）部分嗜铬细胞瘤患者注射酚妥拉明后可出现低血压反应，因此，可先注射 1mg 酚妥拉明观察血压变化，如无明显下降，再按上述剂量使用。

（3）如给药后出现低血压休克，首先应加快输注生理盐水扩容，如仍有严重低血压，可在充分补充血容量的基础上静脉滴注 NE 或脱羧肾上腺素，必要时可用肾上腺皮质激素治疗。

药物激发试验和抑制试验的敏感性和特异性差，并有潜在风险，《嗜铬细胞瘤和副神经节瘤诊断治疗专家共识（2020 版）》不推荐使用。

第24章 功能试验与疾病诊断

第一节 肾素－血管紧张素－醛固酮功能试验与疾病诊断

多项指南推荐高血压患者在确定诊断及血压水平分级后，需要判断高血压是原发性还是继发性。PA是继发性高血压最常见的原因之一，《原发性醛固酮增多症诊断治疗的专家共识(2020版)》推荐对于以下患者需进行PA的筛查：①持续性高血压(>150/100mmHg)患者；②使用3种常规降压药(包括利尿剂)无法控制血压(>140/90mmHg)的患者；③使用≥4种降压药控制血压(<140/90mmHg)的患者；④新诊断的高血压患者；⑤高血压合并自发性或利尿剂所致的低钾血症的患者；⑥高血压合并肾上腺意外瘤的患者；⑦早发性高血压家族史或早发(<40岁)脑血管意外家族史的高血压患者；⑧其一级亲属存在高血压的PA患者；⑨高血压合并阻塞性呼吸睡眠暂停的患者。

排除饮食、服用药物、体位、血钾及肌酐等影响ARR数值的因素，如果非卧位状态ARR比值>30(血浆ALD/PRA)或>3.7(血浆ALD/PRC)，推荐根据患者的具体临床情况，选择≥1种确诊试验以明确诊断。但对于合并自发性低钾血症、PRA或PRC低于可检测水平且ALD>20ng/dL的患者，指南建议直接诊断PA，而不需要再进行确诊试验。

PA明确诊断后需确定PA的亚型。PA病因可分为APA、IHA、PAH/UAH、分泌ALD的肾上腺皮质癌、FH(GRA、FH Ⅱ型、FH Ⅲ型、FH Ⅳ型)、异位ALD分泌瘤。所有确诊患者必须行肾上腺CT扫描以明确肾上腺形态及辅助分型诊断。国际指南指出，对于合并自发性低钾血症、ALD明显高分泌且CT结果符合单侧肾上腺皮质腺瘤的年轻患者(年龄<35岁)，可直接手术而无须行AVS检测。国内研究显示，对于伴低钾血症的患者，如CT提示单侧孤立性低密度腺瘤(CT值<20HU)，诊断醛固酮瘤的特异性达95%。但CT易漏诊长径<1cm的小腺瘤或结节，且不能提供功能信息，无法鉴别分泌ALD的功能性病灶和肾上腺无功能瘤。若影像学检查未能发现明显占位，或病灶较小不能区分肾上腺腺瘤和增生，可选择AVS进行PA的分型诊断，进一步明确病变的类别、数目和性质。

但AVS属于有创检查，且价格昂贵、

需要住院检查、操作难度较大、有插管失败和术后并发症风险，故很难在各级医院大规模开展。因此，无创功能显像成为 PA 分型诊断的另一种选择，越来越多的临床证据表明，靶向 CXC 趋化因子受体 4（CXCR4）的[68]Ga-Pentixafor PET/CT 核素显像有助于 PA 的分型诊断。CXCR4 在 ALD 瘤细胞膜上呈高表达，且与 CYP11B2 表达水平具有显著相关性，在无功能腺瘤中则呈低表达。[68]Ga-Pentixafor PET/CT 通过与细胞膜上的 CXCR4 受体特异性结合，而提供功能性成像，可为 PA 的分型诊断提供简便、直观和有效的参考依据。

《原发性醛固酮增多症诊断中 CXCR4 受体显像的临床应用专家共识（2022）》推荐已确诊 PA，且有手术意愿者[68]Ga-Pentixafor PET/CT 适应证：①肾上腺 CT 显示单侧单个结节时，除合并自发性低钾血症、ALD 明显高分泌且 CT 特征符合单侧腺瘤的年轻患者（年龄 < 35 岁）；除血浆 ALD 浓度 ≥ 20ng/dL、血浆肾素浓度 PRC ≤ 5μIU/mL、血钾 ≤ 3.5mmol/L 且 CT 示肾上腺单侧长径 ≥ 1cm 结节（对侧正常）的患者外，均推荐行[68]Ga-Pentixafor PET/CT 检查；②肾上腺 CT 显示单侧或双侧存在多个结节或增生性病变；③肾上腺 CT 显示单侧或双侧结节样增生；④AVS 检查失败或拒绝 AVS 者。临床高度疑诊 PA，但确诊试验不能明确诊断者，推荐行[68]Ga-Pentixafor PET/CT 检查以鉴别肾上腺结节是否具有功能，辅助 PA 的诊断。[68]Ga-Pentixafor PET/CT 在 PA 的分型诊断、判断 ALD 功能腺瘤/结节以及功能偏侧性、治疗决策及预后评价等方面具有重要的临床应用价值，在一定程度上优于 CT 或 AVS，但对于直径 < 1cm 的肾上腺腺瘤敏感性较低，是否可替代 AVS 还需验证。

对于年龄 < 20 岁或有早发脑卒中家族史的 PA 患者，应做 KCNJ5、CLCN2 基因检测以明确是否为 FH。

作为低肾素型高血压的一种，PA 需要和 Liddle 综合征、AME 相鉴别。PA 患者在 PRC 或 PRA 降低的同时，ALD 水平升高，而 Liddle 综合征和 AME 患者的 RAAS 系统均受到抑制，在 PRC 或 PRA 降低的同时，ALD 也降低。

另外，RAAS 系统的检测，还有助于发现高肾素型高血压，如肾动脉狭窄、肾素瘤。肾动脉狭窄导致肾缺血，进而刺激肾素分泌，体内 RAAS 活化，外周血管收缩，水钠潴留形成。肾素瘤是一种少见的、起源于肾皮质的、以合成和分泌肾素为主要特征的良性肿瘤，又称肾球旁细胞瘤。临床表现取决于体内 RAAS 系统的活化程度。典型临床表现为顽固性高血压、低血钾、高尿钾、血浆肾素含量升高。在 PRC 测定方法应用之前，疾病的诊断主要是依靠 PRA 的检测，但是 PRA 检测技术是通过血浆内的肾素活性而间接反映体内的肾素浓度，存在一定的局限性，可能会造成肾素瘤的漏诊,尤其是临床症状不典型的患者。

ALD 缺乏症(又称低 ALD 血症)的诊断也有赖于 RAAS 检测。临床上以高血钾、低钠血症、低血容量、直立性低血压和尿盐丢失为主要表现。根据病因和发病机制不同,可将 ALD 缺乏症分为 4 类:先天性原发性 ALD 缺乏症、获得性原发性 ALD 缺乏症、获得性继发性 ALD 缺乏症以及假性 ALD 缺乏症。原发性与继发性是根据血浆 PRA 或 PRC 与 ALD 的比值来划分的。原发性 ALD 缺乏症的比值低于正常(高肾素性低 ALD 血症),而继发性的比值正常(低肾素性低 ALD 血症)。

第二节 儿茶酚胺功能试验与疾病诊断

《嗜铬细胞瘤和副神经节瘤诊断治疗专家共识(2020 版)》推荐对于以下人群需行 PPGL 筛查:①有 PPGL 症状和体征,有阵发性高血压发作,伴头痛、心悸、多汗三联征,直立性低血压;②服用 DA 受体拮抗剂、拟交感神经类、阿片类、NE 或 5-羟色胺再摄取抑制剂、单胺氧化酶抑制剂等药物诱发 PPGL 症状发作;③肾上腺意外瘤;④有 PPGL 或 PPGL 相关遗传综合征家族史;⑤有 PPGL 既往史。

嗜铬细胞瘤(PCC)起源于肾上腺髓质嗜铬细胞,分泌 CA;副神经节瘤(PGL)起源于肾上腺外嗜铬细胞,位于胸、腹和盆腔脊柱旁的交感神经链,或源于沿颈部和颅底分布的舌咽、迷走神经的副交感神经节,后者常不产生 CA。高血压是最常见的临床症状,但表现形式多样。约 1/3 的 PPGL 患者无高血压,特别是当嗜铬细胞瘤合并多发性内分泌腺瘤病(MEN)2 型或希佩尔-林道综合征(VHL 综合征)等遗传综合征时,患者常无其他临床表现。极少数情况下,患者可因 PPGL 分泌 ACTH 和(或)促肾上腺皮质激素释放激素(CRH)而出现库欣综合征。

指南推荐血浆、尿液 MN 浓度测定为 PPGL 诊断首选,同时可检测血或尿 NE、E、DA 和其他代谢产物,如 3-MT、HVA 和 VMA 帮助定性诊断。排除干扰因素,如应激状态、体位、剧烈运动、吸烟、咖啡、含乙醇饮料、含酪氨/CA 类食物、药物的影响,MN、E、NE、DA 及其代谢产物升高,支持 PPGL 诊断,行 CT(首选)或 MRI 进行肿瘤定位。MRI 用于以下情况:①探查颅底和颈部 PGL;②已有肿瘤转移的患者;③体内有金属异物;④CT 造影剂过敏;⑤儿童、妊娠女性、已知种系突变和最近有过过度辐射而需要减少放射暴露的人群。

对有转移或不能手术者行 ^{131}I-MIBG 核素显像,以明确行 ^{131}I-MIBG 治疗的可能。部分 PPGL 肿瘤高度表达生长抑素受体,故被标记的生长抑素类似物可用于高灵敏度的 PPGL 分子影像学诊断。生长抑素奥曲肽 PET 显像可对^{131}I－MIBG 显像阴性的 PPGL 患者进行互补检查,有助于提高诊断的准确性。

（王保平）

参考文献

1. 中华医学会内分泌学分会.原发性醛固酮增多症诊断治疗的专家共识(2020 版).中华内分泌代谢杂志,2020,36(09):727－736.

2. 曹登敏,林美福,陈刚.放射性核素功能显像在原发性醛固酮增多症中的研究进展.中华内分泌代谢杂志,2021,37(11):1025－1028.

3. 中国医师协会泌尿外科分会肾上腺源性高血压外科协作组.原发性醛固酮增多症的功能分型诊断:肾上腺静脉采血专家共识.现代泌尿外科杂志,2020,25(3):205－208.

4. 中国医师协会泌尿外科医师分会肾上腺性高血压外科协作组,中华医学会内分泌学分会肾上腺学组,中华医学会核医学分会 PET 学组.原发性醛固酮增多症诊断中 CXCR4 受体显像的临床应用专家共识(2022).协和医学杂志,2022,13(6):986－991.

5. Li Y, Liu Y, Li J, et al. Sodium infusion Test for Diagnosis of Primary Aldosteronism in Chinese Population. J Clin Endocrinol Metab, 2016, 101 (1):89－95.

6. 中国医师协会泌尿外科分会肾上腺源性高血压外科协作组.原发性醛固酮增多症的功能分型诊断:肾上腺静脉采血专家共识.现代泌尿外科杂志,2020,25(3):205－208.

7. Wang H, Wang F, Zhang Y, et al. Surgical outcomes of aldosterone Producing Adenoma on the Basis of the Histopathological Findings. Front Endocrinol (Lausanne), 2021,12:663096.

8. 田硕,杜冠华.肾素－血管紧张素系统的新成员:肾素原及其受体.中国新药杂志,2009,18(20):1942－1945.

9. Ahmed AH, Gordon RD, Taylor PJ, et al. Are women more at risk of false-positive primary aldosteronism screening and unnecessary suppression testing than men. J Clin Endocrinol Metab,2011, 96(2): E340－6.

10. Lócsei Z, Horváth D, Rácz K, et al. Progestindependent effect of oral contraceptives on plasma aldosterone/renin ratio. Clin Biochem,2012,45 (16－17):1516－1518.

11. Lamarre-Cliche M, De Champlain J, Lacourcière Y, et al. Effects of circadian rhythms, posture, and medication on renin-aldosterone interrelations in essential hypertensives. Am J Hypertens, 2005,18(1):56－64.

12. Wang B, Ding L, Xu S, et al. A case of atypical reninoma with mild hypertension and normal plasma renin activity but elevated plasma renin concentration. BMC Endocrine Disorders, 2022, 22(1):71－77.

13. Xu Z, Yang J, Hu J, et al. Primary aldosteronism in patients in China with recently detected hypertension. J Am Coll Cardiol, 2020, 75 (16):1913－1922.

14. 陈楠,臧丽,陈康,等.1mg 地塞米松抑制联合 ACTH 兴奋实验用于原发性醛固酮增多症分型诊断的研究进展.中华内科杂志,2022,61 (11):1277－1280.

15. Soraya Puglisi, Alessandro Rossini, Roberta Poli, et al. Effect of SGLT2 Inhibitors and GLP－1 Receptor Agonists on Renin-Angiotensin-Aldosterone System. Front Endocrinol (Lausanne), 2021,12: 738848.

16. 中华医学会内分泌学分会.嗜铬细胞瘤和副神

经节瘤诊断治疗专家共识(2020 版). 中华内分泌代谢杂志,2020,36(9):737 - 750.

17. Aygun N, Uludag M. Pheochromocytoma and Paraganglioma: From Epidemiology to Clinical Findings. Sisli Etfal Hastanesi tip bulteni, 2020, 54(2):159 - 168.

18. Lenders JWM, Eisenhofer G. Update on modern management of pheochromocytoma and paraganglioma. Endocrinology and metabolism (Seoul, Korea), 2017, 32(2):152 - 161.

19. Wang BP, Yang LL, Wang H, et al. An unusual case of ectopic corticotrophin-releasing hormone syndrome caused by an adrenal noncatecholamine-secreting pheochromocytoma: a case report. Endocrine Disorders, 2018,18(1):41.

第 9 篇

糖尿病与胰腺内分泌功能试验

第 25 章　糖尿病的一般实验室检查

第一节　血浆(清)葡萄糖测定

血糖是指血清(或血浆)中的葡萄糖含量,通常以 mmol/L 计。血糖检测是诊断糖尿病的主要方法和依据,空腹血糖浓度是隔夜空腹,即至少 8h 未进食(可以饮水)后测得的血糖值。餐后血糖指从第一口进餐开始计算时间到 2h 采血测得的血糖值。

一、标本

常采血浆或血清测葡萄糖浓度,而指血糖仪采毛细血管全血。血液离体,葡萄糖可被血细胞中酶分解而减少,所以需要采集后尽快测定。标本中细菌污染或者白细胞增多时,糖分解速度会加快。血浆葡萄糖在 25℃ 下可保持稳定 8h,4℃ 下可稳定 4h,标本中加入氟化钠或碘乙酸钠可以延长稳定时间至 3 天。

二、测定方法

血糖测定的常用方法有 3 种:①葡萄糖氧化酶法(GOD)法;②己糖激酶(HK)法;③葡萄糖脱氢酶法。临床上常用 GOD 法和 HK 法。

三、正常参考值

空腹血糖(FPG):3.9 ~ 6.1mmol/L,服 75g 糖后 2h 血糖 <7.8mmol/L。

四、临床应用

1. 血糖测定是临床诊断糖尿病和判断血糖控制情况的主要指标。空腹血糖、随机血糖、服糖后 2h 血糖是诊断糖尿病的依据。空腹血糖反映机体糖代谢的基础水平,餐后血糖则反映机体利用糖和处理糖的能力。

2. 血糖升高见于糖尿病、应激状态、甲状腺功能亢进、皮质醇增多症、肢端肥大症、脱水等情况。血糖降低见于胰岛细胞瘤、肾上腺皮质功能低下、严重肝病、肿瘤、剧烈运动后等。

3. 方法学评价:GOD 方法特异性较好,操作简便,适用于自动化分析,临床应用最为广泛,基本不受其他化合物干扰,轻度溶血、脂血、黄疸、氟化钠、肝素、EDTA和草酸盐等不干扰本法测定。HK 法测定的准确度、精密度、特异性均较高。

第二节　尿糖定性测定

葡萄糖从肾小球滤出后,绝大部分在近端肾小管被重吸收,葡萄糖重吸收的最大能力被称为肾糖阈。正常情况下,尿糖是阴性的,当血糖浓度升高,超过肾糖阈,就出现尿糖阳性。正常人血糖超过 10mmol/L 时即可出现尿糖,出现尿糖时的血糖数值即为肾糖阈。

一、标本

晨尿或者随机尿,但尿标本不能放置过久(应 <24h)。

二、测定方法

(一)班氏法

该方法是一种借助硫酸铜的还原反应,常受尿中乳糖、果糖、戊糖、抗坏血酸、异烟肼、水杨酸盐等因素影响而呈现假阳性,且操作比较烦琐,已逐渐被淘汰。

(二)葡萄糖氧化酶法

因为酶仅对葡萄糖起反应,特异性较强,但当大量服用抗坏血酸、水杨酸、甲基多巴及左旋多巴也可出现假阳性。

三、临床应用

肾糖阈存在个体差异,所以,尿糖定性测定应该结合血糖测定分析。

尿糖升高见于以下情况。

1. 血糖升高性糖尿见于各种类型糖尿病、应激性糖尿、胃切除术后的"倾倒综合征"等。

2. 血糖正常而尿糖高见于肾性糖尿、妊娠、肾小管疾病、某些肾毒性化学物质影响等。

血糖反映采血时的血糖水平,而尿糖反映尿液在膀胱内蓄积这段时间的平均糖含量,所以,会受到尿量多少和膀胱排空情况的影响。

尿糖不作为糖尿病的诊断指标,只作为患者可能是糖尿病的提示或糖尿病控制情况的监测指标。

第三节　血胰岛素和 C 肽测定

血糖升高会刺激胰岛 β 细胞分泌胰岛素原,胰岛素原在蛋白水解酶作用下分裂成等分子的胰岛素和 C 肽。血胰岛素是反映胰岛 β 细胞储备和分泌功能的重要指标,对于区分 1 型和 2 型糖尿病和指导治疗意义重大。C 肽与人体自身分泌的胰岛素呈等比例,对于使用外源性胰岛素的患者,C 肽的测定能更准确地反映胰岛 β 细胞的功能。

一、标本

取患者血清或血浆。室温下可保存 5h，4℃下保存 1 周，−20℃下可保存 3 个月。

二、测定方法

放射免疫法和化学发光免疫分析法。用 RIA 检测时，测定值容易受到胰岛素原的免疫交叉反应的干扰，故称测定的值为"免疫活性胰岛素"和"免疫活性 C 肽"。

三、正常参考值

空腹血清胰岛素，5～25mU/L；C 肽，0.25～0.6nmol/L。

四、临床应用

（一）胰岛素升高的疾病

1. 胰岛素瘤
胰岛素和血糖比值升高。

2. 2 型糖尿病早期
尤其肥胖者，空腹胰岛素和服糖后胰岛素峰值升高，峰值延时。

3. 胰岛素自身免疫综合征
此类患者体内存在胰岛素抗体，胰岛素和胰岛素原均升高。

4. 胰岛素结构异常或胰岛素受体异常
血中测出的胰岛素水平会升高。

5. 其他
皮质醇增多症、肢端肥大症、肥胖或妊娠时血胰岛素水平升高。

（二）胰岛素降低的疾病

1. 糖尿病
1 型糖尿病胰岛素释放呈现低平曲线。2 型糖尿病胰岛素基础值正常，胰岛素释放高峰延时，高峰可正常、升高或者降低。

2. 胰腺炎
胰腺炎损伤胰岛功能，血胰岛素水平降低。

（三）C 肽测定

胰岛素可被肝、肾组织中的胰岛素酶灭活，胰岛素经门静脉进入肝脏，其中 40%～50% 在肝内被分解，其余的进入体循环。而 C 肽被胰岛素靶器官利用很少，仅少量被肝脏摄取，半衰期长。外周血中 C 肽和胰岛素的比为 (5～10):1。

外源性胰岛素中不含 C 肽，所以，注射胰岛素的患者测定血 C 肽水平可以反映胰岛功能，对于诊治和预后意义重大。

第四节 糖化血红蛋白测定

糖化血红蛋白由血红蛋白 A 组分的某些特殊分子部位和葡萄糖通过缓慢的非酶促反应形成。被糖化的血红蛋白部分称为 HbA1，HbA1 由 HbA1a、HbA1b 和 HbA1c 组成。前两者代表其他己糖和 Hb 互相作用的产物，HbA1c 是结合葡萄糖的 HbA1。

HbA1c 与血糖浓度成正比,红细胞在血循环中寿命约为 120 天,故 HbA1c 代表了测定前 2~3 个月的平均血糖水平。

一、标本

静脉采血送检,EDTA 试管或肝素抗凝全血。

二、测定方法

亲和柱层析法、阳离子交换层析法、高压液相层析(HPLC)法和胶乳免疫凝集法。结果以 HbA1c 占总血红蛋白的百分比表示。

三、正常参考值

4%~6%。

四、临床应用

1. HbA1c 反映血糖平均值,如果血糖波动大,高血糖和低血糖交替,糖化血红蛋白有可能维持在正常范围。故糖化血红蛋白不能反映血糖波动,不能代替点血糖测定。

2. 各种贫血、出血性疾病或用普萘洛尔、吗啡、氢氯噻嗪等药物可使糖化血红蛋白下降;而大量使用维生素 D、阿司匹林或肾衰竭等可使其升高。

3. 进餐不影响糖化血红蛋白测定,故可以在任意时间采血。血标本在室温下放置 14 天也不会明显影响测定结果。

4. 美国糖尿病协会的糖尿病诊疗标准已经把 HbA1c 作为糖尿病诊断标准之一,国际专家委员会也推荐 HbA1c≥6.5 作为重要诊断依据。我国 2020 版 CDS 糖尿病指南也推荐 HbA1c≥6.5 作为诊断依据之一。

第五节　糖化血清蛋白测定

血中葡萄糖与血清蛋白和其他蛋白质在结构末端的氨基上发生非酶促反应,生成高分子酮胺结构,即为糖化血清蛋白。其浓度和血糖水平呈正比,并保持相对稳定,血清蛋白半衰期为 17~20 天,故糖化血清蛋白反映糖尿病患者近 2~3 周的血糖水平。

一、标本

血清或血浆。

二、测定方法

比色法和酶法。

三、正常参考值

1.65~2.15mmol/L,不同实验室采用的检测方法不一样,参考范围也不同。

四、临床应用

1. 糖化血清蛋白反映近 2~3 周的血

糖控制情况,其变化要早于糖化血红蛋白,因此,可以用于判断糖尿病的短期疗效,及时调整治疗方案,一定程度上弥补了糖化血红蛋白不能反映较短期内血糖变化的不足。

2. 糖化血清蛋白测定值受白蛋白浓度影响,血清白蛋白浓度 <30g/L,糖化血清蛋白的检测结果会偏低,不能很好地反映血糖实际情况,故建议用血浆白蛋白浓度对糖化血清蛋白浓度进行校正。

3. 糖化血清蛋白测定跟糖化血红蛋白不同,可用于镰状细胞性贫血、血红蛋白病、尿毒症等。

4. 糖化血清蛋白不作为筛查糖尿病的依据。

第六节　动态血糖监测系统

动态血糖监测系统(CGMS)由葡萄糖感应器、线缆、血糖记录器、信息提取器和分析软件 5 部分组成。置于皮下的葡萄糖感应器中含有的葡萄糖氧化酶与皮下组织间液的葡萄糖发生化学反应,产生的电信号由记录器接收,记录器通过线缆每 10s 接收 1 次电信号,每 5min 将获得的平均值转换成葡萄糖值储存起来,每天可以储存 288 个血糖值。目前,动态血糖监测系统可连续监测 14 天数据,提取数据可以绘制血糖变化曲线,可计算每天目标范围内血糖时间(TIR),单位可以是小时或百分数,以血糖 6~10mmol/L 作为目标范围内血糖,看 1 天中 TIR 为几小时或占 1 天时间百分之几。

一、正常参考值

TIR 在 70% 以上或 17h 以上,则血糖控制达标,还可以提供高于目标值和低于目标值的血糖状态。

二、临床应用

1. 目前,随着 CGMS 技术提高,单点血糖准确值更接近于血浆葡萄糖值,而且不需要再手动输入血浆葡萄糖值作为比对值,更为方便。

2. 可以用于脆性糖尿病、儿童糖尿病、妊娠糖尿病等特殊糖尿病人群的血糖监测,尤其是血糖波动大、容易出现低血糖的患者,可以实时监控血糖变化,制订科学有效的治疗方案。

3. 可用于反复低血糖或无法解释的严重低血糖、隐匿性低血糖及夜间低血糖患者。

4. 可用于隐匿性高血糖的患者。

第七节　血酮体和尿酮体测定

酮体由乙酰乙酸、β羟丁酸和丙酮组成。脂肪酸经过一系列氧化后产生乙酰辅酶A,在肝脏内2分子乙酰辅酶A可缩合成乙酰乙酸,后者可被还原成β羟丁酸或脱羧成丙酮。

一、标本

血清或尿液。

二、测定方法

硝普盐半定量试验。乙酰乙酸和丙酮与硝普盐在碱性条件下生成紫色化合物。尿酮体定性多于尿液干化学分析仪上的测定结果。

三、正常参考值

阴性。

四、临床应用

1. 血尿酮体测定主要用于监测糖尿病酮症酸中毒。未控制的糖尿病,由于胰岛素缺乏,导致酯化作用减弱,脂解作用增强,血中游离脂肪酸增加,肝脏的酮体生成增加而在外周组织中代谢减少,血液中乙酰乙酸堆积。

2. 酮体阳性也见于饥饿、剧烈运动或营养不良等情况。

第八节　血乳酸测定

乳酸是葡萄糖无氧代谢的终产物,并可被进一步利用。乳酸循环指葡萄糖在外周组织无氧酵解成乳酸,乳酸又在肝脏中转化成葡萄糖。

一、标本

全血或血浆。

二、测定方法

化学法、酶法、气相色谱法和电化学法等。

三、正常参考值

空腹安静状态下,静脉全血乳酸含量$0.5 \sim 1.7 mmol/L$,血浆乳酸含量$<2.4 mmol/L$。

四、临床应用

1. 2型糖尿病服用双胍类降糖药,尤其是苯乙双胍,可诱发致死性乳酸酸中毒。

2. 乳酸升高还可见于激烈运动后及组织缺氧疾病,如休克、心力衰竭、煤气中毒、肝功能不全、严重贫血、白血病等。

3. 剧烈运动时,血乳酸浓度可在短时间内迅速升高,因此,应在空腹和完全静息状态下采集标本,避免手臂的活动,以使血中乳酸浓度达到稳态。

第九节 尿微量白蛋白测定

尿微量白蛋白是肾小球损伤的重要标志物,也是糖尿病早期肾损伤的敏感指标。

一、标本

晨尿或 24h 尿。

二、测定方法

放射免疫法或免疫透射比浊法。

三、正常参考值

尿微量白蛋白排泄率 $< 20\mu g/min$,尿微量白蛋白 $< 20mg/L$,尿微量白蛋白肌酐比 $< 30\mu g/gCr$,24h 尿微量白蛋白 $< 30mg$。

四、临床应用

1. 高血糖、尿路感染、发热、运动都会影响白蛋白的排出,应尽量避免。

2. 尿微量白蛋白测定是早期糖尿病肾病的诊断依据,对于糖尿病患者慢性并发症的防治十分重要。除可预测早期糖尿病肾病外,还可作为预测心血管疾病、预测致死致残的重要指标,以及预测脂代谢异常的指标。

3. 对于非糖尿病人群,尿微量白蛋白升高与血压、腹型肥胖、胆固醇升高等相关,可能与代谢综合征有关。对于原发性高血压患者,尿微量白蛋白升高的发生率和血压水平相关。

第十节 胰岛素原测定

人胰岛素原是胰岛素的前体物质,由胰岛素和 C 肽组成。胰岛素原由胰岛 β 细胞合成和分泌,主要在肾脏分解代谢。生理情况下,只有极少量的胰岛素原释放入血,在病理情况下,胰岛 β 细胞释放胰岛素原增多,血中胰岛素原水平升高。

一、标本

血清或血浆。

二、测定方法

放射免疫法和化学发光免疫分析法。

三、正常参考值

正常成人空腹为 0.1~0.2ng/mL,45 岁以上者比青年人略高。

四、临床应用

1.糖尿病患者血胰岛素原水平随着病情变化而变化,早期 2 型糖尿病患者一般正常,晚期 2 型糖尿病和 1 型糖尿病患者胰岛 β 细胞内成熟胰岛素接近耗竭,胰岛素合成和分泌极度下降,刚合成的胰岛素原在未转变为胰岛素的情况下即释放入血,造成血浆胰岛素原升高。研究表明,部分表现为高胰岛素血症的 2 型糖尿病其实是高胰岛素原血症,是胰岛 β 细胞功能障碍,胰岛素原分泌增多所致。胰岛素原和免疫活性胰岛素不成比例地升高能预测个体将来发生 2 型糖尿病的风险,是胰岛 β 细胞分泌胰岛素功能减退的一个指标。

2.辅助胰岛素瘤诊断。患胰岛素瘤时,血浆胰岛素浓度绝对或相对升高。血浆胰岛素原/免疫活性胰岛素比值正常情况下是 5%~10%,患胰岛素瘤时,该比值升高到 50%~70%。该比值对于鉴别良性和恶性胰岛素瘤有一定意义,良性情况下,该比值多 < 50%;恶性情况下,一般 > 50%,最高达 89%。

3.肾脏疾病:胰岛素原主要在肾脏中降解,慢性肾衰竭时,血浆胰岛素原/免疫活性胰岛素比值升高,空腹时血浆胰岛素原水平高于正常人 7.5 倍,而免疫活性胰岛素只高于正常人 2~4 倍,这可能是肾功能不全时,肾脏清除胰岛素原能力显著降低所致。

第十一节　胰淀粉样多肽测定

胰淀粉样多肽又称胰淀素,是胰岛 β 细胞合成和分泌的肽类激素,其表达和分泌也受葡萄糖和其他几种促泌素的影响。其释放量(分子浓度)相当于胰岛素的 2%~5%。

一、标本

血清或血浆。

二、测定方法

放射免疫法和化学发光免疫分析法。

三、正常参考值

空腹外周血浆中的浓度为 1.5~2.5pmol/L,经葡萄糖刺激后上升到 7~10pmol/L。

四、临床应用

1. 肥胖和胰岛素抵抗者的胰淀素分泌增加,2 型糖尿病患者的胰淀素与胰岛素分泌呈平行性分泌减少。

2. 葡萄糖刺激后胰淀素分泌第一时相可作为胰岛 β 细胞早期衰退的指标之一。葡萄糖刺激后胰淀素第一时相分泌减弱或消失,可能是 2 型糖尿病的预测因子。

第26章　功能试验和糖尿病的特殊检查

第一节　基于葡萄糖介导的胰岛 β 细胞功能试验

一、口服葡萄糖－胰岛素/C肽释放试验

（一）概述

口服一定量葡萄糖后,每间隔一定时间测定血糖和胰岛素/C肽,利用这一试验可以了解机体对糖的调节能力和胰岛 β 细胞分泌胰岛素的情况,是诊断糖尿病、糖耐量异常和评估胰岛功能的最主要方法。

（二）测定方法

试验前嘱患者保持正常饮食习惯3天（每天至少摄入150g碳水化合物）,同时停服干扰试验的药物;继续正常的日常活动,避免剧烈运动或卧床静止;禁食8～10h后于上午7～9时进行。应严格按照WHO推荐的方法进行。推荐葡萄糖负荷量75g,儿童1.75g/kg,总量不超过75g,用250mL水溶解后在5min内服完。分别于空腹及服糖后0.5h、1h、2h、3h各采1次静脉血,测血糖、胰岛素/C肽。

（三）正常参考值

正常糖耐量:FBG＜6.1mmol/L,服糖后0.5～1h血糖达到高峰（＜10mmol/L）,服糖后2h血糖＜7.8mmol/L。

正常人空腹基础血浆胰岛素水平为5～25 mU/L,口服75g葡萄糖或100g馒头后血浆胰岛素在30～60min达峰值,可为基础值的5～10倍,3～4h恢复到基础水平。正常人基础血浆C肽水平为0.7～2μg/L,口服葡萄糖后C肽水平升高,可为基础值的5～6倍。1型糖尿病患者血浆胰岛素和C肽水平低于正常,并可据此区别于2型糖尿病。

（四）临床应用

1. 口服葡萄糖耐量试验（OGTT）虽可反映机体的糖调节能力,但并不是糖尿病诊断必需,糖尿病诊断首推空腹血糖测定。

2. 虽然OGTT比空腹血糖灵敏,但是变异系数大,影响因素多,例如,胃排空快慢,患者服糖后耐受性,有的患者服糖后出现恶心、呕吐。显著高血糖时不宜做糖耐量试验。

3. 1型糖尿病患者血基础胰岛素水平降低,服糖后胰岛素分泌不增加或增加较

少,呈低平曲线。

4.2 型糖尿病早期或者伴肥胖者,胰岛素释放曲线也可能升高;但晚期、非肥胖及消瘦的 2 型糖尿病患者,胰岛素释放曲线较正常人低。进餐后胰岛素分泌高峰延时(2~3h 出现峰值)是 2 型糖尿病的特征,所以,有些早期 2 型糖尿病患者可以表现为下一餐前低血糖。

二、馒头餐或混合餐–胰岛素/C 肽释放试验

不宜服葡萄粉者可行此试验,在 10min 内吃完 100g 面粉制作的标准馒头,取血时间、结果分析都与 OGTT + 胰岛素/C 肽释放试验相同。国外多进行混合餐试验,其中糖类占 40%,脂类占 40%,蛋白质占 20%,总热量占受试者全天热量的 15%。有人认为混合餐更接近生理情况。混合餐也可简化为馒头 100g,牛奶 250g,鸡蛋 1 个。

三、静脉注射葡萄糖–胰岛素/C 肽释放试验

1. 对于胃肠吸收功能异常或有胃肠疾病的患者,如胃手术后因胃肠吻合而吸收过快或由于慢性腹泻影响胃肠吸收,不宜进行 OGTT,这时可采用静脉注射葡萄糖耐量试验。本法为短时间内(如 60s)静脉注射葡萄糖,观察刺激后的胰岛素或 C 肽动力学变化,测定 β 细胞功能。

2. 根据注射后早期胰岛素浓度变化,可衍生出以下指标。①急性胰岛素反应(AIR):一般以注射葡萄糖后早期某一时间内胰岛素浓度的相对增加值或者该时间内胰岛素浓度平均值表示,具体时间要根据实际反应情况而定,常用的有 $AIR_{3~8}$、$AIR_{3~5}$、$AIR_{0~10}$(时间单位:min)等;②达到胰岛素最大反应的时间;③早期胰岛素反应某一时间的绝对值;④0~10min 内胰岛素增长的相对面积/血糖的变化值。上述指标均反映胰岛素第一时相变化。

3. 本法可以较清楚地观测到胰岛 β 细胞第一时相的胰岛素分泌情况。但是当 β 细胞功能衰退达到一定程度时,胰岛素对葡萄糖反应的第一时相消失,上述指标就会失去意义。

四、计算口服葡萄糖耐量试验的胰岛素曲线下面积

在胰岛素抵抗程度相近的人群中,计算 OGTT 的胰岛素分泌曲线下面积,可以大致判断胰岛 β 细胞的分泌功能。曲线越趋于平坦,β 细胞功能越差,曲线低平者胰岛功能更差。

五、可的松耐量试验

(一)概述

皮质醇有促进蛋白质分解,增加糖异生,拮抗胰岛素的作用。皮质醇增多可以升高血糖,外源应用可的松后,会增加胰岛

β 细胞负荷,观察应用可的松后的血糖变化,可以反映胰岛 β 细胞功能。对于怀疑糖耐量异常,而 OGTT 血糖又正常的患者,可以做可的松耐量试验发现潜在糖耐量问题,也可用于糖尿病家族的调查。

(二)测定方法

试验前准备同 OGTT,患者于试验前 8.5h 和试验前 2h 各口服可的松 50mg(或者泼尼松 10mg)。试验时口服葡萄糖 75g,于服糖前及服糖后 60min、120min 分别采血测血糖,并做尿糖测定。

(三)正常参考值

正常人空腹血糖 < 6.66mmol/L,60min 和 120min 的血糖分别 < 9.99mmol/L 和 < 7.80mmol/L。

(四)临床应用

1. OGTT 阳性者不必做此试验。

2. 不宜口服肾上腺皮质激素或皮质醇增多症的患者禁做此试验。

3. 糖耐量减低者为口服皮质醇后空腹血糖 < 6.66mmol/L,而服糖后 60min 和 120min 的血糖分别达到 11.1mmol/L 和 7.8 ~ 11.1mmol/L。

六、高葡萄糖钳夹技术

(一)概述

该技术是公认的评价胰岛功能的最佳方法,可以评估胰岛 β 细胞在葡萄糖刺激后胰岛素的分泌能力以及高糖刺激下机体葡萄糖代谢量(胰岛素敏感性)。

(二)测定方法

试验对象在空腹、静息状态下静脉输入外源性葡萄糖,在限定时间内使血糖达到高于空腹的水平(11.3 ~ 13.9mmol/L),此后每 5min 测静脉血糖 1 次,并调整葡萄糖输注速率,维持患者高血糖状态 2 ~ 3h。在此期间进行测试:输注葡萄糖 10min 内(试验第 0 ~ 10min),每 2min 采血一次,此时所测胰岛素值可以反映胰岛素一相分泌的状况;此后每 10min 采血一次,测血浆胰岛素浓度。根据输注葡萄糖并维持高糖状态稳定时的平均血胰岛素值来评价胰岛 β 细胞的最大胰岛素分泌量。结合一定的数学模型方法,血浆胰岛素反应值 I1 – 10 代表胰岛素早期分泌功能,I11 – 120 代表胰岛素晚期分泌功能,一般以其均值表示。

(三)临床应用

1. 2 型糖尿病较常见的是胰岛素分泌早期和晚期减少,以早期减少更为明显;肥胖患者和 2 型糖尿病早期可能出现第一时相胰岛素分泌增多。

2. 高葡萄糖钳夹技术的临床意义:①了解胰岛素的早期和晚期分泌相,并能直接比较不同个体在相同葡萄糖浓度下的胰岛素分泌反应,发现潜在的 β 细胞功能减退;②应用高糖逐步钳夹可获得胰岛 β 细胞的最大胰岛素分泌量。

3. 此法的局限性在于:①结果受胰岛素抵抗的影响;②人为导致的持续高血糖状态,有的受试者不能耐受,也不符合生理模式;③由于此法操作复杂,取血次数较多,价格昂贵和费时等缺点,目前仅用于科研,未能在临床上广泛应用。

七、微小模型法

(一)概述

该方法全名为多样本静脉葡萄糖耐量试验血糖、血胰岛素动力代谢最小数学模型。即借助 Bergman 最小模型,利用多样本静脉葡萄糖耐量试验,使用计算机程序软件包,根据数学模型计算胰岛素敏感性、胰岛素分泌能力及葡萄糖自身代谢和抑制肝糖输出效能。其是仅次于钳夹技术的评估胰岛素敏感性和 β 细胞功能的方法。

(二)测定方法

患者基础状态下,一侧静脉快速注射葡萄糖(0.3g/kg),60s 内注入;另一侧静脉采血样,分别于注射前 13min、8min、3min 及注射后 2min、4min、6min、8min、10min、12min、14min、16min、19min、22min、27min、32min、42min、52min、62min、72min、82min、92min、102min、122min、142min、162min、182min 采血。试验过程需要采血 26 次,将血糖数值输入计算机数学模型中进行计算。

(三)临床应用

1. 该方法主要缺点是采血次数较多,且测定的胰岛素敏感性受胰岛素缺乏的影响。1993 年以来研究者进行了采血次数减少为 22 点、14 点、12 点的试验,结论是减少次数至 12 点仅适用于非糖尿病人群;作为常规方法用于糖尿病人群前需要进一步研究。

2. 该方法与钳夹技术测定高度相关,适合群体研究和临床应用。通过计算机软件,操作相对简单,易掌握,结果重复性好,花费少。

3. 该方法优点是接近生理状态,不需要升高胰岛素至超过生理浓度,能在生理的葡萄糖 - 胰岛素反馈调节状态下同步评估胰岛素双向分泌和胰岛素敏感性。

八、稳态模型评估胰岛素分泌指数和胰岛素抵抗指数

(一)概述

稳态模型评估(HOMA)于 1985 年由 Matthews 等提出,是基于血糖和胰岛素在不同器官(包括胰腺、肝脏和周围组织)的相互影响而建立的评估胰岛素分泌功能和敏感性的数学模型。

(二)测定方法

患者空腹稳态状态下,采血样 1 次,测定血糖和血浆胰岛素水平,用下述公式计算胰岛素分泌指数(HOMA - β)和胰岛素抵抗指数(HOMA - IR)。

1. HOMA - β 是用于评价胰岛 β 细胞功能的指标。其计算公式为:HOMA - β = 20 × INS/(Glu - 3.5)(%),其中,INS 为空腹胰岛素浓度,单位 μIU/mL,Glu 为空腹血糖,单位 mmol/L。

2.HOMA－IR 是用于评价胰岛素抵抗水平的指标。其计算公式为:HOMA－IR＝INS×Glu/22.5。

（三）正常参考值

1.正常人的 HOMA－IR 指数为 1,非正态分布,实际应用中应将其进行对数转换后分析。

2.正常人的 HOMA－β 指数为 100%。

（四）临床应用

1.随着胰岛素抵抗水平的升高,HOMA－IR 指数将＞1。糖尿病人群中,胰岛

β 细胞功能降低则 HOMA－β 指数数值降低,功能增强则其数值升高。

2.空腹稳态状态下,10min 内 3 次采血样(0min、5min、10min)的均值较单次采样值变异系数小。

3.这 2 个指数优点是仅涉及空腹状态下血糖和胰岛素值,操作简单,价格便宜,对患者几乎无损伤,因此,受到广泛欢迎。但应注意,应用 HOMA－β 指数评估胰岛 β 细胞功能时,会受到胰岛素抵抗严重的影响。

第二节　基于非葡萄糖刺激物－胰岛素反应的功能试验

一、胰高血糖素试验

（一）概述

胰高血糖素可使肝糖原分解,外源性胰高血糖素可以刺激胰岛 β 细胞分泌胰岛素,可用于评价残余胰岛 β 细胞功能。

（二）测定方法

患者禁食休息 12h 后,晨间空腹于 30s 内静脉注射胰高血糖素 1mg,注射前和注射后 6min 采血,测 C 肽。

（三）正常参考值

正常人基础状态下 C 肽水平(0.4±0.2)nmol/L,胰高血糖素负荷后 6min C 肽水平较空腹水平升高 3 倍。

（四）临床应用

1.注射胰高血糖素后,少数人有恶心、呕吐、皮肤潮红、心跳加速。

2.血压升高明显及未排除嗜铬细胞瘤的患者不宜做此试验。

3.主要用于了解第 1 时相胰岛素分泌情况,特别适用于对葡萄糖刺激反应减低者,常用于 1 型糖尿病的胰岛 β 细胞功能评估。

4.糖尿病患者注射胰高血糖素后血糖升高幅度高于正常人,并持续较长时间。

二、精氨酸刺激试验

（一）概述

精氨酸带正电荷,可使胰岛 β 细胞

Ca²⁺通道开放,胞质 Ca²⁺浓度升高,从而促进胰岛素分泌,用于评价胰岛 β 细胞功能。

(二)测定方法

空腹采血后注射 25% 左旋精氨酸 5g,30s 内注射完毕,于注射时及注射后 2min、4min、6min 采血,测血浆胰岛素、C 肽。

(三)正常参考值

正常人在 3~5min 胰岛素出现高峰,为基础值的 8~10 倍。

(四)临床应用

1. 对于双相胰岛素分泌缺陷的患者,可了解是否还存在有功能的胰岛 β 细胞。若对葡萄糖反应很差的个体对精氨酸刺激仍有良好反应,说明机体尚存在一定数量在非葡萄糖刺激下仍能分泌胰岛素的胰岛 β 细胞。若精氨酸刺激后也无反应,说明机体胰岛 β 细胞功能可能已经丧失殆尽。

2. 了解受试者的血管扩张功能。

第三节 糖尿病的特殊检验项目

一、谷氨酸脱羧酶抗体

(一)概述

谷氨酸脱羧酶(GAD)是人及动物体内抑制神经递质 γ 氨基丁酸的合成酶。1 型糖尿病是通过自身抗原介导的免疫反应引起胰岛 β 细胞破坏的自身免疫性疾病。GAD 是关键的始动靶抗原,因此,谷氨酸脱羧酶抗体(GADA)是 1 型糖尿病前期特异性较强的免疫指标。

(二)测定方法

采患者静脉血 2mL,普通试管,酶联免疫吸附试验。

(三)正常参考值

阴性。

(四)临床应用

1. 其临床价值与胰岛细胞抗体(ICA)检测相似,但其敏感性和特异性均较 ICA 高。新诊断的 1 型糖尿病患者中 GADA 阳性率为 75%~90%,病程较长(3~10 年)的 1 型糖尿病患者中阳性率仍为 60%~80%。GADA 的检测对 1 型糖尿病的诊断,尤其是对成人隐匿性自身免疫性糖尿病(LADA)的早期识别有重要价值,并可预测 1 型糖尿病的亲属发生糖尿病的危险性。

2. GADA 对于 LADA 的诊断价值更大,可在发病较早期被检出,并于诊断后长期稳定存在。

3. GADA 和 ICA 不都是一致出现的,1 型糖尿病患者 GADA 呈阳性,ICA 可能呈阴性。1 型糖尿病的儿童患者,往往仅出现 1 种自身抗体(ICA、GADA 或其他抗体)。

二、胰岛细胞抗体

（一）概述

ICA 是一种对胰岛细胞的胞质成分起作用的特异性抗体，属 IgG 免疫球蛋白，可与胰岛 β 细胞起反应而产生细胞毒作用。

（二）测定方法

采患者静脉血 2mL，采用普通试管，用酶联免疫吸附试验测定。

（三）正常参考值

阴性。

（四）临床应用

1. 新诊断的 1 型糖尿病患者 ICA 阳性率为 60%~90%。ICA 的阳性率随糖尿病的病程延长而降低，80%~90% 的 1 型糖尿病患者体内 ICA 在起病 2 年后消失，10%~15% 的患者持续存在 >3 年。

2. 一般人群中 ICA 阳性率 <3%，而 ICA 在临床 1 型糖尿病患者一级亲属中的检出率显著高于一般人群。ICA 滴度高低和阳性持续时间长短与以后发生 1 型糖尿病的危险性高低成正比。

三、酪氨酸磷酸酶自身抗体

（一）概述

酪氨酸磷酸酶自身抗体（IA2Ab）是针对 IA2，即蛋白酪氨酸磷酸化酶的自身抗体。

（二）测定方法

采患者静脉血 2 mL，采用普通试管，用酶联免疫吸附试验或放射配体分析法测定。

（三）正常参考值

阴性。

（四）临床应用

1. IA2Ab 存在于 60%~80% 的新诊断的 1 型糖尿病患者中，在糖尿病前期的阳性率为 40%~60%，而在健康人群中的阳性率约为 1%。

2. IA2Ab 特异性较 GADA 高，在不伴 1 型糖尿病的自身免疫性疾病中 IA2Ab 较少阳性，对一级亲属阳性预测价值达 75%。

3. IA2Ab 出现较 GADA 晚，所以，GADA 在预测近期发生 1 型糖尿病方面优于 IA2Ab，起病后，IA2Ab 也较 GADA 水平增加更快。98% 糖尿病前期或新诊断的 1 型糖尿病患者至少存在 1 种自身抗体阳性，80% 表达 2 种抗体，25% 表达 3 种抗体，而健康人不会同时存在 2 种以上抗体。3 种抗体均阴性的一级亲属 5 年内发生糖尿病的危险度 <0.5%，1 种抗体阳性的危险度为 15%，2 种抗体阳性的危险度为 44%，3 种抗体均阳性的危险度为 100%。

四、胰岛素自身抗体

（一）概述

胰岛素自身抗体（IAA）为可与胰岛素相结合的自身抗体。IAA 的出现有 2 种情况，一种是使用外源胰岛素治疗的糖尿病患者,另一种即 1 型糖尿病或糖尿病前期患者。

(二)测定方法

采患者血清或血浆,用酶联免疫吸附试验测定。

(三)正常参考值

阴性。

(四)临床应用

1. 用于 1 型糖尿病的早期发现,正常人群 IAA 阳性则很容易患 1 型糖尿病。IAA可能是胰岛 β 细胞破坏产生的,因此,可以作为胰岛 β 细胞受损的标志。年龄和 IAA呈负相关,IAA 常见于儿童,且呈高滴度。

2. 可用于诊断外源性胰岛素抵抗,指导糖尿病治疗。IAA 产生与外源胰岛素制剂纯度有关。产生 IAA 时,表现为外源胰岛素不敏感,胰岛素用量逐渐加大。更换胰岛素种类或换用高纯度胰岛素,或停用胰岛素改为口服降糖药,或应用糖皮质激素皆可以降低胰岛素自身抗体滴度。

3. 可出现在胰岛素自身免疫综合征患者体内。胰岛素自身免疫综合征表现为血胰岛素水平异常升高,不定时发作的低血糖,血 IAA 阳性。针对内源性胰岛素产生胰岛素自身抗体,该病可有一定自限性,应用糖皮质激素有一定治疗价值。

第四节 糖尿病相关分子生物学检测

1 型糖尿病与人类白细胞抗原(HLA)基因多态性有关;2 型糖尿病与胰岛素基因、胰岛素受体基因、葡萄糖溶酶基因和线粒体基因有关。用于糖尿病基因检测的技术包括:PCR - 限制性片段长度多态性分析(PCR - RFLP)、单链构象多态性分析(SSCP)、序列特异性寡核苷酸探针(SSOP)、等位基因特异性寡核苷酸探针(ASOP)、序列特异性引物分析(SSP)、单核苷酸多态性分析法(SNP)等基因分析技术。

一、人类白细胞抗原基因

HLA 基因位于人类第 6 号染色体短臂(6p21.3),全长 3600kb,具有高度多态性和连锁不平衡性,在人类免疫系统中起着重要的作用。HLA 基因主要分为 Ⅰ 、Ⅱ 、Ⅲ 3 类。1 型糖尿病是细胞免疫参与的胰岛细胞破坏的自身免疫多基因遗传病。HLA位点的多态性可解释 1 型糖尿病的 40%~50% 的遗传易感性。有报道表明,HLA Ⅱ类基因的 DQ、DR、DM 与 1 型糖尿病相关,Ⅰ 类和Ⅲ类基因报道较少。

二、胰岛素基因

胰岛素基因点突变导致的胰岛素异常有 2 种情况:一是胰岛素结构异常,由于第 11 对染色体短臂上胰岛素基因突变,导致胰岛 β 细胞合成变异的胰岛素。

变异的胰岛素有免疫活性,在血中可以检测出来,但是生物活性较低。二是胰岛素原过多,胰岛素基因突变,胰岛 β 细胞合成的胰岛素原中 C 肽和胰岛素的连接点上精氨酸被组氨酸取代,这样胰岛素原分解时就会不完全,导致大量的胰岛素原进入血液。

三、胰岛素受体基因

靶细胞膜上的胰岛素受体是一种糖蛋白,每个受体由 α、β 2 个亚单位组成,亚单位之间以二硫键相连,α 亚单位穿过细胞膜,部分暴露于细胞膜表面,具有与胰岛素结合的位点,β 亚单位由细胞膜向细胞质中延伸,具有引发胰岛素细胞膜和细胞内效应的功能单位。胰岛素受体基因突变可以分为 2 种,一是胰岛素受体数目减少,二是胰岛素受体功能异常,如与胰岛素的亲和性减低,或受体 β 亚单位的酪氨酸激酶活性降低或丧失,不能通过自身磷酸化激活下游信号通路。

四、线粒体基因

1992 年 van den Ouweland 发现,家系的糖尿病是线粒体 tRNA Leu(UUR)基因异常,即由第 3243 位点 AG(A3242G)的点突变所引起,随后世界各地陆续发现此基因突变引起的糖尿病。其临床特点表现为母系遗传,可伴耳聋,发病年龄较小,胰岛功能较差;临床上可表现为 1 型糖尿病、2型糖尿病、妊娠糖尿病,也有患者以耳聋为首发症状;患者胰岛素缺乏,在发病后较短时间内需要胰岛素治疗。

五、青少年起病的成人型糖尿病

青少年起病的成人型糖尿病(MODY)是一种单基因突变糖尿病,常染色体显性遗传,早期发作,发病年龄通常 <25 岁,伴有胰岛素分泌功能障碍。MODY1 较常见,是由肝细胞核因子 4α(HNF4α)基因突变,导致脱氧腺嘌呤核苷代谢受阻,其浓度升高损伤 β 细胞。MODY2 常见,与葡萄糖激酶(GCK)基因突变有关。MODY3 常见,与肝细胞核因子 1α(HNF1α)基因突变有关。MODY4 罕见,与胰岛素启动因子(IPF-1)突变有关。MODY5 少见,由肝细胞核因子 1β(HNF1β)突变引起。MODY6 罕见,由神经元分化因子(NeuroD1)突变引起。MODY7 非常罕见,为 Kruppel 样转录因子 11(KLF11)基因突变。MODY8 非常罕见,为羧基酯脂肪酶(CEL)基因突变。MODY9 非常罕见,为成对盒 4(PAX4)基因突变。MODY10 罕见,是胰岛素基因突变。MODY11 非常罕见,为 B 淋巴细胞激酶(BLK)基因突变。MODY12 罕见,为 ATP 结合盒亚家族 C 成员 8(ABCC8)基因突变。MODY13 非常罕见,为内向整流钾通道蛋白 J 亚单位 11 号成员(KCNJ11)基因突变。MODY14 非常罕见,为磷酸酪氨酸衔接蛋白(APPL1)基因突变。

第 27 章　功能试验与疾病诊断

第一节　糖尿病

一、糖尿病的诊断

检测空腹血糖、糖负荷后 2h 血糖、随机血糖可以用于糖尿病诊断。我国 2020 版 CDS 糖尿病指南和美国糖尿病学会推荐 HbA1c ≥ 6.5% 作为糖尿病诊断依据之一。

二、糖尿病的病因学分类

(一)病因学分类

1.1 型糖尿病

分为免疫介导性和特发性,是由胰岛 β 细胞破坏和胰岛素绝对缺乏所引起的糖尿病。

2.2 型糖尿病

以胰岛素抵抗为主,伴胰岛素相对不足或胰岛素分泌不足,伴胰岛素抵抗的糖尿病。

3.其他特殊类型糖尿病

(1)胰岛 β 细胞功能遗传性缺陷:MODY 1－14、线粒体 DNA 突变引起的糖尿病等。

(2)胰岛素作用遗传性缺陷:A 型胰岛素抵抗、矮妖精貌综合征、Rabson-Menden-hall 综合征、脂肪萎缩性糖尿病等。

(3)胰腺外分泌疾病:胰腺炎、胰腺切除术后、胰腺肿瘤、胰腺囊性纤维化、血色病等。

(4)内分泌疾病:肢端肥大症、Cushing 综合征、胰高血糖素瘤、嗜铬细胞瘤、甲状腺功能亢进症、醛固酮瘤等。

(5)药物或化学品所致糖尿病:喷他脒、烟酸、糖皮质激素、甲状腺激素、二氮嗪等。

(6)感染:先天性风疹、巨细胞病毒感染等。

(7)不常见的免疫介导性糖尿病:僵人综合征、胰岛素自身免疫综合征、胰岛素受体抗体等。

(8)其他与糖尿病相关的遗传综合征:Down 综合征、Klinfelter 综合征、Turner 综合征、Wolfram 综合征、Laurence-Moon-Bei-del 综合征等。

4.妊娠糖尿病

(二)分类的方法

首先评估胰岛 β 细胞功能和胰岛素敏感性,可以辅助区分 1 型和 2 型糖尿病。C 肽测定和释放试验是反映胰岛 β 细胞功能和胰岛素敏感性的常用的重要实验室指标。高葡萄糖钳夹技术是公认的评估胰岛β细胞在葡萄糖刺激后胰岛素的分泌能力,以及高糖刺激下机体葡萄糖代谢量(胰岛素敏感性)的方法。微小模型法是仅次于钳夹技术的评估胰岛素敏感性和胰岛β细胞功能的方法。稳态模型评估可以计算出 HOMA-β 和 HOMA-IR。然后结合血 GADA、ICA、IA2Ab、IAA 测定辅助糖尿病分型和病因诊断。进一步的病因检测包括一些分子生物学检测,如 HLA 基因多态性、胰岛素基因、胰岛素受体基因、线粒体基因、单基因糖尿病突变位点检测等。

三、糖尿病血糖控制情况监测

1.糖化血红蛋白反映近 2~3 个月平均血糖控制情况,但是不能反映血糖波动。

2.糖化血清蛋白反映近 2~3 周平均血糖控制情况。

3.CGMS,每 5min 记录 1 次血糖,可以计算 TIR,且可以反映血糖波动情况,发现不宜察觉的低血糖,为制订更有效合理的糖尿病治疗方案提供科学依据。

四、糖尿病并发症相关检测

1.糖尿病急性并发症主要包括酮症酸中毒、糖尿病高渗昏迷和乳酸酸中毒,除检查血糖外,还可进一步检测血酮体、尿酮体、血浆渗透压、血电解质、血气分析、血乳酸等。

2.糖尿病慢性并发症,如糖尿病肾病需要检测尿微量白蛋白定量。

第二节　低血糖症

一、低血糖症的诊断

正常人的空腹静脉血浆葡萄糖浓度为 4~6mmol/L。当血糖≤3.0mmol/L 时,为低血糖,血糖降低并出现相应症状时,为低血糖症。低血糖症的诊断依据是 Whipple 三联征:低血糖症状,症状发作时的血糖低于正常(如 <3.0mmol/L),供糖后与低血糖相关的症状迅速缓解。对于少数空腹血糖降低不明显或非发作期的患者,必要时采用饥饿试验。

二、低血糖症的病因学分类

低血糖症的原因复杂,经典分类为空腹低血糖症和餐后低血糖症 2 类。空腹低血糖症的病因往往是高胰岛素血症,反复发生的空腹低血糖症提示有器质性疾病。餐后低血糖症的病因多为反应性胰岛素分泌过多,多见于功能性疾病。

(一)空腹低血糖症

1.药物性:胰岛素、口服降糖药物(尤其是磺胺类)、喷他脒、奎宁、水杨酸等。

2. 重症疾病：肝衰竭、肾衰竭、心力衰竭、脓毒血症等。

3. 内源性胰岛素分泌过多：促胰岛素分泌剂、胰岛素瘤或胰岛增生、自身免疫性低血糖症等。

4. 胰岛素拮抗激素缺乏：胰高血糖素、肾上腺糖皮质激素、生长激素、肾上腺素单一或多种激素的缺乏。

5. 其他：如胰腺外具有分泌胰岛素或胰岛素样激素功能的肿瘤。

（二）餐后低血糖症

1. 2 型糖尿病早期（进餐后胰岛素分泌高峰后延，可能出现下一餐前低血糖）。

2. 倾倒综合征（胃大部切除术后，食物快速被吸收引起短时间内胰岛素大量分泌导致的餐后低血糖）。

3. 碳水化合物代谢酶的先天性缺乏、遗传性果糖不耐受症、半乳糖血症。

4. 肠外营养（静脉营养支持）治疗。

5. 特发性反应性低血糖症。

6. 功能性低血糖症。

三、相关检测和功能试验

（一）胰岛素释放指数的计算

1. 当正常人空腹血糖 < 2.2mmol/L时，胰岛素应 < 5μU/mL；空腹血糖 < 1.67mmol/L时，胰岛素应停止分泌。随着血糖下降，胰岛素（μU/mL）和血糖（mmol/L）比值（胰岛素释放指数，I：G）也下降。如 I：G > 0.3，应考虑为高胰岛素血症性低血糖症。

2. 同时测定胰岛素、胰岛素原和 C 肽有助于鉴别内源性和外源性高胰岛素血症病因。

3. 血糖很低而胰岛素无明显升高时，可计算胰岛素释放修正指数，计算公式为：胰岛素释放修正指数 = 血浆胰岛素 × 100%／（血糖 - 30）。正常人多 < 50，胰岛素瘤患者 > 85，但血糖正常时，此比值升高无临床意义。

（二）饥饿试验

饥饿试验的目的为诱发低血糖，以末次食物摄入的时间为试验开始时间，一般于晚餐后开始禁食，停用所有非急需药物，在严密观察下进行，分别于试验开始及每 6h 测定血糖、胰岛素、胰岛素原和 C 肽。若血糖 ≤ 3.3mmol/L，应每 1 ~ 2h 采血测定。若血糖 ≤ 3.0mmol/L 或出现低血糖症状时，应采血测定血糖、胰岛素、胰岛素原和 C 肽，并终止试验，让患者进食或静脉注射葡萄糖。本试验不应超过 72h。如一直不出现低血糖，则于禁食后 12h、24h、36h、48h、60h、72h 加做 2h 运动，以诱发低血糖。胰岛素瘤患者几乎全部在 24 ~ 36h 出现低血糖发作，并伴胰岛素分泌失调，空腹血浆胰岛素升高，达 100 ~ 220μU/mL。正常人胰岛素原占总免疫活性胰岛素的 15%以下，胰岛素瘤患者有较多的胰岛素原释放入血，其比值升高，可 > 50%，C 肽亦明显升高。

（三）胰岛素抗体测定

使用外源性胰岛素者胰岛素抗体的产生与外源性胰岛素制剂的免疫原性有关，胰岛素抗体大量生成可导致患者对胰岛素不敏感。胰岛素自身免疫综合征导致的低血糖患者，血中胰岛素抗体水平可显著升高。

（贾红蔚）

参考文献

1. 刘新民. 实用内分泌学. 第 3 版. 北京：人民军医出版社,2004.4.

2. 王辰,王建安. 内科学. 第 3 版. 人民卫生出版社,2015.9.

3. 吕建新,郑景晨. 内分泌及代谢疾病的检验诊断. 第 2 版. 人民卫生出版社,2016.8.

4. Colagiuri S. Definition and classification of diabetes and prediabetes and emerging data on phenotypes. Endocrinol Metab Clin North Am,2021,50(3):319 – 336.

5. 赵文娟,杨乃龙. 内分泌和代谢病功能检查. 人民卫生出版社,2013.

6. 舒画,杨迎,李新,等. 从糖尿病分型的演变看单基因糖尿病个体化精准诊疗及其科研价值. 国际内分泌代谢杂志,2021,41(5):413 – 416.

7. 中华医学会糖尿病学分会. 中国 2 型糖尿病防治指南（2020 版）. 中华糖尿病杂志,2021,13(4):315 – 409.

第 10 篇

神经内分泌肿瘤相关功能试验

神经内分泌肿瘤（NEN）是起源于干细胞且具有神经内分泌标记物、能够产生生物活性胺和（或）多肽激素的肿瘤。NEN主要包括胰腺神经内分泌肿瘤（pNEN）和胃肠神经内分泌肿瘤（GI-NEN）。如果肿瘤分泌的激素能引起相应的临床症状，则归为功能性NEN。检测血和尿中的激素及其代谢产物水平，是诊断功能性NEN的重要手段，行激发或抑制试验可进一步提高诊断的敏感性和特异性。

功能性NEN可分泌具有不同生理功能的激素，临床常表现为特异性的综合征，见表10-1。对于功能性NEN，定性和定位诊断是肿瘤诊断中最主要的2个方面，其中激素测定是功能性NEN定性诊断最基础也是最重要的手段，但一些较为罕见的神经内分泌肿瘤，临床尚不能常规开展其激素测定，定性诊断尚依赖病理染色。胰岛素瘤相关内容详见本书第9篇，不再重复。产促肾上腺皮质素肿瘤（异位ACTH综合征）在第5篇已有涉及，本篇仅做部分补充。

表 10-1　功能性胃肠胰神经内分泌肿瘤相关激素和临床特征

肿瘤类型	分泌激素	年发病率（/10万）	肿瘤部位	主要临床症状
胰岛素瘤	胰岛素	1～32	胰腺	Whipple三联征：心悸、出汗、震颤或易激惹等低血糖症状
胃泌素瘤	胃泌素	0.50～21.50	十二指肠、胰腺、其他部位	卓-艾综合征：顽固、多发或非典型部位消化性溃疡（抑酸治疗有效）、腹痛、腹泻、胃食管反流等
血管活性肠肽瘤	血管活性肠肽	0.05～0.20	胰腺、其他（神经、肾上腺、神经节）	大量水样泻、脱水、顽固性低钾血症、皮肤潮红、胃酸减少、高血糖
胰高血糖素瘤	胰高血糖素	0.01～0.10	胰腺	坏死性游走性红斑、口舌炎、糖耐量异常或糖尿病、消瘦
生长抑素瘤	生长抑素	罕见	胰腺、十二指肠或空肠	糖尿病、胆石症、脂肪泻、腹痛、腹部包块、消化不良、消瘦等
产促肾上腺皮质素肿瘤	促肾上腺皮质素	罕见	胰腺、胸腺、其他部位	库欣综合征
产5-羟色胺肿瘤	5-羟色胺	未知	胰腺、小肠	类癌综合征、腹痛、消瘦

第28章 激素测定

第一节 胰高血糖素测定

胰岛是胰腺的内分泌组织,其散在分布于胰腺中,正常成人的胰腺有 70 万 ~ 100 万个胰岛,占胰腺总体积的 1% ~ 1.5%,重 1 ~ 2g。胰岛主要包括 4 种细胞:α、β、δ 及 PP 细胞,分别分泌不同的激素。胰岛的组织来源包括 2 部分,一部分小叶位于胰头后部,通过一层薄膜与胰头前部分隔,这部分小叶由胚胎的腹芽演变而来,以 PP 细胞为主,占 80% ~ 85%,β 细胞占 15% ~ 20%,α 细胞不到 0.5%。胰头前部、胰体、胰尾部由胚胎的背芽演变而来,以 β 细胞为主,占 70% ~ 80%,α 细胞占 20%,δ 细胞占 3% ~ 5%。具体见表 10 - 2。

一、胰高血糖素的分泌及调节

胰高血糖素(Glucogan)主要由胰岛 α 细胞合成和分泌,是包含 29 个氨基酸的单链多肽类激素,其编码基因为前胰高血糖素原基因,位于人类 2 号染色体的长臂上。该编码基因的产物是一段 160 个氨基酸的前体——胰高血糖素原,其分子量约为胰高血糖素的 5 ~ 6 倍。该前体剪切加工后的产物还包括:胰高血糖素相关胰多肽(GRPP)、胰高血糖素样肽 - 1(GLP - 1)以及胰高血糖素样肽 - 2(GLP - 2)。在胰腺,

表 10 - 2 胰岛的细胞类型及激素分泌情况

细胞类型	所占胰岛体积的比例		分泌激素
	胚胎腹芽来源(胰头后部小叶)	胚胎背芽来源(胰头前部,胰体尾部)	
α(A)细胞	<0.5%	10%	胰高血糖素、胰高血糖素原、胰高血糖素样肽(GLP - 1、GLP - 2)
β(B)细胞	15% ~ 20%	70% ~ 80%	胰岛素、C 肽、胰岛素原、胰淀素、γ 氨基丁酸(GABA)
δ(D)细胞	<0.5%	3% ~ 5%	生长抑素
PP(F)细胞	80% ~ 85%	<2%	胰多肽

主要编码产物为胰高血糖素,而在肠道主要编码产物为 GLP－1、GLP－2 等,见图 10－1。通过免疫法测定健康人空腹血浆胰高血糖素浓度约为 75pg/mL(25pmol/L),但其中仅有 30%～40% 为胰高血糖素,其余部分为与试剂具有免疫反应的胰高血糖素原、GRPP、GLP－1 及 GLP－2。血液循环中胰高血糖素的半衰期为 3～6min,主要经肝肾代谢。

前胰高血糖素原基因也可在小肠及下丘脑的某些细胞表达,在不同的组织和器官中,胰高血糖素原的结构相同,但翻译后的加工过程具有器官特异性,最终剪切形成不同生物学功能的肽。

葡萄糖抑制胰高血糖素的分泌,血中葡萄糖浓度和胰高血糖素分泌呈负相关。高血糖抑制胰高血糖素分泌,低血糖则刺激胰高血糖素分泌。血糖 ≤ 50mg/dL(2.8mmol/L)时,胰高血糖素分泌增加,相反,血糖 > 150mg/dL(8.3mmol/L)时,胰高血糖素分泌被抑制。

血糖可能直接作用于胰岛 α 细胞,也可能通过调节胰岛素或生长抑素的分泌间接调节胰高血糖素的分泌。胰岛 β 细胞可分泌 GABA 受体,而在胰岛 α 细胞也发现了 GABA 受体,因此,GABA 受体可能参与了胰岛素对胰高血糖素分泌的调节作用。

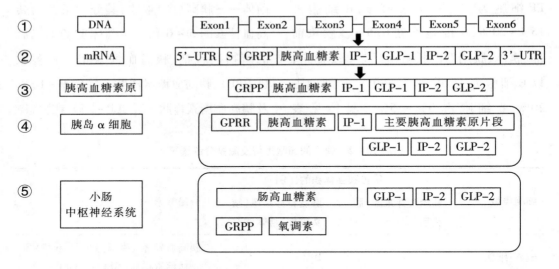

图 10－1　人类胰高血糖素原基因组织特异性产物。①胰高血糖素原基因位于 2 号染色体,包含 6 个外显子,5 个内含子;②基因转录为 mRNA;③mRNA 翻译为胰高血糖素原;④在胰岛 α 细胞,在前转化酶 2 的作用下,经翻译后剪切处理为产物:肠高血糖素相关胰多肽(GPRR)、胰高血糖素和主要胰高血糖素原片段;⑤在小肠 L 细胞和中枢神经系统,在前转化酶 1 和 3 的作用下,经翻译后剪切处理为产物:GPRR、氧调素、GLP－1、中间肽－2(IP－2)和 GLP－2。

多种氨基酸可刺激胰高血糖素分泌，但刺激效应不同。一些氨基酸，如精氨酸，可同时刺激胰岛素和胰高血糖素的分泌；而另一些氨基酸，如甘氨酸，主要刺激胰高血糖素分泌；亮氨酸是胰岛素分泌的强效刺激物，却并不刺激胰高血糖素分泌。

胰高血糖素可促进脂肪分解，使游离脂肪酸浓度升高。游离脂肪酸与葡萄糖一样，低浓度时刺激胰高血糖素分泌，而高浓度时则反馈抑制胰高血糖素的分泌。

某些激素对胰高血糖素的分泌具有调节作用。某些胃肠激素可刺激胰高血糖素分泌，如胆囊收缩素（CCK）和抑胃肽（GIP），而肠促胰液素则具有抑制作用。应激时释放的肾上腺素、皮质醇、GH 等均具有刺激胰高血糖素分泌的作用，可极大地提高身体对低血糖的应激反应。生长抑素可抑制胰高血糖素的分泌。

胰岛及其邻近的血管均富于神经支配，交感与副交感神经纤维进入胰岛细胞后直接终止于胰岛细胞。胰高血糖素的分泌也受到神经调节。自主神经系统受到下丘脑调节，电刺激腹侧正中下丘脑核团使胰高血糖素释放增加，而抑制胰岛素的分泌。其部分切除引起胰高血糖素的降低和胰岛素的增加。刺激下丘脑的后叶也可引起胰高血糖素的升高，此作用可被普萘洛尔阻断，并被纳洛酮还原。胰高血糖素是应激激素，人体应激时，葡萄糖的需要增加，可通过交感神经兴奋胰岛 α 细胞刺激

胰高血糖素分泌。各种应激状态，如休克、败血症、心肌梗死、剧烈运动等，均可使胰高血糖素分泌增加。

二、胰高血糖素的受体

胰高血糖素通过与受体结合发挥作用，胰高血糖素受体是分子量 63 000 的糖蛋白，属于 G 蛋白偶联受体家族。已知体内存在 2 种胰高血糖素受体（GR1，GR2），GR1 刺激肌醇磷酸酯的分解，GR2 刺激腺苷酸环化酶活化。肝中胰高血糖素的生物作用主要是通过腺苷环化酶介导的。激素与细胞表面的胰高血糖素受体结合后，与鸟嘌呤核苷酸结合调节蛋白 Gs 相互作用，Gs 的 α 亚单位释放激活腺苷环化酶，活化的腺苷环化酶催化 ATP 为 cAMP。胰高血糖素与肝细胞作用数秒后，细胞内 cAMP 升高，进而激活 cAMP 依赖的蛋白激酶 C。胰高血糖素结合于 GR1，可通过 IP3 途径激活蛋白激酶 C。蛋白激酶 C 可磷酸化糖代谢的关键酶，进而调节糖原分解、糖原异生及酮体生成。

三、胰高血糖素的生理作用

胰高血糖素的主要作用是维持非进餐状态的血糖水平，其作用的靶器官主要是肝脏。门脉中胰高血糖素的浓度为 300 ～ 500pg/mL。胰高血糖素可促进肝糖原分解、促进肝糖原异生、抑制肝糖原合成，最终使肝糖原输出增加，升高血糖。胰高血糖素可促进肝细胞对氨基酸的主动摄取，

并激活肝细胞内一系列的转氨酶,使氨基酸脱氨成为糖原异生的原料。进食蛋白餐后,胰高血糖素增多可使丰富的氨基酸转化为葡萄糖,以维持血糖水平。胰高血糖素可活化脂肪组织中的脂肪酶,促进脂肪分解,使血中游离脂肪酸含量升高,并促进肝脏摄取游离脂肪酸,有轻微的生酮作用。胰高血糖素可抑制肝脏释放甘油三酯,降低血中甘油三酯的浓度。

四、胰高血糖素的测定

目前,临床测定胰高血糖素的浓度主要用于以下几种情况:评价胰岛 α 细胞的分泌功能;用于胰高血糖素瘤的辅助诊断;用于评价肝硬化患者的肝脏储备功能。免疫法测定健康人空腹血浆胰高血糖素浓度为 25～250pg/mL。胰高血糖素浓度升高可见于以下情况:肝硬化、肝衰竭、慢性肾衰竭、急性胰腺炎、慢性胰腺炎、库欣综合征、糖尿病、糖尿病酮症酸中毒、急性创伤、脓毒症、应激、烧伤、家族性高胰高血糖素血症等,但多为轻度升高,而胰高血糖素瘤患者胰高血糖素水平显著升高,一般 >500pg/mL。

第二节　生长抑素测定

生长抑素(somatostatin)最早由 Guillenmin 从下丘脑提取液中分离,由于其具有抑制 GH 分泌的作用而得名。之后的研究发现,生长抑素可表达于多种组织,包括脑组织的其他部位、胃肠道和胰腺。

生长抑素由位于 3 号染色体长臂的基因编码,其编码产物为前生长抑素原,前生长抑素原的 C 端经剪切加工而成的一段 14 个氨基酸多肽为生长抑素(S－14)。S－14的肽链内有 1 个二硫键,可将肽链连接为环状。在中枢神经系统和胰腺,生长抑素主要为S－14,但在脑组织中有 5%～10% 的生长抑素为 28 个氨基酸组成的 S－28,其结构包括完整的 S－14,并在 N 端增加了 14 个氨基酸。在小肠,以大分子量的S－28为主,占 70%～75% ,S－14 只占25%～30% ,但在胰岛 D 细胞,全部为 S－14。S－28 抑制 GH 和胰岛素分泌的效应是 S－14 的 10 倍,但 S－14 抑制胰高血糖素的效应要明显强于 S－28。所有胰岛素的刺激因子,包括葡萄糖、精氨酸、胃肠激素和甲苯磺丁脲等,均可刺激生长抑素分泌,生长抑素半衰期很短,约为 1min。

生长抑素的受体(SSTR)属于 G 蛋白偶联受体家族,目前发现的 SSTR 至少有 6 型(SSTR1、SSTR2A、SSTR2B、SSTR3－5),广泛分布于中枢神经系统、垂体、小肠和胰腺。抑制胰岛素分泌主要通过 SSTR5,而抑制生长激素和胰高血糖素主要通过 SSTR2。生长抑素类似物奥曲肽对 SSTR5

的选择性高于 SSTR2，因此，在肢端肥大症治疗中主要抑制生长激素分泌，而对胰岛素的影响相对较小。生长抑素对生长激素的分泌有明显的抑制作用，也可抑制垂体其他激素的分泌。生长抑素在胃肠道可抑制胃酸和胃液分泌、抑制胰腺外分泌腺分泌、抑制胃排空、抑制胆囊收缩及 Oddi 括约肌收缩，通过以上机制可减少营养物质的吸收。在胰腺，生长抑素可抑制胰岛素和胰高血糖素的分泌。生长抑素的抑制作用主要是通过旁分泌机制实现的，血液循环中生长抑素的作用目前尚不清楚，但在动物实验中发现，应用抗生长抑素血清拮

抗生长抑素的作用后，狗的营养物质吸收增加，这说明，至少部分生长抑素的效应是通过内分泌机制实现的。

生理性生长抑素分泌水平一般不超过 80pg/mL，生长抑素升高的疾病包括：生长抑素瘤、慢性病毒性肝炎、肝硬化。生长抑素瘤患者的生长抑素水平为 160pg/mL 至 107ng/mL，但亦有少数患者生长抑素水平正常。当血浆生长抑素水平仅稍升高或正常时，确诊生长抑素瘤需要特殊的激发试验，如精氨酸和甲苯磺丁脲激发试验。慢性肝炎及肝硬化导致生长抑素升高可能与肝脏对激素的灭活和代谢能力降低有关。

第三节　胃泌素测定

胃泌素（Gastrin）是胃肠肽类激素，其前体前胃泌素原经剪切加工后可合成不同长度的胃泌素片段。胃泌素主要有 3 种活性形式：G14、G17、G34，分别包括 14、17 和 34 个氨基酸，分别被称为"迷你胃泌素""小胃泌素"和"大胃泌素"。胃泌素的活性部位为 C 端的 5 个氨基酸序列，该片段存在于以上 3 种活性形式中，也存在于胆囊收缩素（CCK）的活性序列中。

90% 的胃泌素是由胃窦部的 G 细胞分泌的，其中 80%~90% 为 G17，其他分泌部位为十二指肠和胰腺。食物中的蛋白质、多肽和氨基酸均可刺激胃泌素分泌，但碳水化合物和脂肪无效。钙剂、啤酒、红酒、

咖啡也可刺激胃泌素分泌，但作用较弱。生长抑素在胃窦部的酸性环境下可抑制胃泌素分泌，当 pH 值低至 2.5 时，分泌显著降低，而当 pH 值进一步降低到 1.0 时，分泌停止。胃泌素分泌也受到自主神经调节，迷走神经兴奋可刺激胃泌素分泌，该过程受到胃泌素释放肽（GRP）的调节。

胃泌素家族主要有 2 种受体，一种是胆囊收缩素 1（CCK1/CCKA）受体，CCKA 受体参与多种疾病的发生，如胰腺疾病、消化道肿瘤、胃肠道动力疾病等，但其具体机制目前尚不明确；另一种是 CCK2/CCKB 受体，该受体是存在于胃中的胆囊收缩素 B 受体，CCKB 对胃泌素和胆囊收缩素具有

相似的亲和力。胃泌素的主要生理作用是 CCKB 受体介导的，CCKB 属于 G 蛋白偶联受体，被激活后通过受体后级联信号通路传递信号，发挥生物学效应。

胃泌素的主要生理作用是刺激胃酸分泌和壁细胞生长。其一方面通过激活细胞表面的受体直接刺激，另一方面通过刺激肠道嗜铬样（ECL）细胞分泌组胺，间接刺激胃酸分泌，后者为主要的作用途径。胃泌素的其他生理作用还包括：促进胃黏膜血流、促进胃蛋白酶分泌等。

正常空腹胃泌素水平为 $21 \sim 105 \text{pg/mL}$（$10 \sim 50 \text{pmol/L}$），餐后 $30 \sim 60 \text{min}$ 升高 $42 \sim 84 \text{pg/mL}$（$20 \sim 40 \text{pmol/L}$）。胃泌素的检测主要用于胃泌素瘤的诊断。空腹胃泌素升高至 $> 1000 \text{pg/mL}$，伴有相应的临床症状者，可确诊本病。恶性贫血患者空腹胃泌素水平显著升高，平均值为 1000pg/mL，甚至高达 $10\ 000 \text{pg/mL}$。其他如胃窦 G 细胞增生、肾衰竭、甲状旁腺功能亢进、萎缩性胃炎、残留胃窦及使用 PPI 和 H_2 受体拮抗剂治疗后，均可出现血清胃泌素升高，应注意鉴别。必要时需停用 PPI $\geqslant 14$ 天或 H_2 受体拮抗剂 3 天后再进行激素水平检测。

第四节　血管活性肠肽测定

血管活性肠肽（VIP）由 28 个氨基酸组成，最早在 1970 年从猪小肠分离出来。VIP 广泛存在于胃肠道、中枢神经系统及泌尿生殖道的神经元中，可能作为神经内分泌因子发挥生物学活性。在胃肠道，VIP 存在于黏膜上皮、平滑肌细胞及微血管壁中，提示其可能参与调节消化液的分泌、消化道活动及血流。

VIP 的主要生理学作用包括：导致食管下端括约肌扩张，导致胃底的容受性扩张和胃窦括约肌松弛；抑制五肽胃泌素分泌，抑制组胺刺激的胃酸和胃蛋白酶分泌；促进肠道血流，促进小肠分泌，使肠液和电解质分泌明显增加；刺激胰腺分泌水分和碳酸氢盐；促进脂肪分解，促进糖异生，升高血糖；此外，VIP 还参与调节阴茎勃起。VIP 的生理学作用是通过 G 蛋白及其下游的腺苷环化酶介导的。

正常空腹血清 VIP 浓度较低（$<33 \text{pg/mL}$），并且日常进餐后无明显升高。葡萄糖、高渗盐水或混合食物不引起血清 VIP 水平变化。当受到神经电刺激、食管扩张及小肠黏膜受到机械刺激时，血清 VIP 水平明显升高。

空腹 VIP 升高的疾病包括：血管活性肠肽瘤、短肠综合征、肾功能不全、心力衰竭等。血管活性肠肽瘤较为罕见，患者的 VIP 水平显著升高，可升高至正常人的 $5 \sim 10$ 倍，结合典型的临床表现，诊断并不困难。

第五节　5-羟吲哚乙酸测定

类癌是最常见的胃肠神经内分泌肿瘤,整个胃肠道均可发生,胃肠外的类癌发生部位包括支气管、卵巢等。根据发生部位不同,类癌又分为前肠类癌(支气管、胰腺、胃),中肠类癌(小肠、结肠)和后肠类癌(直肠)。其中,后肠类癌不分泌活性产物,前肠类癌主要分泌5-羟色胺酸(5-HTP),中肠类癌主要分泌5-羟色胺(5-HT)。此外,类癌还可以分泌组胺、缓激肽、P物质、胃动素、前列腺素、神经肽K、胃泌素释放肽和血管活性肠肽等活性物质。由于类癌的生长部位不同,其血、尿中的标志物也不同,临床上没有单一指标可以诊断所有的类癌患者。适用范围最广、最经济有效的筛选试验是尿5-羟吲哚乙酸(5-HIAA)。5-HIAA是5-HT主要的代谢产物,收集24h尿测定5-HIAA浓度可用于类癌的诊断,多数实验室测定的

尿5-HIAA正常值为2~8 mg/24h,尿5-HIAA > 30mg/24h为阳性,其诊断类癌的敏感性和特异性为70%~75%和100%。文献报道24h尿5-HIAA浓度与肿瘤负荷、预后、生存率相关。5-HIAA的测定受到很多食物和药物的影响,如食用香蕉、猕猴桃、菠萝、李子和番茄后,5-HIAA的浓度将大幅度升高;食用鳄梨、乌榄、菠菜、西兰花、花椰菜、茄子、香瓜、椰枣、无花果、柚子和蜜瓜后,5-HIAA浓度会中度升高。升高5-HIAA的药物有非那西丁、利血平、格利西力(多种止咳糖浆的常见成分)和美索巴莫;降低5-HIAA水平的药物有氯普鲁马嗪、肝素、丙咪嗪、异烟肼、左旋多巴、单胺氧化酶抑制剂、乌洛托品、甲基多巴、吩噻嗪、异丙嗪和三环类抗抑郁药。检测前需严格控制饮食,避免假阳性和假阴性情况发生。

第六节　其他外周血生物标志物测定

除激素外,神经内分泌肿瘤还可分泌其他的小分子物质,这些外周血生物标记物的测定也可以协助肿瘤诊断。

血清(血浆)嗜铬粒蛋白A(CgA)是由439个氨基酸组成的分子量为48kD的耐

热、酸性、亲水性分泌蛋白,广泛存在于神经内分泌细胞的嗜铬性颗粒内,因其半衰期长而成为神经内分泌肿瘤最重要的通用肿瘤标志物,可用于协助诊断,指导治疗和疗效评估,还可用于肝转移患者的随访。

CgA 诊断神经内分泌肿瘤的敏感性和特异性可达60%~90%。若患者合并自身免疫病、肾功能不全、心力衰竭、肝硬化或服用PPI，血清 CgA 可呈假阳性。使用生长抑素类似物（SSA）可影响 CgA 的结果，因此，使用 SSA 的患者，应在注射 SSA 后相同的时间间隔（如均为 SSA 注射后 8h）测定血浆 CgA 的水平进行前后比较。此外，血浆

CgA 对分化程度较低的神经内分泌癌患者的诊断准确性较低，此时，可检测神经元烯醇化酶（NSE）协助诊断及随访。

NSE 在部分高级别神经内分泌瘤或神经内分泌癌患者中显著升高，且 NSE 的基线水平及治疗后变化与患者预后显著相关，可能有助于神经内分泌癌及晚期高级别神经内分泌瘤患者的诊断及随访评估。

第29章 功能试验

第一节 胃液分析

一、试验原理

胃泌素瘤患者胃泌素过量分泌,进而刺激胃壁细胞过量分泌胃酸。胃酸过度分泌是诊断胃泌素瘤的必要条件。检测指标包括基础胃酸分泌(BAO)和最大胃酸分泌(MAO)。

二、试验方法

收集胃液,测定胃酸分泌量。

三、判读及临床意义

BAO > 15mmol/h,诊断特异性为

85%;BAO > 30mmol/h,诊断特异性为99%;胃大部切除术后患者 BAO > 5mmol/h,迷走神经离断术后患者 BAO > 10mmol/h 均为阳性,考虑胃泌素瘤可能性。此外,胃泌素瘤患者 BAO/MAO 往往 >0.6。

四、注意事项

做胃液分析之前应停用 H_2 受体拮抗剂至少 3 天,如使用长效质子泵抑制剂(PPI)需要停药 2 周以上。如病情不允许长时间停药,可将 PPI 替换为 H_2 受体拮抗剂,再短期停药后进行胃酸测定。

第二节 肠促胰素激发试验

对于临床疑诊为胃泌素瘤者,如胃酸分泌增多而血清胃泌素升高不明显(胃 pH <2,空腹胃泌素水平小于正常上限的 10 倍),应行激发试验。空腹血清胃泌素 > 1000pg/mL 时无须行激发试验。

一、试验目的

鉴别胃泌素升高的病因,主要用于胃泌素瘤的诊断。

二、试验原理

胃泌素瘤细胞可表达肠促胰素受体,并且缺乏分泌生长抑素的 D 细胞,因此,应用肠促胰素后可导致胃泌素的过量分泌。

三、试验方法

患者空腹,弹丸式静脉注射肠促胰素(2CU/kg 体重),于注射前及注射后 2min、

5min、10min、15min、20min 分别采血,测血清胃泌素浓度。

使敏感性进一步提高到94%,而特异性仍保持100%。

四、判读及临床意义

注射后血清胃泌素浓度较注射前升高幅度≥200pg/mL 为阳性,支持胃泌素瘤诊断。该切点值敏感性为 87%,特异性为100%。也有文献提出将试验后胃泌素水平升高幅度≥120pg/mL 作为阳性标准,可

五、注意事项

应用 PPI 和 H_2 受体拮抗剂可导致胃泌素水平升高和激发试验假阳性,需停用。此外,胃泌素水平升高,可能加重病情,导致溃疡穿孔或出血,选择病例时需注意,或在病情控制较稳定时再行试验。

第三节　钙激发试验

对于临床疑诊为胃泌素瘤者,如果肠促胰素激发试验阴性,可以进一步做钙激发试验。

一、试验目的

鉴别胃泌素升高的病因,用于胃泌素瘤的诊断,多作为二线选择。

二、试验原理

胃泌素瘤细胞表达钙敏感受体和钙离子通道,使用钙剂可直接刺激肿瘤分泌胃泌素,使胃泌素水平显著升高。

三、试验方法

患者空腹,按每小时元素钙5mg/kg 体重持续静脉输注 3h,使血钙浓度升高≥3mg/dL(0.75mmol/L),如用 10% 葡萄糖酸钙,则为每小时 54mg/kg 体重,于输注前

30min 或 15min、输注开始时及开始后60min、90min、120min、150min、180min 分别采血,测定血钙及血清胃泌素浓度。

四、判读及临床意义

注射钙剂后血清胃泌素浓度升高幅度≥395pg/mL 为阳性,支持胃泌素瘤的诊断,根据文献报道,该切点值敏感性为62%,特异性为100%。根据文献报道,肠促胰素试验阴性的胃泌素瘤患者中38%~50% 钙激发试验为阳性,联合肠促胰素激发试验可使诊断的敏感性进一步提高。

五、注意事项

高钙血症、肾功能不全、心血管疾病等情况下,钙激发试验可能加重病情,应慎重选择。同样地,胃泌素水平升高,可能加重消化系统表现,导致溃疡穿孔或出血,选择

病例时需注意,或在病情控制较稳定时再行试验。试验中随着血钙升高可能导致恶心、呕吐、头痛、腹痛、心电图 Q - T 间期缩短、心律失常、血压升高等不良反应,因此,该试验需要在临床医生的监护下完成,必要时终止试验。

第四节　标准餐试验

一、试验目的

鉴别胃泌素升高的病因,诊断胃泌素瘤。

二、试验原理

食物是胃泌素分泌的天然刺激物,对于萎缩性胃炎、恶性贫血、G 细胞增生等导致的胃泌素水平升高,进食后可进一步刺激胃泌素升高,一般升高 >100%。但对于胃泌素瘤患者,其胃泌素的主要来源是肿瘤自主分泌,并不受食物刺激,进餐后胃泌素水平升高不明显。因此,标准餐试验可用来鉴别高胃泌素血症的原因。

三、试验方法

常以面包 1 片、牛奶 200mL、煮鸡蛋 1 个、干酪 50g(共含蛋白质 30g,脂肪 20g,碳水化合物 25g)为标准餐进行刺激,在进餐前 15min、进餐时及进餐后 30min、60min、90min、120min 分别测定血清胃泌素水平。

四、判读及临床意义

胃泌素瘤患者进餐后血清胃泌素无增加或轻微增加,增加值小于空腹血清胃泌素的 50%,而胃窦 G 细胞增生者血清胃泌素可增加 2 倍以上。

五、注意事项

不能进食者无法行此试验;其余注意事项同前。

第五节　双侧岩下窦静脉采血

功能性神经内分泌肿瘤可分泌 ACTH,导致异位 ACTH 综合征,与库欣病同为 ACTH 依赖性皮质醇增多症。在临床实际工作中,仅凭生化检测指标及影像学检查结果难以对两者进行鉴别诊断。双侧岩下窦静脉采血(BIPSS)是目前鉴别库欣病与异位 ACTH 综合征的金标准。

一、试验目的

鉴别异位 ACTH 综合征与库欣病。

二、试验原理

通过岩下窦采血,比较岩下窦与外周血 ACTH 浓度比值,进一步通过 CRH 刺激垂体 ACTH 分泌,扩大岩下窦与外周血 ACTH 浓度比,来判断不适当分泌的 ACTH 来自垂体还是异位肿瘤组织。

CRH 是刺激垂体前叶分泌 ACTH 的最强刺激因子,但其价格昂贵,获得困难,也可使用去氨加压素（DDAVP）替代。DDAVP 是刺激 ACTH 释放的有效促泌剂,其机制主要是通过增强 CRH 作用来促进垂体释放 ACTH 和（或）与垂体促肾上腺细胞表面的血管升压素受体（V3 受体和 V2 受体）结合,直接刺激 ACTH 细胞释放 ACTH。其价格便宜,易于获得,便于在临床工作中广泛开展。

三、试验方法

试验当日嘱患者取仰卧位,局部麻醉后,采用静脉血管造影技术,首先进行股静脉穿刺,通过导引钢丝的引导,将导管自股静脉经右心房插入颈内静脉,然后进入岩下窦中。当导管放置入岩下窦后,推注 1 ~ 2mL 非离子性的造影剂来判断导管是否位于岩下窦内,插管成功的标志为推注造影剂后岩下窦静脉和海绵窦静脉相继出现充盈。确定插管成功后,于 0min 及 5min 经过导管以及其侧孔同时抽取左右两侧岩下窦内血样和股静脉血样（外周血样）。静脉注射羊或人 CRH 1μg/kg 或 100μg,在注射前和注射后 3min、5min 时（必要时可至 10min）在双侧岩下窦、外周静脉同时采血,标本放置于冰水预冷的 EDTA 试管,立即送检测定 ACTH 和皮质醇水平。整个操作过程持续 60 ~ 90min,术后采取压迫止血法止血。

DDAVP 刺激方法同 CRH,10μg DDAVP 加入 50mL 生理盐水,3min 内推完,开始计时,采血时间同上。

四、判读及临床意义

比较左侧和右侧 ACTH 水平（IPS）的较高值与外周 ACTH（P）之间的比值,如果基线状态 IPS/P≥2,CRH/DDAVP 刺激后 IPS/P≥3,即提示 ACTH 来源于垂体,为库欣病,反之,则为异位 ACTH 综合征。比较左右两侧岩下窦内 ACTH 水平（IPS/IPS）,如果 IPS/IPS>1.4,提示优势分泌侧为肿瘤所在部位,如两侧均无优势分泌,即 IPS/IPS≤1.4,则考虑肿瘤位于垂体中线部位或为弥漫性垂体增生。

五、注意事项

应在患者皮质醇水平升高提示肿瘤活跃分泌 ACTH 时进行检查,避免在疾病静止期进行。技术因素的影响和静脉回流的异常可导致库欣病患者出现假阴性结果。BI-PSS 为有创性检查,并发症包括穿刺部位出血、血肿、穿刺过程中耳部不适、深静脉血栓、脑栓塞和脑干血管损伤等。因此,该检查需在有经验的医学中心由有经验的放射科医生进行操作。异位 ACRH 综合征是导致库欣病的罕见原因,BIPSS 不能鉴别库欣病和异位 ACRH 综合征,但这种情况较为罕见。

第六节　促肾上腺皮质激素释放激素兴奋试验

BIPSS 目前是鉴别库欣病和异位 ACTH 综合征的金标准,但 BIPSS 是有创操作,有严重并发症可能,多数医院尚无法开展。目前,临床常用的鉴别试验主要是大剂量地塞米松抑制试验(详见第 5 篇),但其敏感性较低,联合其他试验可进一步提高敏感性和特异性,包括 CRH 兴奋试验以及外周 DDAVP 兴奋试验。

一、试验目的

鉴别异位 ACTH 综合征与库欣病。

二、试验原理

CRH 是酰胺化的 41 个氨基酸的多肽,是下丘脑调节垂体 - 肾上腺轴的主要因子,刺激垂体前叶 ACTH 分泌,并因此刺激肾上腺皮质糖皮质激素分泌。

三、试验方法

静脉注射合成的羊或人 CRH 1μg/kg 或 100μg,于用药时及用药后 15min、30min、45min、60min、120min 分别采血,测血 ACTH 和皮质醇水平。

四、判读及临床意义

CRH 兴奋后 ACTH 比基线升高 35%~50%,而皮质醇升高 14%~20% ,提示为阳性。ACTH 峰值一般在 15~30min 出现,皮质醇峰值在 15~45min 出现,如结果,阳性,则提示为库欣病。

五、注意事项

绝大部分库欣病患者在注射 CRH 后 10~15min 会出现阳性反应,仅少数异位 ACTH 综合征(如支气管类癌)患者对 CRH 也有反应,其诊断特异性 <100% ,需联合其他检查来进行综合判断。该试验应在大剂量地塞米松抑制试验后至少 2 周进行,否则试验结果易受地塞米松的干扰。

第七节　外周去氨加压素兴奋试验

如前所述,DDAVP 是刺激 ACTH 释放的有效促泌剂,静脉注射 DDAVP 后,通过外周静脉采血测定 ACTH 水平,称外周 DDAVP 兴奋试验。外周 DDAVP 试验可用于鉴别异位 ACTH 综合征与库欣病。

一、试验目的

鉴别皮质醇升高的病因,用于库欣病和异位 ACTH 综合征的鉴别诊断。

二、试验原理

垂体 ACTH 腺瘤细胞表面可表达精氨酸加压素受体 V1B/VR2 和 VR3,ADL 可结合细胞表面的 ADL 受体,刺激细胞分泌 ACTH。DDAVP 是长效合成加压素类似物,一般来说,库欣病患者在静脉注射 DDAVP 后血 ACTH 升高,异位 ACTH 综合征患者对此则无反应。

三、试验方法

患者清晨空腹采血,检测血 ACTH 和皮质醇,静脉注射 DDAVP 10μg,于用药后 15min、30min、45min、60min、120min 采血,测血 ACTH 和皮质醇。

四、判读及临床意义

应用 DDAVP 后血皮质醇升高≥20%,血 ACTH 升高≥35%,则判断为阳性。

五、注意事项

20%~50%的异位 ACTH 综合征患者对 DDAVP 也有反应,故该试验的敏感性及特异性均低于 CRH 兴奋试验。但 DDAVP 容易获得且价格便宜,无显著不良反应,是 CRH 兴奋试验的替代试验。该试验应在大剂量地塞米松抑制试验后至少 2 周进行,否则试验结果易受地塞米松的干扰。

第八节 其他试验

一、试验目的

外源性胰高血糖素试验可用于鉴别胰高血糖素升高的病因,用于胰高血糖素瘤的诊断。正常人在静脉注射 0.25~0.5mg 胰高血糖素后,血浆胰岛素水平下降,血糖浓度明显升高;而胰高血糖素瘤患者的血糖浓度往往较用药前仅略有升高或无变化。这是因为胰高血糖素瘤患者长期处在胰高血糖素升高的状态,逐渐对外源性胰高血糖素变得不敏感。

二、试验方法

(一)甲苯磺丁脲(D860)试验

对于临床疑诊为生长抑素瘤,而血清生长抑素升高不明显者,应行此试验。D860 具有刺激生长抑素释放的作用,静脉注射后,生长抑素瘤患者血浆生长抑素水平明显升高,无肿瘤者升高不明显或无变化。可用于生长抑素瘤的诊断。

(二)钙－五肽胃泌素试验

可用于判断生长抑素是否过度分泌，用于生长抑素瘤的诊断。钙剂和五肽胃泌素具有刺激生长抑素释放的作用，静脉注射后，生长抑素瘤患者血浆生长抑素水平明显升高，无肿瘤者升高不明显或无变化。一般在生长抑素瘤患者注射钙剂及五肽胃泌素 3min 后，血浆生长抑素水平可升高 2 倍，10min 后逐渐恢复正常，正常人和胰腺癌患者无此反应。

(三)肾上腺素试验

可用于类癌综合征与肥大细胞增多症的鉴别。肾上腺素可以缓解肥大细胞增多症造成的潮红，却能使类癌综合征患者的潮红发生。将 $1\mu g/mL$ 的肾上腺素溶于盐水中静脉注射，起始剂量为 $0.05\mu g$，每 10min 剂量加倍，直至潮红发生，但最大剂量不超过 $6.4\mu g$。潮红发生一般在注射后 60s 内，持续 $3\sim4min$。如果发生潮红，最好再重复一次，以确定潮红是肾上腺素引起的，而非自发发作。

肾上腺素试验不适合无潮红发作的患者，因为肾上腺素对此类患者无作用。肾上腺素激发试验的阳性率并非 100%，其敏感性和特异性均不高。

第 30 章　功能试验与疾病诊断

第一节　胃泌素瘤

导致胃泌素升高的原因包括胃泌素瘤、恶性贫血、萎缩性胃炎、胃窦 G 细胞增生、残留胃窦、肾衰竭及使用 PPI 和 H_2 受体拮抗剂治疗等。各种疾病导致胃泌素升高的机制不同：萎缩性胃炎和恶性贫血患者由于缺乏胃酸分泌，缺乏对 G 细胞的抑制，导致 G 细胞大量分泌胃泌素；残留胃窦是指胃窦或胃大部切除和毕 Ⅱ 氏胃空肠吻合术后，十二指肠断端残留胃窦黏膜，残留胃窦黏膜在碱性环境下缺乏酸抑制，而大量分泌胃泌素；胃窦 G 细胞增生患者具有高胃酸分泌和高胃泌素血症，但检查时找不到胃泌素瘤，胃黏膜组织学、组织化学、免疫荧光染色可见 G 细胞增生，极为罕见；幽门管或十二指肠球部的一般溃疡所致的慢性胃出口梗阻则由于胃潴留而刺激 G 细胞分泌过量胃泌素；肝肾功能不全时因灭活、代谢及排泄能力减退导致胃泌素升高；甲状腺功能亢进患者由于甲状腺激素抑制胃酸分泌，胃酸减少刺激胃泌素分泌增多；原发性甲状旁腺功能亢进症患者由于血钙升高，可刺激胃泌素过量分泌，对于多发性内分泌腺瘤病（MEN）的患者需要注意。

某些高胃泌素血症的病因根据病史和实验室检查即可鉴别，而另一些疾病，如某些消化系统疾病，则不易鉴别。由于胃泌素瘤与非胃泌素瘤者的胃泌素水平存在重叠，仅凭空腹胃泌素水平有 2/3 的患者不能确诊，因此，激发试验对于胃泌素瘤的诊断十分必要。目前，广泛使用的激发试验包括肠促胰素试验、钙激发试验、标准餐试验。而对于激发试验的诊断切点值仍存在争议。

一、肠促胰素试验

针对肠促胰素试验的诊断切点值，有不同的临床研究，由于纳入人群、给药方式、药物生产厂家、给药剂量等不同，产生了不同的诊断切点值，包括 Δ 胃泌素 ≥ 100pg/mL、Δ 胃泌素 ≥ 110pg/mL、Δ 胃泌素 ≥ 120pg/mL、Δ 胃泌素 ≥ 200pg/mL、Δ 胃泌素 ≥ 50%、Δ 胃泌素 ≥ 100%、胃泌素 max ≥ 186pg/mL 和胃泌素 max ≥ 335pg/mL。不同的切点值敏感性和特异性不同。胃泌素瘤作为一种罕见病，应尽可能提高发现率，所以，试验切点的高敏感性很重要。根据文献报道，Δ 胃泌素 ≥ 100%，敏感性仅为 60% ~ 62%，因此，逐渐被临床淘汰。

Δ 胃泌素 ≥50% 、胃泌素 max ≥186pg/mL 和胃泌素 max ≥335pg/mL 的假阳性率可达 4%~13% ,因此,也被淘汰。美国的一项研究通过分析 31 年来全国 293 例胃泌素瘤患者的资料,并回顾汇总了文献中的 537 例胃泌素瘤病例数据,发现 Δ 胃泌素绝对值组指标敏感性和特异性均较高,各组的敏感性和特异性分别为 Δ 胃泌素 ≥100pg/mL (95% , 99.8%) 、Δ 胃泌素 ≥110pg/mL (94% , 100%) 、Δ 胃泌素 ≥120pg/mL (94% , 100%) 、Δ 胃泌素 ≥200pg/mL (87% , 100%) 。其中,Δ 胃泌素 ≥110pg/mL 和 Δ 胃泌素 ≥120pg/mL 敏感性和特异性最佳;两者相比,虽然敏感性和特异性相同,但为了将假阳性率降到更低,Δ 胃泌素 ≥120pg/mL 更为适合。因此,作者提出 Δ 胃泌素 ≥120pg/mL 作为阳性切点值。

本文推荐 Δ 胃泌素 ≥120pg/mL 作为肠促胰素激发试验的阳性切点值,但同时要提醒读者,阳性切点值同样具有相对性,具体情况仍需结合临床做出判断。

二、钙激发试验

根据文献报道,大约 1.4% 的胃泌素瘤患者对于肠促胰素试验无反应,对于这部分患者,如果临床疑诊,需要进一步行钙激发试验。>97% 的胃泌素瘤患者钙刺激后胃泌素水平显著升高,这是钙激发试验诊断胃泌素瘤的基础。不同的研究对钙激发试验阳性切点值的界定也是不同的。较被认可的有 4 个,分别是 Δ 胃泌素 ≥395pg/mL 、Δ 胃泌素 ≥450pg/mL 、Δ 胃泌素 ≥50% 和 Δ 胃泌素 ≥100% 。钙激发试验作为胃泌素瘤诊断的二线试验,高特异性显得尤为重要。根据文献汇总发现,Δ 胃泌素 ≥395pg/mL 具有 100% 的特异性,同时较其他几个切点值的诊断敏感性更高,约为 63% 。因此,本书作者选择其作为推荐的切点值,但在结果解读时,同样需要结合临床特点及其他检查和试验结果做具体分析。

需要指出的是,由于多数研究选择使用的钙剂给药方式都是相同的,并且血钙升高幅度 ≥1.5mmol/L ,因此,研究结果的差异并不是由试验方案导致的。

与肠促胰素试验相比,钙激发试验不良反应发生率高,包括恶心、腹部不适、心电图 Q-T 间期缩短、心悸、心律失常、血压升高等;试验时间较长,需 3h ,而肠促胰素试验仅需 30min ;需要医生监护;并且诊断效力低于肠促胰素试验。因此,钙激发试验应该作为胃泌素瘤诊断的二线试验,对于临床疑诊为胃泌素瘤,而肠促胰素试验阴性者,推荐进行钙激发试验。

三、标准餐试验

食物是胃窦部 G 细胞分泌胃泌素的天然刺激物。研究发现,萎缩性胃炎和胃窦 G 细胞增生的患者进食可导致空腹胃

泌素水平升高 > 100% , 而对于胃泌素瘤的患者, 胃泌素的来源主要为肿瘤细胞, 并不受进食的调控。因此, 标准餐试验可作胃泌素瘤的鉴别诊断试验。但是, 也有研究发现, 部分胃泌素瘤的患者进食后同样可观察到胃泌素水平的明显升高, 这可能是由于进食后肠促胰素水平升高, 进而刺激胃泌素升高。为了验证这种假设, 有学者研究了进行过毕 II 氏手术的胃泌素瘤患者, 同样发现部分患者标准餐后胃泌素升高, 但这显然不能用肠促胰素来解释。

Lamers 和 Van Tongeren 提出将进餐后 Δ 胃泌素 <50% 作为诊断胃泌素瘤的切点值, 但荟萃研究发现, 有 15%~20% 的胃泌素瘤患者进食标准餐后 Δ 胃泌素 ≥100% ,

因此, 标准餐试验在胃泌素瘤诊断中的价值受到质疑。但是标准餐试验简单安全, 易于开展, 本文仍将其列出, 建议结合临床情况分析试验结果。

荟萃研究发现, 肠促胰素试验和钙激发试验中, 胃泌素升高的程度与 BAO 呈正相关, 这表明, 越是泌酸活跃的肿瘤, 激发反应越强烈。研究同样发现肿瘤的体积与肠促胰素试验或钙激发试验后胃泌素升高的程度相关, 体积越大者, 胃泌素升高越明显。患者的临床特征、实验室检查及肿瘤特征对激发试验反应的程度有一定影响。但对于试验的阳性率并无明显影响。因此, 不同的肿瘤亚型都可使用肠促胰素试验和钙激发试验来明确诊断。

第二节　异位促肾上腺皮质激素综合征

ACTH 依赖性库欣综合征的病因主要包括库欣病和异位 ACTH 综合征, 其鉴别主要依赖大剂量地塞米松抑制试验及影像学检查, 但垂体 ACTH 瘤通常体积较小, 约 40% 的库欣病患者垂体 MRI 检查不能发现明确占位, 同时, 大约 10% 的正常人群行垂体 MRI 检查会发现无功能性垂体微腺瘤。因此, 影像学检查对于库欣病的诊断有一定局限性。功能试验在异位 ACTH 综合征与库欣病的鉴别诊断中具有重要的价值。

一、大剂量地塞米松抑制试验

该试验是经典的鉴别库欣病与异位 ACTH 综合征的定性诊断方法, 经典的方法为口服地塞米松 2mg, 每 6h 1 次, 服药 2 天, 即 8mg/d, 服药 2 天, 于服药前和服药后第 2 天测定 24h 尿游离皮质醇, 用药后 24h 尿游离皮质醇或血皮质醇抑制率超过对照值的 50% 为阳性, 提示为库欣病, 反之则为异位 ACTH 综合征。

大剂量地塞米松抑制试验的敏感性为

60%~80%，特异性为80%~90%。某些分化较好的神经内分泌肿瘤，如支气管类癌、胸腺类癌和胰腺类癌可能会与库欣病类似，对大剂量地塞米松的负反馈抑制较为敏感，呈假阳性。

二、CRH 兴奋试验

因 CRH 国内尚无生产，国外产品价格昂贵，临床开展较少。目前，应用外周 DDAVP 兴奋试验替代 CRH 兴奋试验。ADL 由下丘脑室旁边核分泌，进入垂体后叶储存，通过血液循环到达肾脏，与肾脏集合管上皮细胞的 ADL 受体结合，起到调节肾脏自由水清除作用；同时，ADL 也可进入下丘脑的正中隆起毛细血管丛，通过垂体门脉系统进入垂体前叶，与垂体促肾上腺皮质激素细胞表面的 ADL 受体结合，刺激 ACTH 的释放。并且有研究发现，垂体 ACTH 腺瘤细胞中 ADL 受体的表达水平要远远高于正常细胞，因此，ADL 可促进垂体 ACTH 腺瘤分泌 ACTH，这一特点可用来鉴别库欣病与异位 ACTH 综合征。

不同的研究因人群而异，总的来说，其诊断库欣病的敏感性为63%~75%，特异性为85%~91%。不同的医学中心，诊断切点值有异，敏感性和特异性不同，但总体相似。文献显示，联合使用2种或3种功能试验可明显提高诊断的敏感性和特异性。对于难以鉴别者，可考虑联合使用多种功能试验。

三、BIPSS 联合 DDAVP 兴奋试验

BIPSS 联合 DDAVP 兴奋试验是目前鉴别诊断的金标准。从解剖学上讲，垂体前叶的微血管丛汇集了数个输出静脉在形成垂体侧静脉和漏斗静脉，将垂体的血液引流至位于垂体两侧的海绵窦中，在后方与岩下窦静脉相连。岩下窦静脉属于硬脑膜窦，经乙状窦向下、向外进入颈内静脉，回流至全身血循环中。因此，从理论上来讲，岩下窦静脉的血浆 ACTH 水平可直接反映垂体分泌 ACTH 情况。当存在垂体 ACTH 腺瘤时，垂体 ACTH 呈高分泌状态，相对于外周血 ACTH 浓度梯度可作为重要的鉴别诊断切点。在此基础上行 DDAVP 兴奋试验，则可进一步确认诊断。但 BIPSS 是有创检查，基层不易开展，其结果的可靠性受到操作者的技术经验的影响。近年来也有采用颈静脉等其他静脉采血的方法，介入技术的进步和方法的改进，可能为将来异位 ACTH 综合征和库欣病的鉴别诊断提供更有力的帮助和指导。

总之，对于神经内分泌肿瘤相关的诊断试验，目前研究较多的是胃泌素瘤确诊试验，及异位 ACTH 综合征的鉴别诊断试验。其他功能性神经内分泌肿瘤的术前诊断主要依赖临床表现及影像学检查，而定性分析往往依靠术后病理。

（王坤玲）

参考文献

1. 史轶蘩. 协和内分泌和代谢病学. 北京：科学出版社，1999.

2. Francis S. Greenspan, David G Gardner. 基础与临床内分泌学(Basic and Clinical Endocrinology). 第 6 版. 北京：人民卫生出版社，2001.

3. 陈家伦. 临床内分泌学. 上海：上海科学技术出版社，2011.

4. 中华医学会消化病学分会胃肠激素与神经内分泌肿瘤学组. 胃肠胰神经内分泌肿瘤诊治专家共识(2020). 中华消化杂志，2021，41(2)：76 – 87.

5. 中国垂体瘤协作组. 中国库欣病诊治专家共识(2015). 中华医学杂志，2016，96(11)：835 – 840.

6. 中华医学会内分泌学分会. 库欣综合征专家共识(2011 年). 中华内分泌代谢杂志，2012，28(2)：96 – 102.

7. Shah P, Singh MH, Yang YX, et al. Hypochlorhydria and achlorhydria are associated with false-positive secretin stimulation testing for Zollinger-Ellison syndrome. Pancreas, 2013, 42(6)：932 – 936.

8. McGuigan JE, Wolfe MM. Secretin injection test in the diagnosis of gastrinoma. Gastroenterology, 1980, 79(6)：1324 – 1331.

9. Berna MJ, Hoffmann KM, Long SH, et al. Serum gastrin in Zollinger-Ellison syndrome：II. Prospective study of gastrin provocative testing in 293 patients from the National Institutes of Health and comparison with 537 cases from the literature. evaluation of diagnostic criteria, proposal of new criteria, and correlations with clinical and tumoral features. Medicine (Baltimore), 2006, 85(6)：331 – 364.

10. Frucht H, Howard JM, Slaff JI, et al. Secretin and calcium provocative tests in the ZollingerEllison syndrome. A prospective study. Ann Intern Med, 1989, 111(9)：713 – 722.

11. Lamers CB, van Tongeren JHM. Comparative study of the value of calcium, secretin, and meal stimulated increase in serum gastrin in the diagnosis of the Zollinger-Ellison syndrome. Gut, 1977, 18(2)：128 – 134.

12. Deveney CW, Deveney KE, Jones S, et al. Calcium and secretintests in diagnosis of gastrinoma. Gastroenterology, 1976, 70：968.

13. Deveney CW, Deveney KS, Jaffe BM, et al. Use of calcium and secretin in the diagnosis of gastrinoma (Zollinger-Ellison syndrome). Ann Intern Med, 1977, 87(6)：680 – 686.

14. Frucht H, Howard JM, Slaff JI, et al. Secretin and calcium provocative tests in the Zollinger-Ellison syndrome：a prospective study. Ann Intern Med, 1989, 111(9)：713 – 722.

15. Modlin IM, Jaffe BM, Sank A, et al. The early diagnosis of gastrinoma. Ann Surg, 1982, 196(5)：512 – 517.

16. Malagelada JR, Glanzman SL, Go VL. Laboratory diagnosis of gastrinoma. II：A prospective study of gastrin challenge tests. Mayo Clin Proc, 1982, 57(4)：219 – 226.

17. Poynard T, Mignon M, Accary JP, et al. Sensitivity, specificity and predictive values of the secretin infusion test in the diagnosis of gastrinoma. Gastroenterol Clin Biol, 1986, 10(6 – 7)：492 – 496.

第 11 篇

肾脏内分泌与代谢病功能试验

第31章 激素测定

肾脏是人体最重要的实质性脏器之一，肾脏不仅可以排泄体内代谢废物及过多的水分，调节人体内酸碱平衡，而且还是重要的内分泌器官。首先，肾脏合成分泌1,25-二羟基维生素 D[1,25(OH)₂D]，调节钙、磷及骨代谢；其次，肾脏分泌肾素，通过肾素-血管紧张素Ⅱ-醛固酮系统调节水盐代谢和血压；第三，肾脏合成分泌红细胞生成素，调节体内红细胞的生成。

第一节 1,25-二羟基维生素 D 合成与代谢

维生素 D 又名抗佝偻病维生素，属固醇类衍生物，主要包括维生素 D_3（胆钙化醇）和维生素 D_2（麦角钙化醇），两者的分子结构很相似，仅侧链不同。维生素 D_2 与维生素 D_3 对哺乳动物的活性基本相同，但对包括家禽在内的鸟类，维生素 D_3 的活性为维生素 D_2 的 20~40 倍。维生素 D 除了具有传统意义上的骨骼效应，还有着广泛的非骨骼效应，与心血管疾病、免疫疾病、糖尿病、肿瘤等疾病密切相关。

一、维生素 D 的来源

维生素 D 是人体必需的脂溶性维生素，在自然状态下，紫外线照射和食物的补充是人体维生素 D 的主要来源。维生素 D 存在于动物体内，鱼肝油和动物肝脏含有丰富的维生素 D，全脂奶粉、蛋类含有维生素 D。人体皮肤中的 7-脱氢胆固醇在紫外光照射下可转化为维生素 D_3，故多接受阳光可满足维生素 D 的需要。2010 年美国医学科学院推荐不同年龄段人群维持骨骼健康所需维生素 D 的膳食参考摄入量为 100~800IU/d，成年人最高可耐受摄入量为 4000IU/d。实际上维生素 D 具有更加广泛的非骨骼效应，维持正常维生素 D 水平需要摄入 1000~2000IU/d。

二、维生素 D 的代谢途径

自身合成和食物源的维生素 D_2 和维生素 D_3 经血液循环进入肝脏，在维生素 D-25-羟化酶作用下转化为 25-羟基维生素 D[25(OH)D]，也称骨化二醇，包括 25(OH)D_2 和 25(OH)D_3。25(OH)D 主要在肾脏经 25(OH)D-1α 羟化酶的催化转化成有生理活性的 1,25(OH)₂D，也称骨化三醇。维生素 D、25(OH)D 和 1,25(OH)₂D 在人体内的半衰期分别为 24h、3 周和 4h，其中 25(OH)D 在人体内比较稳

定,且浓度较高,能反映食物摄入和自身合成的维生素 D 总量,以及维生素 D 的转化能力,因此,25(OH)D 被认为是衡量维生素 D 营养状态的最佳指标。25(OH)D 也具有抗佝偻病的作用,但主要的活性成分是 1,25(OH)$_2$D。

三、维生素 D 的生理意义

维生素 D 的主要生理功能为调节钙、磷代谢,特别是促进小肠对钙、磷的吸收;调节肾脏对钙、磷的排泄;控制骨骼中钙与磷的贮存和血液中钙、磷的浓度等。在维生素 D 缺乏的情况下,人体仅能吸收 10% ~ 15% 钙和 60% 的磷。1,25(OH)$_2$D 通过与维生素受体结合,可提高肠道对钙、磷的吸收效率,使钙吸收增加至 30%~40%,磷吸收增加至 80% 左右。维生素 D 具有传统意义上的骨骼效应,缺乏可能会导致儿童佝偻病、成人骨质疏松症、软骨症、肌无力,增加老年人跌倒和骨折的风险。近年来研究表明,维生素 D 还具有很多与自身免疫疾病、糖尿病、心血管病、肿瘤等有关的非骨骼效应。分子机制研究发现,维生素 D 缺乏会直接影响人类基因的表达,这些基因与风湿性关节炎和糖尿病等许多疾病有关。过量的维生素 D 能引起血钙过高,使多余的钙沉积在心脏、血管、关节、心包或肠壁,导致心力衰竭、关节强直或肠道疾患,甚至死亡。

四、维生素 D 的正常参考值

25(OH)D 是维生素 D 营养状态的评价指标,最近美国医学科学院推荐 25(OH)D 血浓度 >20ng/mL 有利骨骼健康,而许多文献将维生素 D 缺乏定义为血清 25(OH)D 水平 < 20ng/mL(50nmol/L),极度缺乏定义为 < 10ng/mL(25nmol/L),不足为 21 ~ 29ng/mL,充足为 30ng/mL(75nmol/L)以上,而 >150ng/mL 可能会导致中毒。维生素 D 中毒极为罕见,而维生素 D 缺乏却十分常见,这与年龄、人种、肤色、生活习惯等有关。据估计,全球有超过 10 亿人缺乏维生素 D。

第二节　肾素

肾素(renin)是肾小球旁器(也称球旁复合体)的球旁细胞释放的蛋白水解酶。

肾素经肾静脉进入血液,能催化肝脏分泌的血管紧张素原(在 α_2 球蛋白中)转变成血管紧张素 I(10 肽),血液和肺组织中的转换酶使血管紧张素 I 降解为血管紧张素 II(8 肽),后者可被氨基肽酶水解为血管紧张素 III(7 肽)。这 3 种血管紧张素均有生物活性,其中血管紧张素 II、III 的生物活性较强,而后者在血中的浓度较低,故血管紧张素 II 的生物活性最强。血管紧张素原和转换酶等经常存在于血浆中,肾素的释放是决定血浆中血管紧张素浓度的关键条件。

肾素、血管紧张素、醛固酮三者是一个相连的作用系统,称肾素－血管紧张素－醛固酮系统。肾素释放受多方面因素的调节,当动脉血压降低,循环血量减少时,交感神经兴奋,致密斑感受器兴奋,入球小动脉的血压降低,血流量减少,对入球小动脉的牵张刺激减弱,激活了管壁的牵张感受器,促进球旁细胞释放肾素。同时,肾小球滤过率随肾血流量减少而减少,流过致密斑的 Na^+ 减少,致密斑被激活,转而促进球旁细胞释放肾素。因此,血压下降时,肾脏分泌肾素。此外,球旁细胞还受交感神经支配,交感神经兴奋,增加肾素释放。

第三节　促红细胞生成素

促红细胞生成素(EPO)是分子量为 $30 \sim 39kD$ 的糖蛋白,为强效的造血生成因子。EPO 主要由肾脏的氧感受器受缺氧刺激后产生,由皮质肾单位的肾小管周围毛细血管内皮细胞、肾小球系膜细胞和间质成纤维细胞合成,也可由肝脏、巨噬细胞、有核红细胞产生,但肾外产生量不足总产生量的 15%。EPO 的产生受机体内血容量和氧分压的调节,在失血或低氧的刺激下,EPO 水平迅速上升。肾脏损伤后,EPO 分泌明显减少,主要是由于肾小管和间质损伤;成纤维细胞可分化为肌成纤维细胞,从而丧失产生 EPO 的能力;最近的研究表明,EPO 基因启动子和增强子区域的甲基化也可导致 EPO 转录水平受限。

EPO 活性单一,只作用于骨髓巨核前体细胞,可刺激祖红细胞及早幼红细胞形成成熟的红细胞集落,对红细胞造血过程的调节尚需其他细胞因子(如 IL－3、GM－CSF 和IL－1等)的协同作用才能完成。目前,关于 EPO 治疗贫血的机制尚不清楚,可能的机制有:①EPO 与红细胞干细胞上的受体结合并激活,使之发展成为成熟的红细胞;②EPO 能够快速启动原癌基因 c－myc 表达,发挥抗凋亡并维持细胞存活的作用。EPO 并不能直接促进染色体复制和有丝分裂,所以与其说 EPO 促进了红细胞前体的增殖和分化,不如说是 EPO 强大的抗凋亡作用,使红系祖细胞得以存活并最终向成熟红细胞分化。

EPO 在肾性贫血中具有重要的临床应用价值。EPO 是最早应用于临床的细胞因子,是迄今所知作用最单一且安全可靠的升血红蛋白制剂。对于肾性贫血、再生障碍性贫血、多发性骨髓瘤及阵发性夜间血红蛋白尿等均有一定疗效。由于 EPO 主要由肾小管内皮细胞产生,肾脏疾患引起的贫血是 EPO 的首选适应证。研究证明,EPO 能显著改善肾性贫血患者的生活质量、活动能力、有氧活动水平、性能力和免疫功能。由于可减少输血次数甚至不输血,使用 EPO 后患者输血相关并发症(包括铁负荷过重、血源性感染等)有所减少。更重要的是,EPO 可降低心血管并发症发生率,使左心室肥厚消退,从而有助于尿毒症患者心血管并发症的预防和治疗。

第 32 章 功能试验

肾脏不仅可以通过分泌多种激素而影响内分泌系统,还可以因肾小管上皮细胞损伤而引起酸碱失衡和氨基酸代谢紊乱。

第一节 肾小管性酸中毒负荷试验

肾脏对酸碱平衡的调节主要有碱(HCO_3^-)的重吸收和可滴定的酸(H^+)的排泄两方面。无论是碱的重吸收还是可滴定的酸的排泄都需要有 H^+ 排入管腔,每1份 H^+ 排出都同时有1份 HCO_3^- 入血,使体液 pH 值上升。近端小管-碱的重吸收,重吸收 85% ~ 90% 的 HCO_3^-;远端小管和集合管-可滴定酸的排泄,$Na_2HPO_4 + H^+ \rightarrow NaH_2PO_4 + Na^+$、$NH_3 + H^+ \rightarrow NH_4^+$,重吸收剩余的 HCO_3^-。

一、氯化铵负荷试验

(一)试验目的

协助诊断远端肾小管性酸中毒(dRTA)。

(二)试验原理

口服一定量的酸性药物氯化铵,人为使机体产生酸血症 [$NH_4Cl + H_2CO_3 \rightarrow (NH_2)_2CO + 2HCl + 2H_2O$]。正常情况下,远端肾小管可主动分泌过多的 H^+,使血液 pH 维持正常。此时,尿液的 pH 值明显下降。dRTA 患者无法处理额外的酸负荷,因此,血液 pH 值下降而尿液却无明显变化。

(三)试验方法

①试验日早餐后嘱患者顿服氯化铵(每片 0.3g),0.1g/kg体重;②服药前查尿 pH,服药后 2h、4h、6h、8h 分别留尿测 pH;③服药后 2 ~ 3h 之间测血气。

(四)正常参考值

当血 pH < 7.35 时,正常人尿 pH < 5.5;dRTA 患者尿 pH > 5.5。注意:①此试验仅适用于不完全性肾小管酸中毒者(血 HCO_3^- 为 20mmol/L 左右),已有酸中毒者禁止行此试验;②服氯化铵可有恶心、上腹不适等,故在饭后服用;③有肝病者可用氯化钙代替(氯化铵在肝中代谢)。

二、碳酸氢盐重吸收试验

(一)试验目的

协助诊断近端肾小管性酸中毒(pRTA)。

(二)试验原理

正常人经肾小球滤出的 HCO_3^- 几乎可

100% 被重吸收,以保证体内有足够的 NaCO₃ 起缓冲作用。pRTA 患者近端肾小管 HCO_3^- 阈值降低,而远端肾小管对 HCO_3^- 的重吸收能力有限,大量 HCO_3^- 自尿中排出。患者血液中 NaCO₃ 不足导致酸中毒,但尿液却因为排出过多的 HCO_3^- 而偏碱性。

(三)试验方法

①试验前测血气,若 HCO_3^- <25mmol/L,予 5% NaHCO₃ 静脉滴注(1mL/min);②定期(30min)测血 HCO_3^- 浓度;③至 HCO_3^- 为 25～27mmol/L 时,留血、尿,分别测两者的 Cr 和 HCO_3^-,计算 HCO_3^- 滤过部分排泄率($FEHCO_3^-$):(尿 HCO_3^- × 血 Cr)/(血 HCO_3^- × 尿 Cr)×100%。

(四)正常参考值

正常情况下 $FEHCO_3^-$ <1%,几乎为 0;pRTA 患者 $FEHCO_3^-$ >15%;dRTA 患者 <5%;混合型肾小管性酸中毒患者 6%～10%。

第二节　氨基酸尿相关功能试验

一、遗传性甘氨酸尿

(一)病因

亚氨基甘氨酸尿症是常染色体隐性遗传病,以脯氨酸、羟脯氨酸和甘氨酸排泄增加为特征,累及肾小管中亚氨基酸和甘氨酸共用的膜载体,是肾小管上皮细胞对上述 3 种氨基酸的共同转运系统或对甘氨酸或亚氨基酸的选择性转运系统发生障碍所致。

(二)临床表现

亚氨基酸和甘氨酸共用的膜载体分布在肾小管和肠道,本症可分 4 型:Ⅰ型有空肠转运障碍,Ⅱ、Ⅲ、Ⅳ型均无空肠转运障碍。单纯甘氨酸尿多为良性,一般无症状,偶有智力发育迟缓、抽搐及脑脊液中蛋白增多等神经系统症状。本病预后良好。新生儿甘氨酸尿常反映出生后最初 6 个月正常发育时期的总氨基酸尿,而持续甘氨酸尿常见于幼儿范科尼综合征。

(三)甘氨酸负荷试验

甘氨酸尿症患者在行口服甘氨酸(每千克体重 100mg)负荷试验后,立即测定血浆甘氨酸水平,可显示肠道中甘氨酸吸收不良和尿甘氨酸排泄增加。通过此试验还可将亚氨基甘氨酸尿症的 Ⅰ ～ Ⅳ 型区别开来。

二、胱氨酸尿

(一)病因

胱氨酸尿(碱性氨基酸尿)是常染色体隐性遗传的先天性代谢病,主要原因是肾小管对胱氨酸和氨基二羧酸(赖氨酸、精氨酸和鸟氨酸)的重吸收障碍,导致尿中上述氨基酸排出量增加。该病以肾小管和肠道再吸收胱氨酸和氨基二羧酸缺陷为特征,造成胱氨酸和氨基二羧酸腔内转运载体的分子缺陷,已定位于染色体 2pSLC3AI 基因的突变。由于胱氨酸难溶解,易达到饱和,易析出而形成结晶,患者反复发生结石,尿路梗阻合并尿路感染。严重者可形成肾盂积水、梗阻性肾病,最后导致肾衰竭。

(二)临床表现

本病有以下临床表现。①特异性肾性氨基酸尿:尿中有大量胱氨酸、赖氨酸、精氨酸及鸟氨酸,尿胱氨酸排泄量较大者可在浓缩尿沉渣中见到胱氨酸结晶,这对本病的诊断具有重要价值。②胱氨酸结石:尿路结石往往是患儿诊断的重要线索,常引起反复肾绞痛、血尿、梗阻及继发感染等。③影响生长发育:患儿躯体矮小,智力发育迟缓。④其他:少数患儿合并遗传性低血钙、遗传性胰腺炎、高尿酸血症及肌萎缩等。

(三)试验方法

尿胱氨酸的检查方法如下。①尿胱氨酸结晶检查:尿胱氨酸排泄量较大者,可在浓缩尿沉渣中见到胱氨酸结晶,这对本病的诊断具有重要价值。取晨尿作离心沉淀,光镜下可见六角形扁平状与苯环式相似的结晶。结晶出现常示尿胱氨酸浓度 > 200mg/L。②尿液结石与氰化物硝普钠呈阳性反应,可作为筛选性诊断试验。③尿色谱法定量测定:对确认及分型有帮助。④吡咯烷及呱啶环:由于空肠吸收不良,大量赖氨酸与鸟氨酸在肠道降解产生尸胺与腐胺,吸收后被还原成吡咯烷与呱啶从尿排出。⑤尿常规检查:氨基酸尿路结石常引起反复血尿,继发感染时白细胞计数升高。

胱氨酸尿的治疗有助于预防尿路结石。对尿路结石症患者可除去结石并治疗合并症。持续输入大量液体并维持尿液的碱性,可取得良好的治疗效果。尿路结石症患者还可应用 D - 青霉胺及其衍生物进行治疗,必要时可行手术治疗。

氰化物硝普盐试验:将结石研成粉末,取少许粉末(或取尿液)置于试管中,加 1 滴浓氨水,再加 1 滴 5% 氰化钠,5min 后,再加 3 滴 5% 硝普钠,如立即出现樱桃红色则为阳性,表示存在胱氨酸。

Sullivan 反应:Sullivan 发现半胱氨酸和 1,2 - 萘醌 - 4 - 磺酸钠可形成红色可溶性复合物,在氰化物存在的情况下,加入亚硫酸钠和碱性溶液,由于半胱氨酸而产生的红色保留下来,由于其他氨基酸产生的颜色则变成黄色,从而成为有价值的半胱氨酸和胱氨酸颜色测试。

三、色氨酸尿

(一)病因

色氨酸转运缺陷形成的肾和(或)肠道

病变称为 Hartnup 病,也称色氨酸吸收不全综合征、遗传性烟酸缺乏症、中性氨基酸重吸收障碍症,是中性氨基酸(如单氨酸、单羧基氨基酸等)转运蛋白缺陷所致,该蛋白的致病基因位于 2 号染色体,女性携带致病基因传给后代。由于色氨酸通过肾小管转运障碍,导致尿和粪便中色氨酸排出增多。色氨酸经肠内细菌的作用而产生靛基质,或称吲哚,其在肝脏内氧化为羟吲哚,再与硫酸盐结合成为羟吲哚硫酸钾,又称尿蓝母。色氨酸尿的患者尿中有大量尿蓝母排出,尤其是进食含大量 L - 色氨酸的食物后,尿液呈蓝色,也称尿蓝母尿(尿布蓝染综合征)。因大量色氨酸经尿中排出而丢失,使作为合成原料的烟酸(尼克酸)合成减少,导致糙皮病样皮肤改变。该病多在儿童时期发病或加重。大多数病患幼年出现症状,呈间歇性,成年后可自发性缓解。部分至成年才发病。

(二)临床表现

本病有以下临床表现。①体型矮小:一般认为幼年发病者可有体型矮小,这是

上述氨基酸从尿中和粪中大量丢失,引起营养障碍所致。本病对儿童的生长发育影响较小,身高仅受到轻微影响,智力发育正常。②皮肤损害:光感性糙皮病样皮疹,在身体暴露部位,日晒后皮疹加重。③神经精神症状:严重者可有发作性小脑性共济失调,偶有精神症状,于数周内自发性缓解。过度活动与哺乳可加重皮肤与神经系统症状。Hartnup 病患儿尿中性氨基酸和杂环氨基酸增多,同时肠道中对应的氨基酸吸收不良。尿甘氨酸、脯氨酸、羟脯氨酸、精氨酸、赖氨酸和鸟氨酸含量正常。服用烟酰胺(尼克酰胺)可改善症状,预后良好。

(三)试验方法

左旋色氨酸负荷试验:基础情况下无明显高色氨酸血症的患者口服 L - 色氨酸(每千克体重 40mg 或 100mg)可出现以下情况。①血浆色氨酸恢复至基线的时间延长;②色氨酸排泄超过基线较多(2~8 倍,对照组 <2 倍);③甲酰犬尿氨酸排泄不增加(对照组增加);④犬尿氨酸排泄有少量增加(<2 倍,对照组为 15~30 倍)。

第三节　维生素 D 相关功能试验

一、概述

轻度无症状原发性甲状旁腺功能亢进症患者,血甲状旁腺素轻度升高,血钙和尿钙可正常或稍高于正常上限。而一些骨软

化症继发甲状旁腺功能亢进症患者,由于血甲状旁腺素代偿性升高,血钙也可正常或稍高,并且由于合并肾小管损伤,尿钙亦可不低于正常,甚至稍高于正常。此时两者临床上难以鉴别,而根据既往的临床经

验,短期给予患者口服大剂量的骨化三醇对协助鉴别原发性和继发性甲状旁腺功能亢进症有一定的临床价值。

二、试验方法

骨化三醇试验:给予患者口服骨化三醇$0.5\mu g$,每日3次,服用3~5天后复查血钙和甲状旁腺素。由于原发性甲状旁腺功能亢进症甲状旁腺素的分泌为自主性,所以出现血钙明显升高,且甲状旁腺素不降低;而继发性甲状旁腺功能亢进症甲状旁腺素的分泌受血中钙和$1,25(OH)_2D_3$水平的影响,短时间内给予大剂量骨化三醇后,可出现血甲状旁腺素下降,血钙无明显升高。由于两者血甲状旁腺素和血钙变化不同,可帮助鉴别。

第33章　功能试验与疾病诊断

第一节　维生素D缺乏

一、维生素D的代谢及生理意义

维生素D是一种必需营养素,对维持钙稳态和骨骼健康具有重要作用。维生素D与维生素D结合蛋白(VDBP)结合后,被转运至肝脏;在肝脏中,维生素D通过线粒体和微粒体中存在的细胞色素P450样酶进行25-羟基化,转变为25(OH)D。维生素D的25-羟基化不受严格调控,因此,25(OH)D的血液水平反映了进入循环的维生素D的量。当VDBP水平较低时,如肾病综合征,循环中的25(OH)D水平也会降低。在肾脏中,25(OH)D经过近曲小管内的1-α羟化作用形成1,25(OH)$_2$D,此为维生素D的活性形式。1α-羟化酶也是细胞色素P450样混合功能氧化酶,但与25-羟化酶不同,1α-羟化酶受严格调控。PTH和低磷酸盐血症可激活1α-羟化酶,而钙、1,25(OH)$_2$D和FGF23会抑制1α-羟化酶。

二、病因

多种因素和疾病均可以导致维生素D缺乏,如纯母乳喂养的婴儿(特别是母亲在妊娠期间缺乏维生素D)、深色皮肤儿童、生活在较高纬度地区者、阳光暴露有限者、肥胖、肠道吸收不良、肝脏疾病导致25-羟化障碍和肾脏疾病导致1-α羟化障碍等。维生素D水平长期较低与骨密度低和其他骨骼健康指标降低相关。维生素D缺乏会导致婴儿和儿童发生佝偻病,青少年和成人发生骨软化症。严重维生素D缺乏还会导致低钙血症,引起手足搐搦或抽搐。

三、试验方法

测定血清25(OH)D水平和进行骨化三醇试验可协助诊断维生素D缺乏。

四、治疗

治疗可以采用维生素D$_2$或维生素D$_3$的形式补充维生素D。一些研究表明维生素D$_3$可能比维生素D$_2$的效力更强,且给药后维生素D$_3$在体内的累积储存量是维生素D$_2$的2~3倍。有肾脏疾病的维生素D缺乏患者应注意补充活性维生素D(骨化三醇)或阿法骨化醇。

第二节　肾小管性酸中毒

一、病因

因远端肾小管管腔与管周液间 H^+ 梯度建立障碍,和(或)近端肾小管对 HCO_3^- 重吸收障碍导致的酸中毒,即为肾小管性酸中毒(RTA)。

二、临床分型及表现

目前,临床上常依据病变部位将 RTA 分为 4 型,每一类型均可由遗传性或获得性原因所致,且根据肾小管损伤程度不同分为完全性和不完全性。

(一)Ⅰ型

低血钾型远端肾小管性酸中毒,又称远端 RTA(dRTA),系远端肾小管功能缺陷,不能在肾小管腔液与管周液之间建立起有效的 pH 梯度,泌氢及生成氨减少,使 H^+ 滞留体内,导致产生酸中毒。可在任何年龄发病,2 岁以后症状明显。多为散发性,多见于女孩。临床表现为:阴离子间隙正常的高血氯性代谢性酸中毒,尿中可滴定酸及 NH_4^+ 减少,呈反常性碱性尿;低血钾、肌无力及软瘫;呕吐、厌食、生长落后;多饮、多尿、便秘、脱水等表现;佝偻病、骨软化、骨龄延迟、病理性骨折、骨痛等;肾钙化(最早出现在 1 月龄婴儿)和肾

结石。不完全性Ⅰ型 RTA 临床表现仅有低血钾、肾结石等,无酸中毒。氯化铵负荷试验阳性。

(二)Ⅱ型

近端肾小管性酸中毒,又称近端 RTA(pRTA),系近端肾小管重吸收 HCO_3^- 功能减退,致血中 HCO_3^- 降低,呈现高氯性酸中毒。若近端肾小管对葡萄糖、磷酸盐、尿酸、氨基酸重吸收也下降,则表现为范科尼综合征。临床表现为:阴离子间隙正常的高血氯性代谢性酸中毒,尿 HCO_3^- 增多,可滴定酸及 NH_4^+ 正常,尿可呈酸性(pH 值 <5.5);可出现低钾血症;虽然酸中毒可致骨质脱钙,尿钙排泄,但引起骨损害及肾石症者少见。典型患者尿中可有葡萄糖、氨基酸、尿酸及磷酸排泄增加,而表现为范科尼综合征。碳酸氢盐重吸收试验:$FEHCO_3^- > 15\%$。Ⅰ型和Ⅱ型 RTA 的鉴别见表 11 - 1。

(三)Ⅲ型

混合型肾小管性酸中毒,系近端和远端肾小管同时存在病变,近端肾小管 HCO_3^- 的重吸收和远端肾小管泌氢功能均受损。临床症状出现早,可发生于出生后 1 个月内。临床表现同 dRTA,不能酸化尿;多尿明显。$FEHCO_3^-$ 为 $6\% \sim 10\%$。

表 11 - 1　Ⅰ和Ⅱ型 RTA 的鉴别

化验指标	Ⅰ型(dRTA)	Ⅱ型(pRTA)
血 pH 值	↓	↓
血 CO_2CP	↓	↓
尿 pH 值	>6.0,晨尿可 >7.0	<6.0,晨尿可 <5.5
尿糖、尿氨基酸定性	均(−)	均(+)
氯化铵负荷试验	尿 pH >5.5	尿 pH <6.0
$FEHCO_3^-$	<5%	>15%

(四)Ⅳ型

高血钾型远端肾小管性酸中毒,系远端肾小管"阳离子交换段"泌钾、泌氢功能障碍,同时有醛固酮缺乏或对醛固酮反应低下,致产生高血钾型肾小管性酸中毒。

多见于中老年患者,临床表现为高氯性酸中毒及持续性高钾血症,二氧化碳结合力多在 20 ~ 30mmol/L,血清钾水平多在 5.5 ~ 6.5mmol/L,重者在 7mmol/L 以上;尿铵盐浓度降低,血肾素活性及醛固酮含量降低。

第三节　氨基酸尿

一、试验原理及目的

尿中有 1 种或数种氨基酸增多称为氨基酸尿。血浆中氨基酸可以自由通过肾小球被滤出到原尿中,其中绝大部分可通过近端肾小管被重新吸收回血液。当肾小管功能减退时,尿中氨基酸排出增加。随着对遗传病的认识,氨基酸尿的检查已受到重视。检查尿中氨基酸及其代谢产物,可作为遗传性疾病氨基酸异常的筛选试验。

二、临床分型

血中氨基酸浓度增加,可溢出至尿中,见于某些先天性疾病。肾性氨基酸尿是一组以近端肾小管对氨基酸转运障碍导致尿中氨基酸过多为特征的肾小管疾病,患者血中氨基酸浓度不高。氨基酸尿可分为生理性和病理性 2 种类型。

生理性氨基酸尿为血中氨基酸通过肾小球基膜进入原尿,大多数可被近端肾小管重吸收,甘氨酸和组氨酸重吸收稍差,故尿中可检测到这 2 种氨基酸。病理性氨基酸尿又分为溢出性氨基酸尿和肾性氨基酸尿。溢出性氨基酸尿是由于氨基酸中间代谢的缺陷,血浆中某些氨基酸水平升高,超过正常肾小管重吸收能力,使氨基酸溢入尿中。此类氨基酸尿主要由肝病和遗传代谢性病引起,不属于肾小管疾病之列。肾性氨基酸尿是近曲小管重吸收氨基酸障碍,使大量氨基酸从尿中排出,系近曲小管转运缺陷所致,包括:①单组氨基酸转运系统缺陷(特异性),即近端肾小管对某组氨基酸的转运系统缺陷,而使该组氨基酸从尿中排出,包括赖氨酸、精氨酸、鸟氨酸、胱氨酸、脯氨酸、羟脯氨酸、甘氨酸、天门冬氨酸、谷氨酸等;②多组氨基酸转运系统缺陷(非特异性),由于近曲小管有多种功能缺陷,出现多种氨基酸尿,同时伴有糖尿、高磷酸盐尿、尿酸化功能障碍等,如范科尼综合征(Fanconi 综合征)、眼 - 脑 - 肾综合征(Lowe 综合征)等。

三、临床表现

各种氨基酸尿临床表现的共同点是生长发育障碍,除体型矮小外,多有程度不等的智力发育迟缓,特征性表现因氨基酸尿种类不同而异。

四、试验方法

在口服甘氨酸负荷试验中,甘氨酸尿症患者的血浆甘氨酸浓度上升低于对照值,肾小管甘氨酸重吸收减弱,肠摄取减少和肾甘氨酸清除率增加。胱氨酸尿症患者的尿液氰化物硝普盐试验和 Sullivan 反应阳性。色氨酸尿症患者给予左旋色氨酸负荷后,可出现血浆色氨酸恢复至基线的时间延长,色氨酸排泄过多,甲酰犬尿氨酸排泄不增加和犬尿氨酸排泄少量增加。

第四节 低磷骨软化

一、概念

佝偻病(rickets)和骨软化症(osteomalacia)是以骨基质矿化障碍为主的慢性全身性疾病,表现为骨组织内过多类骨质沉积。如发生在生长中的骨骼(如婴幼儿和青少年),生长板中软骨矿化不良,则为佝偻病。如发生在骨生长已停止(骺板闭合)的成年人,仅骨转换部位新形成的类骨质矿化不良,则为骨软化症。

二、病因

常见病因如下。①维生素 D - 钙缺乏:营养不良、日照不足、胃肠道吸收障碍(胃肠道旁路手术、乳糜泻相关的营养吸收不良)、1α - 羟化酶活性异常和维生素 D 受体异常。②低血磷:包括与 FGF23 相关的遗传性、肿瘤性、散发性低磷血症和近端肾小管功能广泛受损。③矿化缺陷:骨基质异常(慢性肾衰竭、成骨不全等)、酶的缺陷(低碱性磷酸酶血症)和使用矿化抑制剂(氟、铝、双膦酸盐)。

三、临床表现

典型的临床表现为骨痛、骨折、骨畸形和肌无力。骨痛常在低位脊椎、骨盆和下肢,为持续性钝痛,活动和负重后加重,常伴有肋骨处骨骼压痛。轻微创伤或无创伤即可发生骨折,常累及肋骨、椎骨和长骨。严重骨软化症时有脊柱弯曲或胸廓、骨盆畸形。肌无力常见于近端肌群,可伴随肌萎缩、肌张力低下、行走困难和蹒跚步态。X线表现为全身普遍性骨密度降低伴皮质变薄、可见骨畸形和假骨折线(looser zone);椎体骨小梁模糊,可出现压缩性骨折、双凹变形、楔形变;骨盆可出现变形,耻骨联合显示不清。

四、诊断

尿中无机磷含量几乎完全取决于饮食中的磷摄入量。磷酸盐通过肾小球滤过,大部分(90%)被肾小管(主要是近端肾小管)重吸收。肾小管存在理论上的最大重吸收磷率(TmP)。在正常情况下,TmP随肾小球滤过率(GFR)而变化。因此,TmP/GFR(肾磷阈或磷廓清试验)是衡量磷重吸收的较好指标。肾磷阈正常值为0.80~1.35mmol/L,当血磷<0.65mmol/L(2mg/dL)时,尿磷应等于或接近零。肾磷阈可根据血磷和肾小管磷重吸收率(TRP)在Walton-Bijvoet图上查出,见图11-1。

TRP测定有传统方法和2h简易法。传统方法比较复杂,试验前3天开始给予受试者钙磷定量饮食(钙100mg/d,磷1000mg/d)至试验第2天,在第3天晚上7时至次日清晨7时留12h尿,测肌酐、尿磷定量,并于晚上7时留尿前采血,测血肌酐和血磷。第4天重复上述步骤1次。2h简易法为受试者清晨空腹,排空膀胱,饮蒸馏水200~400mL,留2h尿测尿磷和尿肌酐,同时在2h末,即试验结束时采血,测血磷和血肌酐。根据以下公式即可计算TRP:TRP = 1 - (尿磷×血肌酐)/(血磷×尿肌酐)。TRP正常值为84%~96%。

低磷骨软化症实验室检查结果以低血磷为主,尿磷增加,TRP和肾磷阈降低;血钙正常范围或偏低;钙磷乘积多在30以下;碱性磷酸酶升高;肾功能、血气分析、PTH和25(OH)D₃正常;尿常规正常;无肾性氨基酸和肾性糖尿。

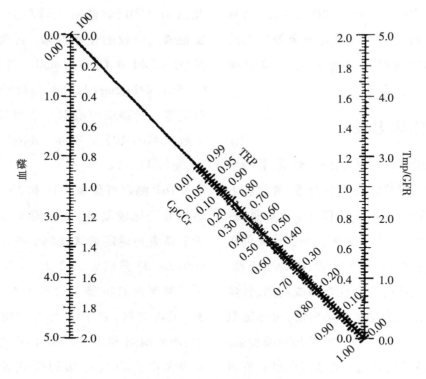

图 11 −1　Walton-Bijvoet 图。

第五节　范科尼综合征

一、概念

范科尼综合征又称为骨软化 – 肾性糖尿 – 氨基酸尿 – 高磷酸尿综合征,属于近端肾小管复合性功能缺陷病,是遗传性或获得性因素导致的近端肾小管多种物质(包括氨基酸、葡萄糖、钠、钾、钙、磷、碳酸氢钠、尿酸和蛋白质)重吸收功能障碍的临床综合征。

二、分型

依据发病原因,可分为原发性与继发性 2 类。原发性范科尼综合征包括 3 种类型。①成人型:10 ~ 20 岁起病,有多种肾小管功能障碍,如全氨基酸尿、葡萄糖尿、磷酸盐尿、高血氯性酸中毒、低钾血症等。突出症状是软骨病,少数病例可有酮症,晚期可出现肾衰竭。②婴儿型:多于 6 ~ 12 个月发病,多尿、多饮、脱水、便秘、无力、拒食、发热,生长发育迟缓,可有抗维生素 D 佝偻病及严重营养不良现象。实验室检查呈低血钾、低血磷、低血钙及碱性磷酸酶升高,高氯性代谢性酸中毒,尿中可滴定酸及 NH_4^+ 可减少,肾性糖尿和肾性氨基酸尿。

急性起病者预后差,常死于尿毒症。慢性起病者多于 2 岁以后发病,症状较轻,突出表现为侏儒和(或)抗维生素 D 佝偻病。③特发性刷状缘缺失型:1984 年 Manz 等首次报道 1 例患儿由于近曲小管刷状缘完全缺失而引起范科尼综合征,因为葡萄糖及各种氨基酸载运系统完全丧失,所以上述物质的清除率接近肾小球滤过率。继发性范科尼综合征多有原发病,包括继发于遗传性疾病与继发于后天获得性疾病。前者包括:胱氨酸贮积病、酪氨酸血症Ⅰ型、糖原贮积病Ⅰ型、半乳糖血症、遗传性果糖不耐受、细胞色素 C 氧化酶缺乏症、Wilson 病、Lowe 综合征、遗传性成骨不全、Alport 综合征、先天性肾病综合征、维生素 D 依赖性佝偻病等。后者包括:肾病综合征、移植肾、间质性肾炎、肾淀粉样变性、多发性骨髓瘤肾病、干燥综合征、重金属中毒、毒物和药物(过期四环素、氨基糖类抗生素、6－巯基嘌呤、顺铂、阿德福韦酯等)引起的肾损害、低钾性肾病以及肿瘤相关性肾病等。幼儿起病大多与遗传有关,成人起病则多继发于免疫病、金属中毒或肾脏疾病。

三、临床表现

范科尼综合征的临床表现有低血磷、高尿磷、肾性糖尿、多种氨基酸尿、低钾血症(肌无力、软瘫、周期性瘫痪等)、低钙血症(手足搐搦症)、高尿钙、肾性失钠、近端

肾小管性酸中毒、低尿酸血症、肾小管性蛋白尿等。长期低钙血症可引起继发性甲状旁腺功能亢进、肾性骨病。本病最突出的临床表现为小儿维生素 D 缺乏病和成人骨软化症。

四、诊断

实验室检查和功能试验:低血磷、尿磷增加、TRP 和肾磷阈降低、肾性糖尿,尿氨基酸检测显示多种氨基酸尿,碳酸氢盐重吸收试验显示 $FEHCO_3^-$ 排泄分数 > 15% 均可协助诊断。

(袁梦华)

参考文献

1. 史轶蘩. 协和内分泌和代谢病学. 北京:科学出版社,1999.
2. 陈家伦. 临床内分泌学. 上海:上海科学技术出版社,2011.
3. 刘新民. 实用内分泌学. 第 3 版. 北京:人民军医出版社,2004.
4. 吕建新,郑景晨. 内分泌及代谢病的检验诊断. 第 2 版. 北京:人民卫生出版社,2016.
5. N. 布劳,M. 杜兰,M. E. 布拉斯科维克斯. 代谢性疾病实验室诊断指南. 乐俊河译. 北京:科学出版社,2001.
6. Souma T, Yamazaki S, Moriguchi T, et al. Plasticity of renal erythropoietin-producing cells governs fibrosis. J Am Soc Nephrol,2013,24(10):1599－1616.
7. Xiao L, Liu Y. Chronic kidney disease:fibrosis and anaemia in CKD-two beasts, one ancestor. Nat Rev Nephrol,2013,9(10):563－565.

8. Zhu X, Xiong X, Yuan S, et al. Validation of the interstitial fibrosis and tubular atrophy on the new pathological classification in patients with diabetic nephropathy: a single-center study in China. J Diabetes Complications,2016, 30(3):537 –541.

9. Dewi FR, Fatchiyah F. Methylation impact analysis of erythropoietin(EPO)Gene to hypoxia inducible factor – 1α(HIF – 1α) activity. Bioinformation, 2013, 9(15):782 – 787.

10. 中国病理生理学会肾脏病专业委员会糖尿病肾脏疾病贫血共识专家组.糖尿病肾脏疾病肾性贫血认识与管理中国专家共识(2023 年版).中华肾脏病杂志,2023,39(3):229 – 244.

索　引